KB112566

죽을 때까지
치매 없이
사는 법

딘 세르자이 Dean Sherzai

신경과 전문의. 로마린다대학교 의과대학의 알츠하이머 예방 프로그램 공동 책임자로 아내인 아예샤 세르자이와 함께 신경퇴행성질환 예방을 위한 라이프스타일 개선 프로그램을 이끌고 있다. 주민들이 더 건강하게 장수하는 '블루 존 Blue Zone' 지역 사회인 로마린다에서 지내는 동안 건강한 삶이 인지 노화에 미치는 영향을 밝히는 다수의 연구들을 이끌었다. 조지타운대학교 의과대학 신경과에서 인턴과 레지던트 과정을 밟았다. 그 후 미국국립보건원과 캘리포니아대학교 샌디에이고캠퍼스에서 신경퇴행성질환 및 치매에 관한 펠로십을 마쳤다. 이곳에서 치매 연구의 세계적 권위자인 리언 탈 Leon Thal과 인지 노화 분야의 세계 최고 전문가인 딜립 제스트 Dilip V. Jeste의 지도를 받았다. 또한 로마린다대학교에서 지역 사회 건강에 중점을 둔 연구로 헬스케어 리더십 박사 학위, 라이프스타일 변화를 통한 인지 기능 저하 예방에 중점을 둔 연구로 공중보건 석사 학위를 취득했다. 영양, 운동, 기억력, 신경퇴행성질환 사이의 관계를 밝히는 많은 학술 논문을 발표해 왔으며 여러 상을 수상했다.

아예샤 세르자이 Ayesha Sherzai

신경과 전문의. 로마린다대학교 의과대학의 알츠하이머 예방 프로그램 공동 책임자로 남편인 딘 세르자이와 함께 신경퇴행성질환 예방을 위한 라이프스타일 개선 프로그램을 이끌고 있다. 로마린다대학교에서 예방의학과와 신경과를 복수 전공했다. 캘리포니아대학교 샌디에이고캠퍼스에서 고등 연구 방법론으로 석사 학위를 받았고 컬럼비아대학교에서 혈관신경학 펠로십을 마쳤다. 치매 예방을 위한 레시피 개발에 뜻을 두고 요리사 자격증을 취득하기도 했다. 현재는 인지 노화와 신경질환에서 영양이 하는 역할에 관한 연구로 로마린다대학교에서 역학 박사 과정을 밟고 있다. 다수의 논문을 발표해 왔으며, 2015년에는 여성 심혈관질환 연구로 미국심장협회의 트루디 부시 펠로십 어워드 Trudy Bush Fellowship Award를 수상했다.

THE ALZHEIMER'S SOLUTION

Copyright ⓒ 2017 by Dean Sherzai and Ayesha Sherzai

Published by arrangement with The Marsh Agency Ltd. All rights reserved.
Korean translation copyright ⓒ 2020 by Bookie Publishing House, Inc.
Korean translation rights arranged with The Marsh Agency Ltd. through EYA
(Eric Yang Agency).

이 책의 한국어판 저작권은 EYA(Eric Yang Agency)를 통한
The Marsh Agency Ltd.사와의 독점 계약으로 부키(주)에 있습니다.
저작권법에 의해 한국 내에서 보호를 받는 저작물이므로 무단 전재 및 복제를 금합니다.

죽을 때까지

알츠하이머는 노화나 유전이 아니라
생활습관 병이다!

치매 없이

딘 세르자이 · 아예샤 세르자이 지음
유진규 옮김

사는 법

부·키

옮긴이 유진규

환경 다큐멘터리 전문 PD. 1년 차이던 1991년 고엽제 후유증을 다룬 〈베트남 전쟁 그 후 17년〉의 제작에 참여하면서 환경 문제에 눈을 떴다. 이듬해 〈환경 탐사 그린맨을 찾아라〉를 기획하고 연출했다. SBS에서 〈특명 아빠의 도전〉 등 다수의 교양, 오락 프로그램을 제작하는 틈틈이 환경 다큐에 천착했다. 2007년 사회적으로 큰 반향을 일으킨 〈환경호르몬의 습격〉으로 한국 방송대상을 수상했고, 이후 〈인간동력, 당신이 에너지다〉〈옥수수의 습격〉〈맛의 배신〉 등 많은 다큐멘터리를 만들어 왔다. 지은 책으로 《왜 여자 아이들이 공부를 더 잘할까》《인간동력 당신이 에너지다》《옥수수의 습격》《청결의 역습》《맛의 배신》 등이 있다.

죽을 때까지 치매 없이 사는 법

2020년 3월 5일 초판 1쇄 발행 | 2024년 1월 17일 초판 8쇄 발행

지은이 딘 세르자이, 아예샤 세르자이 | 옮긴이 유진규
펴낸곳 부키(주) | 펴낸이 박윤우 | 출판신고 2012년 9월 27일 | 주소 서울시 마포구 양화로 125 경남관광빌딩 7층 | 전화 02-325-0846 팩스 02-325-0841 | 홈페이지 www.bookie.co.kr | 이메일 webmaster@bookie.co.kr | 제작대행 올인피앤비 bobys1@nate.com
ISBN 978-89-6051-775-2 03510

책값은 뒤표지에 있습니다. 잘못된 책은 구입하신 서점에서 바꿔 드립니다.

우리가 아는 사람 중 가장 훌륭한
두 분 우리의 할아버지들,
자히르 할아버지와 F. M. 지크리아 할아버지께
이 책을 바친다.

차례

알츠하이머라는
유행병

15년 전 누군가 우리 부부에게, 당신들은 알츠하이머 해결책에 관한 과학적으로 검증된 최초의 책을 쓰게 될 것이라고 말했다면, 우리는 믿지 않았을 것이다. 그때 우리는 의대에서 배운 대로 환자를 진료하는 젊은 신경과 의사들이었다. 당시 우리는 알츠하이머 연구에 기부된 수십억 달러의 연구 자금 덕분에 결국엔 알츠하이머를 치료하는 신약이 개발될 것이라고 믿고 있었다. 우리 두 사람은 신경과 명문대인 캘리포니아대학교 샌디에이고캠퍼스에서 펠로십(전임의)을 밟고 있었다. 그곳은 알츠하이머와 싸우는 최전선이었고 이 분야의 선도적 연구자들이 치료법을 찾아 날마다 분투하고 있었다. 우리도 알츠하이머를 치료할 해결책을 찾고 싶었다. 그리고 마침내 우리는 그것을 찾아냈다. 그러나 우리가 발견한 해결책은 15년 전 기대했던 것과는 전혀 다른 것이었다.

지난 15년간 우리는 알츠하이머에 영향을 미치는 여러 요인들에 대한 희망적인 연구들에 대해 알게 되었다. 이 책 2장에서 설명할 이 새로운 연구들은 우리 부부가 의료를 행하는 방식을 혁명적으로 바꾸었다. 우리는 그동안 치매 발생에 대한 포괄적인 연구를 수행했고 알츠하이머를 치료하고 예방하는 획기적인 프로토콜을 개발했다. 우리의 연구는 로마린다대학교에서 시작되어 로스앤젤레스의 시더스-사이나이병원을 거쳐 다시 로마린다로 옮겨오는 여정을 통해 계속되었다. 우리는 경도인지장애mild cognitive impairment부터 알츠하이머에 이르기까지 수천 명의 환자들에게 우리가 고안한 혁신적 치료법인 '뉴로 플랜NEURO Plan'을 적용했다. 이를 통해 우리는 환자들의 증상을 되돌리거나 악화되는 것을 방지했으며 환자들의 수명을 연장했고 건강 곡선을 바꿀 수 있었다.

많은 환자들이 마음속 두려움을 우리에게 털어 놓았다. 그들은 부모나 조부모가 알츠하이머였으며, 자기도 같은 병에 걸리는 것이 가장 두렵다고 말했다. 먹고 배설하는 기본 행위마저 간병인에게 의존해야 하는 상황이 너무나 끔찍하다고 말했다. 그들은 알츠하이머는 치료법이 없는 불치병으로 믿고 있었다. 그리고 자기가 알츠하이머에 걸린 것을 주변 사람들이 알게 되면 결국 자신을 멀리할 것이라고 생각했다. 일부 환자들은 현실을 부정했다. 그중 어떤 환자는 사람들의 이름을 기억하는 데 애를 먹었고, 어떤 환자는 자주 가는 곳에서 길을 잃었다. 어떤 환자들은 이미 알츠하이머라는 공식 진단을 받고 우리 병원에 내원했다. 이들은 말을 제대로 못 했으며 가족들을 알아보지 못했다. 만약 당신이 이 책을 집어 들었다면 당신

자신이나 당신이 사랑하는 사람이 이와 같은 이야기의 주인공일 것이다. 당신은 아마 희망이 없다고 느낄지 모른다. 또는 무엇이든 시도해 볼 만한 것을 애타게 찾고 있을지 모른다. 어느 경우든 당신은 몹시 두려울 것이다.

당신이 두려움을 느끼는 것은 당연하다. 심장병, 당뇨, 암, 뇌졸중 같은 모든 만성 질환의 사망률은 감소하고 있지만 알츠하이머로 인한 사망률은 지난 10년간 87퍼센트나 증가했다. 다음 10년은 더 심각할 수 있다. 65세 이상 인구 중 10퍼센트는 어떤 종류든 치매를 앓게 될 것이다. 85세 이상 노인에게 알츠하이머가 발병할 확률은 50퍼센트가 될 것이다. 암 같은 중대 질환의 치료법이 꾸준히 개선되고 있는 상황에서 85세까지 살기는 이제 아주 쉽다. 이것은 거의 모든 사람이, 따라서 모든 가정이 알츠하이머로 인한 문제를 겪게 될 것임을 의미한다.

2016년 미국에서 알츠하이머는 여섯 번째 사망 원인이었다.[1] 어떤 연구자들은 알츠하이머가 사망 진단서에 누락되어 잘 보고되지 않는다고 주장한다. 많은 경우 알츠하이머 환자의 공식 사인은 치매로 인해 발생하는 흡인성폐렴이다. 알츠하이머는 사실상 미국에서 심장병과 암에 이어 세 번째 사망 원인이다. 우리가 이 병에 걸릴 것임은 이제 기정사실이다. 그 시점이 '언제'인지가 문제일 뿐이다.

걱정과 두려움뿐 아니라 비용 문제 역시 심각하다. 알츠하이머는 가장 비용이 많이 드는 질병이다. 2015년 한 해에 미국에서만 2260억 달러, 전 세계적으로는 6040억 달러가 이 병으로 인해 소모되었다. 알츠하이머로 인한 경제적 손실은 계속 증가할 것으로 보인다. 세계보건기구who는 전 세계 알츠하이머 환자 수가 2050년에는 1억 3500만 명에 이를 것으로 전망했다. 이 경우 지구촌의 손실 비용은 20조 달러를 웃돌 것이다. 무료 간병인들의 막대한 시간은 계산하지도 않은 수치다. 2015년 한 해 동안 전 세계에서 가족과 친지가 알츠하이머 환자들에게 제공한 무료 간호는 180억 시간에 이른다.[2] 알츠하이머로 인한 비용은 의료 시스템뿐 아니라 금융 시스템까지 무너뜨릴지 모른다.

* * *

15년 전 우리는 전공하던 진료 과목이 의학계의 뜨거운 분야로 부상하리라고는 전혀 예상하지 못했다. 당시 우리는 인지력 감퇴를 겪고 있던 환자들에게 신경과의 통상적인 접근법을 적용하고 있었다. 환자들 입장에서는 턱없이 부족한 조치였지만 대략 이런 것이었다. 환자가 오면 먼저 검사를 한다. 신경심리학 검사와 함께 이따금 뇌 MRI(자기 공명 영상)가 추가된다. 환자가 인지력 감퇴의 어느 단계에 있는지를 판단해 진단이 내려진다. 환자의 상태는 만성으로 진행할 것이며 치료법이 없음을 보호자에게 알린다. 요양원 안내 전단지를 내주면서 아직 정신이 명료한 지금 바로 주변을 정리하라고 조언한다. 신경과 의사가 할 수 있는 일은 진단과 대증요법밖에 없었으므로 환자들은 대부분 1차 진료 기관으로 돌아가야 했다. 이런 접근법으로 말미암아 환자들 대부분은 자기 질병이 전적으로 유전자 때문이라고 믿었다. 인지력 감퇴는 불가항력이며 할 수 있는 일은 아무

것도 없다고 여기게 되었다. 환자들에게 이 모든 과정은 큰 충격이었고 의사인 우리에게도 몹시 버거웠다.

만약 이것이 당신의 이야기라면, 우리는 당신에게 아직 희망이 있음을 알려 주고 싶다. 인지력 감퇴를 예방하고 피하는 방법이 있음을 알려 주고 싶다. 알츠하이머 진단을 이미 받은 사람들에게도 진행을 지연시키고 삶의 질을 개선할 방법이 있음을 알려 주고 싶다. 주류 의학이 당신과 당신 가족에게, 600만 미국 알츠하이머 환자들에게, 4700만 전 세계 알츠하이머 환자들에게 알려 주지 않은 사실 하나가 있다. '알츠하이머 케이스의 90퍼센트는 예방이 가능하다'는 것이다. 알츠하이머에 걸린 사람 중 90퍼센트는 처음부터 이 병을 피할 수 있었다. 치매와 알츠하이머를 안고 사는 환자와 보호자의 90퍼센트는 이 병을 예방하고 대처하는 데 필요한 정확한 정보를 갖고 있지 못했다. 우리 중 90퍼센트는 알츠하이머를 피해 갈 수 있다. 그리고 인지력 감퇴 위험이 높은 유전자를 타고난 나머지 10퍼센트는 10년에서 15년까지 병을 늦출 수 있다.

이것은 그냥 추정치나 희망 사항이 아니다. 엄격한 과학적 연구와 우리 클리닉에서 직접 확인한 놀라운 결과에 근거한 수치다. 지금 와서 돌이켜보면 알츠하이머에 대한 해결책은 숨겨져 있었던 것이 아니라 보지 못했던 것이다. 우리는 이 책에서 우리가 발견한 알츠하이머 해결책을 독자들과 함께 나눌 것이다. 알츠하이머를 비롯해 인지력 감퇴를 야기하는 모든 질환은 다섯 가지 주요한 라이프스타일 요소로부터 강력한 영향을 받는다. 이 다섯 가지 요소는 영어 약자 'NEURO'(뉴로)로 표현된다. 영양Nutrition, 운동Exercise, 긴장 이완Unwind, 회복 수면Restore, 두뇌 최적화Optimize다. 질적으로 좋지 못한 영양, 운동 부족, 만성 스트레스, 수면 부족, 두뇌 사용 정도와 신경퇴행성질환neurodegenerative disease은 직접적인 관계가 있다. 매일의 일상이 인지력의 운명을 결정한다. 그러나 이 중요한 사실은 거의 알려져 있지 않다. 알츠하이머의 위기가 이토록 절실한데도 말이다.

왜 우리는 이 중요한 사실을 모르고 있을까? 과도한 설탕 섭취와 운동 부족이 인지 능력에 미치는 악영향에 대한 보건 당국의 공식 경고는 왜 없는 것일까? 왜 의사들은 인지력 감퇴 과정은 조절 가능하며 심지어 두뇌의 회복력도 증진 가능함을 말해 주지 않을까? 왜 환자들은 여러 병원을 전전하면서도 병을 급속도로 악화시키는 일상 행동들을 교정해 주는 의사를 만나지 못하는 것일까?

이 질문들에 대한 답을 원한다면, 당신은 제대로 찾아온 것이다.

- 알츠하이머 진단을 받은 사랑하는 사람의 증상이 나빠지는 속도를 늦추고자 한다면, 당신은 증명된 유일한 해결책을 손에 들고 있는 것이다.

- 당신이 만약 경도인지장애를 겪고 있다면, 우리의 '뉴로 플랜'이 증상을 되돌려 마지막 단계인 알츠하이머에 이르지 않도록 도와줄 것이다.

- 고혈압, 고지혈증, 당뇨, 심장질환 같은 성인병 때문에 두뇌 건강이 걱정이라면, 우리의 프로토콜이 위험 요인들을 제거해 알츠하이머를 예방해 줄 것이다.

- 당신은 알츠하이머와 싸우는 환자의 배우자일 수 있다. 환자의 배우자는 알츠하이머에 걸릴 위험이 600퍼센트나 높다. 이 책은 당신의 라이프스타일을 바꾸어 인지력 감퇴 위험을 크게 낮추어 줄 것이다.

- 인지력 감퇴 징후는 없으나 인지 기능을 크게 향상시키고 두뇌 건강을 오래 도록 유지하고자 한다면, 이 프로그램이 그렇게 해 줄 것이다.

15년간의 연구와 임상 경험을 통해, 우리는 생활습관이 두뇌 건강에 깊은 영향을 준다는 사실을 확신하게 되었다. 질병에 이르게 한 잘못된 라이프스타일에 초점을 맞추는 '생활습관의학lifestyle medicine'은 알츠하이머를 예방하고 치료하는 유일한 방법이다. 두뇌는 살아 있는 우주다. 두뇌는 어떻게 보살피느냐에 따라 달라진다. 무엇을 먹이고, 무슨 일을 시키고, 어떤 식으로 휴식시키고 회복시키는지에 따라 달라진다. 현대 라이프스타일은 인지 능력 감소의 위험을 높인다. 설탕과 포화지방이 많은 가공식품은 두뇌에 독이다. 두뇌 건강을 위해서는 몸을 자주 움직여야 하지만 우리는 하루 종일 사무실이나 차 안에 앉아 있다. 우리는 마땅히 해소할 길 없는 엄청난 양의 스트레스를 받는다. 우리 대부분은 지속적인 숙면을 취하지 못한다. 나이가 들면서 두뇌가 회복력을 가지려면 새로운 일을 해야 하지만 우리의 업무는 반복적인 경우가 많다. 그러나 이 모든 문제에도 불구하고 우리는 두뇌의 기능을 보전하고 개선할 수 있다.

문제는 이런 일이 가능하다는 사실을 오랫동안 아무도 믿지 않았다는 것이다. 의료계에 종사하는 거의 모든 사람이 환자의 라이프스타일에 개입하는 것은 소용없다고 확신한다. 우리 부부 역시 라이프스타일을 고치는 것은 불가능하다고 배웠다. 알츠하이머에 대한 연구도 사람은 변하지 않는다는 가정에 근거하고 있었다. 15년 전 우리는 결정을 내려야 했다. 두뇌 건강에서 라이프스타일의 역할을 거부하는 기존 시스템에 굴복할 것인가? 아니면 다른 길을 찾을 것인가?

우리는 할 수 있는 방식으로 사람들을 함께 돕기로 결심했다. 딘 세르자이(저자 부부 중 남편-옮긴이)는 헬스케어 리더십 분야에서 박사 학위를 받았다. 행동 교정의 복잡성을 이해하는 한편 동기 부여의 방법을 배우기 위해서였다. 아예샤 세르자이(저자 부부 중 아내-옮긴이)는 컬럼비아대학교에서 혈관신경학과 역학 분야의 펠로십을 이수했다. 그녀는 이곳에서 공중보건과 신경질환의 혈관 측면을 집중적으로 배웠다. 한편 이 기간 동안 아예샤는 요리 학원에 다녔다. 환자들은 건강한 음식일지라도 맛이 있어야만 섭식을 바꿀 것이기 때문이었다. 이러한 모든 지식과 기량을 갖춘 채 캘리포니아의 로마린다대학교로 간 우리는, 건강한 라이프스타일이 수명을 연장하고 치매를 크게 낮춘다는 것을 보여 주는 후향성 연구retrospective study를 실시했다.

우리가 운영하는 클리닉에서도 동일한 효과를 관찰할 수 있었다. 우리는 이곳에서 성격이 전혀 다른 두 지역 사회를 돌보는 특별한 경험을 했다. 로마린다의 환자들과 인근 샌버노디노에서 온 환자들이었다. 로마린다는 제칠일안식일예수재림교회 교도들로 이루어진 지역 사회였다. 이들은 자연식물식whole-food plant-based diet(밀가루, 설탕 등 가공식품이 아닌 자연 그대로의 채식 식단-옮긴이), 규칙적인 운동, 사회봉사를 교리로 받아들인 사람들로 세계에서 가장 건강한 집단 중 하나였다. 샌버노디노는 낙후된 지역 사회로 당뇨 같은 만성 질환이 심하고 기본적인 의료 서비스 접근조차 어려운 곳이었다. 우리는 건강한 라이프스타일을 유지하는 사람들은 치매에 걸릴 가능성이 매우 낮음을 일관되게 확인할 수 있었다. 반면에 건강하지 않은 라이프스타일을 가진 사람들은 치매에 더 잘 걸렸으며 더 일찍 걸렸다. 우리는 두 지역 사회를 비교함으로써 음식, 운동, 스트레스 관리, 수면의 질, 인지 활동이 두뇌 건강에 주는 극적인 차이를 두 눈으로 확인할 수 있었다. 이것을 계기로 우리는 알츠하이머에 대한 시각을 통째로 바꾸게 되었다. 진실은 부정할 수 없었다. 두뇌에 건강한 라이프스타일만이 알츠하이머를 피하는 확실한 방법이다.

로마린다대학교 두뇌 건강과 알츠하이머 예방 프로그램의 공동 책임자로서 지금까지 우리는 수천 명의 사람들을 고도의 개인맞춤형 라이프스타일 개선 과정으로 안내해 왔다. 매일 환자들과 마주앉아 환자 개인의 라이프스타일을 바꾸어 줄 작은 불씨들을 찾는다. 환자들의 라이프스타일 가운데 바람직한 어떤 측면을 찾아 그것을 시작으로 점차 불려 나간다. 우리는 광범위한 정신적·신체적 한계를 지닌 사람들에게 도움을 제공해 왔다. 그리하여 변화를 내켜하지 않는 중년 환자들의 라이프스타일을 개선하는 데 특출한 전문가가 되었다. 한 걸음 한 걸음, 우리는 기존 의료계가 틀렸다는 것을 입증했다. 사람들은 삶을 변화시킬 수 있다. 만약 당신이 인지력 감퇴 위험을 걱정한다면, 또는 현재 느끼고 있는 인지력 문제에 적극적으로 대처하기를 원한다면, '뉴로 플랜'이야말로 당신이 찾는 해결책이 될 것이다.

'뉴로 플랜'은 흔히 볼 수 있는 단순한 3일 계획, 7일 계획 같은 것이 아니다. 의사들이 내놓는 '스트레스를 줄일 방법을 찾아라' '잠을 더 자라' '먹는 것에 주의하라' 같은 일반적인 조언을 뛰어넘는 포괄적인 해결책이다. '뉴로 플랜'은 두뇌 건강에 좋은 식단이 구체적으로 어떤 것인가를 명확히 정의할 뿐 아니라 당신만을 위한 개인 맞춤형 식단을 디자인하는 법을 알려 준다. 당신이 단것을 좋아한다면 어떻게 체계적으로 정제 설탕 섭취량을 줄여 나갈 것인가? 고기를 좋아한다면 어떻게 육류 섭취량을 줄이면서 맛있고 건강한 대안을 찾을 것인가? 그 해답이 이 책에 있다. 당신이 하루 종일 책상 앞에 앉아 있어야만 하는 직업을 가지고 있다면 어떻게 그런 비활동적인 생활을 피할 것인가? 균형 감각이 없어 자전거를 타지 못하는 중년의 남성 당뇨 환자에게 어떻게 자전거를 가르쳐 삶의 변화를 모색할 것인가? 그 해답이 이 책에 있다. 왜 수면이 두뇌 건강에 그토록 중요하며, 당신에게 꼭 필요한 회복 수면을 어떤 방식으로 취할 것인가? 흔히 처방되는 약들 중 어떤 것이 치매의 위험을 심각하게 높이는가? 그 해답이 이 책에 있다.

우리가 이 책에서 제안하는 모든 것은 과학에 근거하고 있다. '영양' '운동' '긴장 이완' '회복 수면' '두뇌 최적화'를 다루는 각 장마다 당신의 독특한 장점과 자원을 측정할 수 있는 개인화 프로그램이 첨부되어 있다. 우리 가족은 아이들까지 모두 두뇌에 건강한 라이프스타일을 실천하고 있다. 이 책에는 우리 가족의 사례를 포함해 많은 다양한 환자들의 이야기가 실려 있다. 이 이야기들은 당신이 이 책에서 배운 것을 실생활에 적용하는 데 큰 도움이 될 것이다. 우리는 로마린다의 클리닉에서 같은 방식에 근거해 일하고 있다. 이곳에서 신경퇴행성질환의 발병을 촉발하는 라이프스타일 위험 요인들을 탐색하는 포괄적인 연구를 수행한다. 우리가 발견한 것들이 알츠하이머에 대한 당신의 생각을 영원히 바꾸어 놓을 것이다.

알츠하이머는 일단 발병하면 완치는 불가능하다. 그러나 알츠하이머 진단을 받았더라도 활발한 인지 활동을 할 수 있으며, 증상을 이전으로 되돌릴 수 있으며, 건강하고 행복한 삶을 계속 이어 나갈 수 있다. 라이프스타일이 문제다. 라이프스타일 개선은 우리가 가진 가장 강력한 방어책이며 생각만큼 어렵지 않다. 우리는 우리가 알게 된 사실들을 되도록 많은 사람들과 공유하는 것이 의사로서 의무라고 느꼈다. 이 책을 통해 당신의 잘못된 라이프스타일을 완전히 바꿀 수 있기를, 그리하여 치매와 알츠하이머의 두려움과 고통에서 벗어나 충만하고 행복한 삶을 오래도록 누릴 수 있기를 바란다.

1부

알츠하이머의
진실

잘못된 믿음과 오해

문제는 노화나 유전이 아니라 라이프스타일

1901년 독일 프랑크푸르트의 한 정신병원에서 일하던 젊은 의사 알로이스 알츠하이머Alois Alzheimer는 환자 한 사람을 새로 받았다.[1] 아우구스테 데터Auguste Deter라는 이름의 여성이었다. 그녀의 남편은 아내가 편집증적 행동, 감정 폭발, 정신 착란 등을 겪고 있다고 호소했다. 밤에 몇 시간씩 소리를 지르다가도 어떤 때는 아예 반응조차 없다고 했다. 알츠하이머 박사는 데터에게 글자를 써 보라고 했다. 그녀는 글자를 쓰지 못했다. 시간과 장소에 대한 지각이 전혀 없었고, 단기 기억력이 크게 부족하거나 전혀 없는 것 같았다. 그녀는 "내가 누군지 모르겠어"라고 계속 중얼거렸다. 노년의 기억력 문제는 고대

이집트, 로마, 그리스 사람들이 남긴 기록에서 보듯 오래전부터 있었다. 그러나 알츠하이머 박사는 이토록 젊은 나이에 기억력이 퇴화된 사례는 들어 본 적이 없었다. 데터는 쉰 살이었다. 알츠하이머 박사는 그녀에게 깊은 관심을 가졌다. 그래서 그녀가 뮌헨에 있는 다른 병원으로 옮겨간 뒤에도 계속 상태를 체크했다. 그녀는 급격히 쇠약해져 1906년 사망했다. 알츠하이머 박사는 그녀의 뇌를 부검했다. 그는 아밀로이드 플라크amyloid plaque(뇌세포 밖에 쌓인 비정상 단백질)와 타우 엉킴tau tangle(뇌세포 내에 영양 공급을 차단하는 뒤틀린 타우 단백질 섬유)을 발견했다. 이 플라크와 엉킴은 우리가 현재 알츠하이머라고 부르는 질병의 전형적인 병리학적 특징으로 여겨지고 있다.

1세기 전 첫 번째 알츠하이머 환자가 나온 이후로 여러 의사, 과학자, 연구자가 이 끔찍한 병의 원인과 신체 발현 그리고 해결책에 대해 다양한 가설을 세워 왔다. 한 유전자에 의해 발생하는 병일까? 한 가지 약물로 치료될까? 갑자기 발현할까 아니며 장기간에 걸쳐 발생할까? 환경 변화에 민감한 병일까? 병이 고착화된 다음에야 증상이 나타나는 걸까?

과학자들과 의사들은 이런 질문에 제대로 대답할 수 없었고 그럼으로써 알츠하이머에 대한 잘못된 믿음들을 영구화시켰다. 잘못된 믿음들은 큰 혼선과 불안을 빚었다. 그러므로 우리는 알츠하이머에 대한 잘못된 믿음들을 떨쳐 버리는 일부터 시작할 필요가 있다. 사실 알츠하이머라는 질병의 예후는 당신이 생각하는 것만큼 암울하거나 필연적이지 않다. 알츠하이머는 여러 원인이 복잡하게 얽혀 있는 질병이다. 단순한 오목보다는 삼차원 체스에 가깝다. 알츠하이머는 나이, 유전적 위험 요인, 두뇌를 보호하거나 파괴하는 여러 라이프스타일이 복합적으로 작용한 결과로 발생한다. 나이는 바꿀 수 없다. 유전적 위험 요인도 바꿀 수 없다. 그러나 라이프스타일은 바꿀 수 있다. 그렇게 함으로써 당신은 알츠하이머의 고통이 다가오는 시점을 상당 기간 늦추거나 완전히 피할 수 있다. 의사와 환자 그리고 선도적 연구자 모두가 라이프스타일이 인지 기능에 깊은 영향을 준다는 것을 이해한다면, 실패할 운명인 소모적인 접근법을 버릴 수 있을 것이고 불필요한 고통을 멈출 수 있을 것이다.

알츠하이머 치료에서 가장 큰 걸림돌은 라이프스타일은 이 질병과 아무런 관련이 없다는 뿌리 깊은 오해다. 많은 환자들이 유전자가 모든 것을 결정한다는 잘못된 믿음을 가지고 있다. 그래서 일상적 요인들은 두뇌에 아무런 영향을 주지 않는다고 생각한다. 우리 클리닉에 올 때쯤이면 환자들은 이미 브레인 포그brain fog(머리가 안개 낀 듯 멍해져 분명하게 생각하고 표현하지 못하는 상태-옮긴이), 단기 기억력 문제, 인지장애의 여러 증상을 겪고 있다. 이들은 자신이 겪고 있는 인지력 감퇴는 증상이 처음 나타났을 때 시작되었을 것으로 믿는다. 질병과 증상이 같은 타임라인에 있으리라 생각하는 것이다. 그러나 알츠하이머는 진단이 내려지기 수십 년 전에 이미 발병한다. 이 수십 년 동안 두뇌는 먹는 것, 운동량, 스트레스 조절 능력, 수면의 질 등에 점점 더 취약해진다. 60~70대에 이르러 우리 두뇌가 건강하지 못한 생활습관들의 악영향을 더 이상 견디지 못하고 마침내 굴복하면 그때야 비로소 사고력과 기억력의 변화를 느끼게 된다. 이 책의 목적은, 그리고 우리 필생의 사업은, 이 연결을 분명히 해 생활습관의학과 '뉴로 플랜'이 왜 신경퇴행성질환을 예방하고 치료하는 데 효과적인지 보여 주는 것이다.

알츠하이머 관련 의학 용어

- **아세틸콜린**Acetylcholine: 학습과 기억력에 필수적인 신경전달물질.

- **활성미세아교세포**Activated Microglia: 파괴된 뉴런과 노폐물 청소를 돕는 작은 세포.

- **APOE4**: 두뇌의 콜레스테롤을 조절하는 아포지질단백질E라는 단백질을 합성하는 데 기여하는 유전자. 아포지질단백질 유전자는 세 가지 유형(APOE2, APOE3, APOE4)이 있는데, 그중 APOE4는 알츠하이머의 위험을 높이는 것으로 알려져 있다. APOE2는 알츠하이머로부터 보호한다.[2]

- **APP**: 아밀로이드전구체단백질. 세포막에서 발견된다. 알츠하이머와 관련이 있는 비정상 단백질인 아밀로이드를 만드는 단백질.

- **동맥경화**Atherosclerosis: 콜레스테롤 플라크가 쌓여 동맥이 좁아지고 딱딱해지는 현상. 혈액 순환에 지장을 준다.

- **위축**Atrophy: 세포의 변성으로 장기 등 신체 부위가 줄어드는 것.

- **베타-아밀로이드**Beta-Amyloid: 뇌세포 사이에 쌓여 신경 기능을 방해하는 비정상 단백질 조각.

- **뇌신경성장인자**Brain-derived neurotrophic factor, BDNF: 뉴런의 정상적인 성장과 기능에 필요한 단백질. 뇌유래신경성장인자, 뇌유래신경영양인자라고도 한다.

- **사이토카인, 케모카인**Cytokine, Chemokine: 외래 물질을 공격함으로써 면역 시스템에 기여하는 신호전달물질.

- 도파민Dopamine: 보상, 동기 부여, 운동 제어 등에 관여하는 신경전달물질. 도파민 부족은 파킨슨병의 주된 특징이다.

- 유리기Free Radical: 전자 하나가 부족해 불안정하며 다른 물질과 맹렬하게 반응하는 분자. 뇌에서 유리기는 뉴런과 DNA를 손상시킨다. 보통 활성산소를 말한다.

- 신경아교세포Glia: 뇌에서 가장 많은 유형의 세포. 뉴런을 보호하고 지지한다.

- 글루타메이트Glutamate: 뇌에서 가장 많은 신경전달물질.

- 염증Inflammation: 면역 시스템이 유해한 박테리아와 바이러스를 맞아 싸우는 자연적인 보호 반응. 급성 염증은 부상으로부터 치유되는 것을 돕는다. 만성 염증은 당뇨, 심장병, 인지력 감소의 위험을 높인다.

- 미세혈관계Microvasculature: 신체에서 가장 작은 혈관.

- 수초화Myelination: 뉴런의 연결 부분을 수초myelin sheath(말이집, 미엘린초)라는 지질 성분의 절연체 막(덮개)으로 감싸서 신경전달 속도를 더욱 빠르게 하는 과정. '말이집 형성'이라고도 한다.

- 뉴런Neuron: 신경계를 구성하는 구조적·기능적 기본 단위. 신경계에는 신경, 척수, 뇌가 포함된다.

- 신경전달물질Neurotransmitter: 뇌에서 뉴런 간의 정보 전달을 가능하게 하는 화학 메신저.

- 산화Oxidation: 전자가 전이되는 일련의 화학 반응, 유리기가 만들어진다.

- 타우 엉킴Tau Tangle: 뉴런 내부에 타우 단백질이 비틀려 뒤엉키는 현상. 뉴런에 손상을 입히고 알츠하이머를 유발한다.

- 혈관 건강Vascular Health: 동맥, 정맥, 미세혈관 등 혈관 시스템의 건강 상태. 동맥경화로 인해 두뇌에 정상적인 혈류 공급이 이루어지지 않으면 산소와 포도당이 공급되지 않아서 알츠하이머의 진행이 가속화된다.

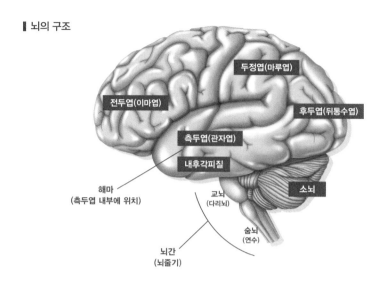

두뇌 퇴행을 부르는
네 가지 요인

알츠하이머를 비롯한 모든 유형의 치매는 두뇌의 퇴행에서 비롯된다. 두뇌 퇴행을 유발하는 원인은 크게 네 가지 생물학적 과정으로 구분할 수 있는데 이 요인들은 서로 긴밀하게 연관되어 있다. 이 용어들은 계속 등장하므로 의미를 정확이 알아 둘 필요가 있다.

첫 번째는 염증이다. 염증은 면역 시스템이 유해한 박테리아나 바이러스에 맞서 싸우는 자연적인 보호 기능이다. 급성 염증은 손가락이 베였을 때 붉게 부어오르는 현상과 같은 것으로 상처 부위에 혈류를 증가시켜 치유를 촉진한다. 이것이 없으면 상처는 잘 아물지 않는다. 반대로 만성 염증은 염증 반응이 장기간 활성화되었을 때

일어난다. 만성 염증은 자극이 계속되어 일어나는데, 설탕 과다 섭취나 심한 스트레스를 비롯한 건강하지 않은 라이프스타일이 그 원인이다. 염증이 만성화되면 보호에서 파괴로 성격이 바뀐다. 조직은 치유되지 않고 오히려 손상된다. 염증이 통제되지 않고 방치되면 몸은 스스로를 공격한다. 알츠하이머 환자들의 두뇌를 관찰하면, 초기라 하더라도 사이토카인, 케모카인, 활성미세아교세포(손상된 뇌세포와 노폐물을 청소하는 작은 세포) 같은 염증의 증거들을 볼 수 있다.[3] 활성화된 미세아교세포는 반응이 극히 민감해 뉴런과 뉴런을 지지하는 구조물에 해를 끼치고 결과적으로 세포사cell death와 구조적 손상을 유발한다. 이런 이유로 만성 염증은 알츠하이머의 주된 요인으로 널리 여겨진다.

두뇌의 퇴행을 유발하는 두 번째 과정은 산화다. 산화는 산소가 다른 물질과 반응해 그 물질의 변성을 가져오는 현상이다. 예를 들어 사과를 깎아 두면 갈색으로 변하는데 이것이 산화다. 이와 같은 산화 반응은 우리 몸속에서도 일어난다. 산화는 유리기라고 부르는 산화 부산물을 만든다. 유리기는 전자 하나가 부족해져서 다른 물질과 맹렬하게 반응하는 불안정한 분자다. 유리기는 다른 분자와 반응하면서 전자 하나를 훔쳐 가는데 뉴런, 신경아교세포, 세포기관, 단백질, 지질, 심지어 DNA에서도 훔쳐 간다. 유리기에 전자를 도둑맞은 두뇌의 뉴런, 단백질, DNA는 영구 손상을 입는다. 두뇌는 신체에서 가장 열심히 일하는 기관이다.[4] 따라서 산소도 가장 많이 쓴다. 우리 몸에서 소모되는 산소의 25퍼센트 가량을 두뇌가 사용한다. 이 때문에 두뇌는 산화 반응에 극히 취약하다. 두뇌에는 유리기를 분해하고 무력화하는 특별한 세포들과 물질들이 있다. 하지만 노화와 더불어 건강하지 못한 식사, 운동 부족, 수면 부족, 과도한 스트레스 등의 원인으로 시간이 지나면서 그 기능이 점점 떨어진다. 두뇌의 정상적인 유리기 제거 시스템이 제 기능을 다하지 못할 때, 유리기는 특히 더 위험해진다.[5]

알츠하이머에 이르는 세 번째 과정은 포도당조절장애다. 포도당조절장애는 알츠하이머 초기 환자들에게서 흔히 발견된다. 포도당을 일정하게 유지하는 우리 몸의 시스템은 나이를 먹으면 흔히 불안정해지기 시작한다. 특히 설탕과 정제 탄수화물이 많은 음식을 섭취하면 더 그렇다(물론 유전적 요인으로 포도당조절장애가 오는 경우도 더러 있기는 하다). 포도당의 비정상적인 생산과 사용은 포도당 조절 시스템을 구성하는 췌장, 호르몬, 효소, 세포 등에 영향을 미친다. 포도당은 신체의 모든 기관에서 사용되는 주요 에너지원이므로 포도당조절장애는 몸에 지대한 영향을 미친다. 특히 두뇌는 더 많은 양의 에너지가 필요하기 때문에 포도당조절장애가 두뇌에 가져오는 부정적 효과는 훨씬 더 복합적이다.

포도당조절장애의 결과 중 특히 문제가 되는 것이 인슐린 저항이다.[6] 인슐린 저항은 우리 몸의 인슐린 민감도에 변화가 생기는 현상이다(인슐린은 우리 몸이 포도당의 에너지를 취할 수 있게 해 주는 호르몬으로, 포도당 조절 메커니즘 중에서 가장 중요한 부분을 차지한다). 뇌세포에 연료를 공급하는 에너지원인 포도당은 반드시 인슐린이 있어야만 뇌세포 안으로 들어갈 수 있다. 인슐린이 뇌세포와 결합하면 세포의 수용체는 포도당 흡수를 촉진한다. 그런데 혈류에 포도당이 너무 많으면 두 가지 중요한 문제가 생긴다. 첫째, 인슐린 수준이 오르고 세포가 인슐린에 둔감해진다. 열쇠(인슐린)는 많은데 열 수 있는 자물쇠(수용체)가 부족한 것과 같다. 그 결과 세포 밖에서는 포도당 수준이 오르지만 세포 안으로는 포도당이 들어가지 못하는 현상이 발생한다. 혈류 속에는 포도당이 넘쳐나는데 뇌세포는 포도당 부족으로 굶주리게 된다. 둘째, 혈액 속에 인슐린 수준이 높아지면 염증, 산화, 지질조절장애, 타우 단백질 인산화 반응 같은 다른 심각한 문제들이 폭포처럼 쏟아져 나오게 된다(타우 단백질 인산화 반응은 알츠하이머와 깊은 관련이 있는 비정상적인 형태의 타우 단백질을 만든다). 인슐린 저항에 대해서는 3장에서 더 자세히 알아보도록 하겠다. 인슐린 저항 하나만으로도 인지력 감퇴와 알츠하이머에 이를 수 있다. 그러나 많은 사람들이 자신에게 인슐린 저항이 있다는 것을 모르고 산다. 인슐린 저항이 발전해 포도당조절장애의 가장 위험한 결과인 당뇨에 이르면 인지력 감퇴 위험은 더욱 커진다. 당뇨를 가진 사람들은 기억력에 중요한 뇌 부위인 해마가 위축된다는 연구 결과들이 나오고 있다.[7]

알츠하이머에 이르는 네 번째 경로는 지질조절장애다.[8] 지질은 세포벽, 호르몬, 스테로이드 등을 구성하는 지방과 유사한 물질이다. 지질은 세포의 구조, 에너지 저장, 신호 전달에 필수적이다. 모두 생명을 지지하는 기능이다. 지질은 신체 곳곳에 존재하며 뇌의 건조 중량에서 50퍼센트 이상을 차지한다.

지질조절장애는 몸에 지질이 지나치게 많거나 염증 또는 산화 손상 등이 있을 때 발생한다. 이럴 경우 지질의 운반과 대사가 원활하지 않으며 지질이 산화될 수 있다. 지질이 산화되면 그 과정에서

▎알츠하이머 위험 인자

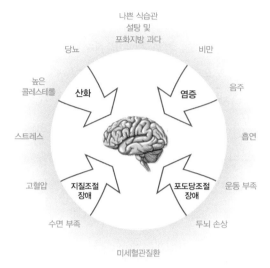

▎알츠하이머 예방 인자

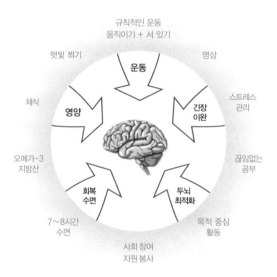

위험한 산화 부산물이 생성된다. 지질조절장애는 수많은 질병 유발 효과를 만들어 내지만 여기서는 알츠하이머와 관련된 두 가지만 설명하기로 한다. 첫째, 지질의 한 종류인 콜레스테롤은 스트레스를 받으면 청소가 잘 되지 않는다. 비정상 콜레스테롤이 혈관에 쌓이기 시작하고, 이렇게 쌓인 콜레스테롤이 플라크를 형성하며, 결국 콜레스테롤 플라크가 동맥을 막아서 작은 혈관으로 혈액 공급을 차단한다. 최종 결과는 미세혈관질환이다. 시간이 더 지나면 대혈관질환도 발생할 수 있다. 혈관질환은 치매의 주요 위험 인자다. 둘째, 콜레스테롤을 비롯한 지질의 청소와 처리 과정이 적절하지 않으면 궁극적으로 아밀로이드 플라크를 형성하는 여러 손상의 홍수로 이어질 수 있다. 아밀로이드 플라크는 알츠하이머와 강한 상관관계가 있는 병리 현상이다. 알츠하이머와 관련해 가장 널리 연구된 유전자인 APOE4는 지질조절장애의 원인으로 지목되고 있다.[9] 이 유전자는 뇌에서 지질과 아밀로이드를 제거하는 단백질을 만든다. 하지만 APOE4 유전자가 만드는 단백질은 노폐물 청소 기능이 효율적이지 않아서 아밀로이드와 지질이 완전히 제거되지 못하고 뇌세포 밖에 쌓이게 된다. 이렇게 쌓인 아밀로이드는 신경 조직을 손상시킨다. 지질조절장애, 혈관질환, 청소되지 않은 아밀로이드의 누적된 트라우마는 장기간에 걸친 염증 및 산화 스트레스와 결합해 궁극적으로 알츠하이머로 발현될 수 있다.

알츠하이머는 위의 네 가지 생물학적 과정 중 한두 가지로 인해 발생할 수도 있다. 하지만 알츠하이머 발병에서 이 네 요인은 서로 긴밀하게 연결되어 있다. 요컨대 알츠하이머라는 최종 결과에 이르는 경로는 사람마다 다를 수 있다는 것이다. 콜레스테롤과 포화지방이 많은 음식을 섭취하는 사람은 혈관질환이 가장 먼저 발생하고 이로 인해 염증과 산화가 따라올 수 있다. 설탕이 많은 음식을 섭취하는 사람은 인슐린 저항으로 시작해 혈관질환과 염증이 뒤따를 수 있다.

이 네 가지 생물학적 과정의 연합 효과로 아밀로이드와 타우가 형성되기 시작하고 이어서 알츠하이머라는 병리 현상이 찾아온다. 우리가 알츠하이머라고 부르는 증상은 몇 가지 서로 다른 질병 경로들의 집합체다. 여기서 정말 놀라운 점은 라이프스타일이 이 네 가지 질병 경로 모두에 깊은 영향을 끼친다는 사실이다. 매일매일의 선택이 알츠하이머의 시작과 그 이후 진행 과정 전반을 이끄는 견인차다. 2부에서 자세히 설명하겠지만 이 네 경로는 당신이 어떤 라이프스타일을 취하느냐에 따라 막을 수 있으며, 심지어 뒤집어 버릴 수도 있다.

이런 생물학적 과정이 뇌에서 진행되고 있는데 왜 증상은 훨씬 나중에야 나타나는 것일까? 어떻게 뇌는 매일의 공격을 참아 내면서 구조 신호를 보내지 않을까? 두뇌는 기본적으로 회복력이 매우 크기 때문이다. 우리의 두뇌는 중복이라는 우아한 디자인 전략을 택하고 있다. 800~900억 개의 뉴런, 1000조에 가까운 연결, 영양과 산소를 공급하는 중첩된 동맥들 덕분에 인간의 뇌는 손상 부위를 우회하는 경로를 만들 수 있다. 막힌 혈관을 피하고 플라크, 염증, 뇌졸중 등으로 손상된 뉴런 옆으로 새 길을 개척한다. 뇌졸중이나 부상으로 뇌의 한 부분이 파괴되면 다른 부분이 역할을 대신한다.

연구에 따르면 뇌졸중 환자는, 뇌의 반대편 거울 영역이 그렇게 하는 것처럼, 손상된 조직 주변부가 상실된 기능을 보완한다. 뇌는 또한 제한적이지만 세포를 재생할 수 있다. 알츠하이머 환자는 뇌 손상 정도가 너무 커서 내재된 회복력으로는 도저히 보완이 불가능한 시점에 이르러서야 인지력 감퇴 증상이 나타난다. 피해가 상당한 이후에야 병에 걸렸음을 알게 되므로 알츠하이머는 음험한 질병이라 할 수 있다.

손상을 견디는 막강한 능력에도 불구하고 두뇌는 세포 수준에서는 피해에 매우 민감하다. 특히 기억력과 관련이 깊은 해마의 CA1 영역과 내후각피질이 그러하다. 앞에서 설명했듯이 두뇌는 고된 작업을 수행한다. 입력된 정보를 처리하고 주변 세계를 해석하느라 신체의 어느 기관보다 많은 에너지를 소모한다. 열과 노폐물 등 부산물도 가장 많다. 이렇게 만들어진 산화 부산물을 비롯한 노폐물이 적절히 청소되지 못할 경우 매우 위험해진다. 그러나 우리는 그 피해를 곧바로 보거나 느끼지는 못한다. 뇌에 피해가 쌓이는 데는 수년이 걸리고 우리는 보통 이 기간 동안 몸의 문제에만 집중한다. 예를 들어 당뇨 환자는 신장 손상, 여과율, 크레아티닌 축적 같은 것만 모니터한다. 그러는 사이 당뇨 때문에 높아진 혈당이 뇌의 미세혈관계를 비롯해 수십억 개의 뉴런과 신경아교세포를 파괴한다. 심장병 환자는 심장과 혈관의 직접 손상만 체크한다. 그러는 사이 두뇌의 동맥이 딱딱해지고 뇌 전체에 혈류 흐름이 감소한다. 두뇌는 신체의 종말 기관이다. 몸의 다른 곳에서 겪은 피해는 두뇌에 고스란히 쌓이고 시간이 지나면 더 큰 문제로 터진다.

알츠하이머 핵심 사실

지난 100여 년간의 연구로 다음과 같은 주요 사실이 발견되었다.

- 알츠하이머는 기억력, 사고력, 감정 조절력, 문제 해결력을 손상하는 진행성 질환이다.
- 알츠하이머는 치매의 한 종류로 전체 치매에서 60~80퍼센트를 차지한다.
- 대부분의 알츠하이머 환자들은 첫 증상을 60대 중반에서 70대 초반 사이에 경험한다.
- 알츠하이머는 사망진단서에 잘 보고되지 않는다. 그럼에도 미국에서 세 번째로 많은 사망 원인이다.
- 알츠하이머와 관련된 병리 현상은 다음과 같다.
  - 뇌에 축적된 아밀로이드 플라크와 타우 엉킴
  - 뉴런 간 연결 상실
  - 두뇌 수축 또는 위축
- 알츠하이머 발병을 초래하는 주요 생물학적 과정은 염증, 산화, 포도당조절장애, 지질조절장애다.

유전자, 바꿀 수는 없어도
고칠 수는 있다

우리 몸에는 DNA라는 기본 정보가 입력되어 있다. 이 유전 정보는 우리 조상들이 거쳐 온 생물학적 역사의 산물이다. 우리는 이것을 선조들로부터 물려받는다. 당신은 알츠하이머는 유전되는 병이라서 예방과 치료가 불가능하다고 알고 있을 것이다. 유전자가 알츠하이머의 발병 과정에 영향을 주는 것은 맞다. 그러나 유전자가 유일한 결정 요인은 아니다. 지금까지 약 20가지 이상의 유전자가 알츠하이머와 관련 있는 것으로 파악되었다.[10] 대부분 면역 반응, 유해 부산물 청소, 혈관 건강에 영향을 주는 유전자들이다. 그러나 이것들 중 어느 것도 당신이 알츠하이머에 걸릴 것이라고 예언하지 못한다. APOE4는 가장 연구가 많이 진행된 알츠하이머 관련 유전자다. 지방 조절 기능을 하는 아포지질단백질E를 만드는 역할을 하는데, 이 유전자를 지닌 사람은 알츠하이머에 취약하고 15년에서 20년 정도 먼저 발병하는 경향이 있다. APOE4 유전자가 알츠하이머 발병 위험을 높이는 것은 사실이다. 하지만 이것을 가지고 있다고 해서 반드시 알츠하이머에 걸리는 것은 아니다. APOE4가 어떻게 알츠하이머 위험에 영향을 주는지 이해하려면 유전자가 어떻게 작동하는지 알아야 한다.[11]

유전자는 특정한 형질을 결정하는 DNA의 배열이다. 부모는 자식에게 특정한 유전자를 물려준다. 이 이형異形 유전자를 대립 유전자(한 쌍의 상동염색체에서 같은 위치에 존재하면서 서로 다른 특성의 형질을 나타내는 유전자-옮긴이)라고 한다. 이것은 우성, 열성(한 쌍의 유전자가 모두 있어야 형질이 발현된다), 상가적(대립 유전자 수의 증가에 따라 형질의 발현 정도가 증가한다), 상승적(대립 유전자 수의 증가에 따라 형질의 발현 정도가 기하급수적으로 증가한다)일 수 있다. 몇 가지 예를 들어 보자. 우성 대립 유전자와 열성 대립 유전자가 눈의 색을 결정하는 방식을 보자. 아버지가 당신에게 갈색 눈의 우성 대립 유전자 (B)를 물려주었고, 어머니는 파란색 눈의 열성 대립 유전자 (b)를 물려주었다고 하자. (B)는 열성인 (b)에 비해 우성이므로 당신은 갈색 눈을 갖게 된다. 피부색은 상가적 방식으로 결정된다. 피부색 결정 유전자는 멜라닌이라는 색소를 생산하는데 멜라닌 색소의 양은 피부색의 톤을 정밀하게 결정한다. 이 피부색 대립 유전자를 적게 가질수록 멜라닌 수준이 낮아지고 따라서 피부색은 옅어진다. 반대로 이 대립 유전자 수가 많을수록 피부색은 짙어진다. APOE4는 상승적 방식으로 작동한다. 이 대립 유전자를 많이 가질수록 알츠하이머의 위험이 기하급수적으로 높아지고 발병 시기를 앞당긴다.

- APOE4 유전자가 없다면 85세에 알츠하이머에 걸릴 확률이 50퍼센트다.

- APOE4 유전자가 1개라면 75세에 알츠하이머에 걸릴 확률이 50퍼센트다.

- APOE4 유전자가 2개라면 65세에 알츠하이머에 걸릴 확률이 50퍼센트다. 이 유전자가 없는 사람보다 20년이나 빠르다. APOE4 유전자가 2개인 사람은 APOE4 유전자가 없는 사람에 비해 알츠하이머에 걸릴 위험이 12~20배나 높다.

위의 시나리오 중 어느 경우도, 심지어 APOE4 유전자 2개를 가진 경우(인구의 약 2퍼센트에 불과하다)에도 알츠하이머에 반드시 걸리는 것은 아니다. 당신이 건강한 라이프스타일을 실천하지 않는다면 언젠가 알츠하이머에 걸릴 확률은 50퍼센트다. 그리고 우리 가운데 약 90퍼센트는 두뇌 건강에 좋은 라이프스타일을 채택함으로써 그 위험을 완전히 제거할 수 있다.

나머지 10퍼센트는 프레세닐린 1presenilin 1, PSEN1 및 프레세닐린

2PSEN2 유전자 변이(아밀로이드 단백질을 과다 생성하는 유전자 변이-옮긴이), 아밀로이드전구체단백질amyloid precursor protein, APP 유전자 변이를 가진 사람들로 알츠하이머 위험이 매우 높다.[12] 하지만 이들 역시 건강한 라이프스타일로 놀랄 정도로 높은 알츠하이머 예방 효과를 누릴 수 있다. 예를 들어 다운증후군 환자는 50세에서 59세 사이에 3명 중 1명꼴로 알츠하이머에 걸린다.[13] 60세 이상에서는 약 50퍼센트가 걸린다. 이렇게 알츠하이머 위험이 높은 것은 다운증후군이 생기는 이유와 관련이 있다. 다운증후군은 21번 염색체가 정상보다 1개 많은 3개가 있는 질환이다. 21번 염색체는 아밀로이드전구체단백질(이하 APP)을 만든다. APP는 알츠하이머와 관련된 비정상 단백질인 아밀로이드로 변환되는 막 관통성 단백질이다. 다운증후군이 있으면 정상보다 많은 APP를 갖게 된다. 아밀로이드가 많이 생성될 잠재성을 가지고 태어나는 것이다.

APP가 정상적으로 기능할지 알츠하이머를 유발할지는 효소(신체에서 화학 반응을 시작하거나 전파하는 단백질)의 작동에 달려 있다. 이들 효소는 APP를 여러 조각으로 분해한다. 이것은 아밀로이드를 청소하는 정상 과정으로, 순조롭게 진행되면 아밀로이드는 잘려서 제거된다. 그러나 이 과정에 문제가 생기면 아밀로이드가 뉴런 바깥쪽으로 조금씩 쌓이기 시작하고 큰 덩어리로 합쳐져 플라크를 형성한다. 이 플라크는 염증을 일으켜 뇌세포를 손상한다.

APP가 아밀로이드를 생성하는 기제를 보면, 다운증후군 환자 모두가 알츠하이머에 걸릴 것으로 예상된다. 그러나 실제로는 그렇지 않다. 연구에 따르면 다운증후군이라도 당뇨나 심장병이 없으면 알츠하이머 위험이 낮은 것으로 확인되었다. 유전자 이상이 알츠하이머 위험과 직결되지 않음을 다시 한 번 보여 준다. 우리가 현재 로마린다에서 수행 중인 연구에는 어떤 라이프스타일이 다운증후군의 알츠하이머 예방 효과가 가장 뛰어난지 알아보는 것도 포함되어 있다. 우리는 비만, 당뇨, 고지혈증 같은 모든 성인병에 공통된 위험 요인들을 연구함으로써 어떤 유전자를 가지고 태어났는지에 상관없이 알츠하이머 위험을 낮추는 법에 대해 더 자세히 알게 되기를 희망하고 있다.

일란성 쌍둥이들의 노년을 연구한 사례들을 보면 유전자가 알츠하이머 발병을 확증하지 않는다는 강력한 증거를 확인할 수 있다. 킹스칼리지런던의 연구자들은 324명의 여성 일란성 쌍둥이들을 대상으로 10년간에 걸쳐 근력으로 인지력 변화를 예측할 수 있는지를 조사했다.[14] 정확히 동일한 유전자를 가지고 있음에도 다리에 근육이 많은 쌍둥이는 근육이 부족한 쌍둥이에 비해 인지력 감퇴가 적었다. 연구자들은 쌍둥이들의 뇌를 MRI로 촬영해 비교했다. 강한 다리를 가진 쪽이 뇌가 더 컸다. 이 연구는 라이프스타일의 변화(여기서는 운동과 근력)가 유전적 위험을 압도할 수 있으며 인지 건강에 극적인 영향을 미친다는 것을 보여 준다.

나머지 20여 가지 알츠하이머 관련 유전자들 역시 이 질병을 시작하고 악화되도록 추진하는 여러 과정에 관여한다. 어떤 유전자는 면역 반응을 너무 느리게 해 뇌세포를 손상하는 노폐물이 그대로 쌓이도록 하는가 하면, 어떤 유전자는 면역 반응을 지나치게 민감하게 만들어 뇌가 만성 염증에 시달리게 한다. 혈관 건강과 관련

여성과 알츠하이머

알츠하이머 환자 중 3분의 2는 여성이다.[15] 65세 이후 알츠하이머 유병률을 보면 여성은 6명 가운데 1명인데 비해 남성은 11명 가운데 1명이다. 60대 여성이 알츠하이머에 걸릴 위험은 유방암에 걸릴 위험에 비해 2배나 높다. 왜 이런 현상이 나타나는지 우리는 아직 잘 모른다. 여성의 수명이 더 길다는 것이 방정식의 한 부분을 차지한다. 여성은 남성보다 더 오래 살기 때문에 알츠하이머에 걸릴 가능성도 더 높다. 그러나 수명을 고려하더라도 여성의 알츠하이머 위험은 여전히 너무 높다. APOE4 유전자를 가진 여성은 같은 유전자를 가진 남성에 비해 알츠하이머 유병률이 2배나 높다. 어떤 전문가들은 전통적으로 여성이 지적으로 도전적인 직업과 고등 교육에 접근하기 어려웠던 점을 원인으로 제기한다. 지적인 직업과 교육은 알츠하이머로부터 보호되는 요인이다. 여러 자녀를 둔 여성은 생애 후반에 뇌졸중을 경험할 위험이 더 높다. 뇌졸중 취약성과 인지력 감퇴의 취약성 사이에는 명확한 관련이 있다. 폐경기의 호르몬 변화도 뉴런과 혈관 등 뇌에 영향을 준다. 이것이 인지력 감퇴를 촉진할 수 있다.

된 유전자들은 뇌에 산소와 영양을 공급하는 혈관을 막아서 뉴런 손상을 가져오기도 한다.

우리는 물려받은 유전자를 바꿀 수는 없지만 유전자가 발현되는 것은 조절할 수 있다. 유전자 발현 조절 개념은 최근에 와서 연구되기 시작한 후성유전학epigenetics의 핵심이다.[16] 후성유전학은 유전자를 끄고 켬으로써 유전자 발현을 조절하는 환경 요인들을 연구한다. 이 분야에서는 유전자 발현에 영향을 주는 모든 생애 경험이 중요하다. 알츠하이머라는 질병이 생기는 과정에서 유전학적 요인이 일정 부분 역할을 하는 것은 사실이다. 그러나 후성유전학적 요인은 더 큰 역할을 한다. 연구에 따르면 우리의 게놈(한 생물이 가지는 모든 유전 정보-옮긴이)은 고정된 것이 아니라 유해한 환경적 촉발 요인들에 따라 변화한다.[17] 나쁜 식습관, 운동 부족, 유해 물질, 만성 스트레스 등이 그것이다. 이들 요인은 성장 중인 배아는 물론 성체의 유전자에도 같은 영향을 준다. 자궁 속의 태아든 수십 년을 건강하지 못한 방식으로 살아온 나이 먹은 몸이든 우리는 지속적으로 후성유전학의 지배를 받는다. 특히 환경적 유해 요인들은 세월과 함께 몸 안에 축적되므로 후성유전학은 60대와 70대에서 더욱 중요하게 작용한다는 것이 여러 연구를 통해 밝혀지고 있다.

후성유전학에서 깊이 있게 연구된 생물학적 과정 중에 메틸화 Methylation가 있다. 메틸화는 메틸기(탄소 원자 1개와 수소 원자 3개로 구성된 화합물. CH_3)가 다른 분자로 전해지는 과정인데 궁극적으로 유전자 발현에 변화를 가져온다. 메틸화는 중금속 제거, 유전자 발현 조절, 단백질 기능 조절, RNA 프로세싱(DNA의 유전 정보를 단백질로 옮

높아지는 후성유전학적 위험

신경퇴행성질환의 발병에서 후성유전학의 역할을 잘 보여 주는 몇 가지 중요한 연구가 있다. '호놀룰루-아시아 노화 연구'에서 연구자들은 미국에 사는 일본인들은 일본에 사는 일본인들에 비해 알츠하이머 유병률이 훨씬 높음을 발견했다.[18] 두 그룹 사이에 유전적 차이는 없었다. 그러므로 알츠하이머의 위험이 높아진 것은 오로지 나쁜 식습관과 운동 부족 같은 현대 미국 사회에

흔한 후성유전학적 영향에 의한 것이라고 볼 수 있다. 다른 연구에 따르면 중국과 일본에서 미국으로 이주한 이민자의 자녀들은 아시아 거주자의 자녀들에 비해 성인병에 더 많이 걸렸다.[19] 관찰 대상자들의 유전적 유사성으로 보아, 질병을 촉진한 요인은 마찬가지로 후성유전학적인 과정으로 보인다.

중국과 인도 등지에서는 사람들이 전통적 라이프스타일에서 현대적 라이프스타일로 옮겨 가면서 후성유전학적인 결과를 낳고 있음을 확인할 수 있다. 채소와 곡물 위주의 식단이 동물성 식품, 설탕, 포화지방이 많은 식단으로 대체되었다. 하루 종일 몸을 움직이던 생활 패턴은 하루 종일 앉아서 보내는 생활로 바뀌었다. 이런 건강하지 못한 라이프스타일은 유전자 발현에 변화를 가져오고 만성 질환을 촉진한다. 불행하게도 이런 극적인 라이프스타일의 변화는 진보가 더 많은 질병을 야기한다는 풍요의 역설을 낳았다. 중국은 현재 당뇨 인구가 세계에서 가장 많다. 중국 성인 인구의 11.5퍼센트가 당뇨다. 수백만 명에 이르는 전당뇨 상태 사람들까지 포함하면 그 수는 훨씬 더 커진다. 중국은 비만에서도 미국 다음으로 세계 2위다. 중국에서 기하급수적으로 늘고 있는 비만과 당뇨는 치매의 주요 위험 요인이다. 2009년 국제알츠하이머협회Alzheimer's Disease International의 조사에 따르면 중국에는 약 640만 명의 알츠하이머 환자가 있고, 2010년에 이루어진 또 다른 조사에 따르면 919만 명의 치매 환자가 있다.[20] 급속히 노화하는 인구에 비해 중국에는 간호 시설과 전문가는 물론 라이프스타일이 이 병에 미치는 영향에 대한 이해마저 크게 부족한 실정이다.

인도 역시 알츠하이머는 유사한 증가세를 보이고 있다.[21] 이미 400만 명 이상이 치매를 안고 있는 상황에서 도시화가 계속 진행되고 서구식 라이프스타일이 널리 퍼지고 있으므로 치매 인구는 급속히 증가할 것으로 예상된다. 인도에서는 다른 개발도상국가에서와 마찬가지로 알츠하이머가 잘 진단되지 않으며 이해 역시 부족하다. 이 국가들은 다가올 생활습관 질환의 폭발을 이겨낼 수단이 부족하다. 그러므로 알츠하이머의 전 지구적 대유행에 대처하기 위해서는 신경퇴행성질환에 미치는 후성유전학적 요인을 이해하는 것이 대단히 중요하다.

기는 일)에 중요하다. 우리 DNA의 특정 부분에서 메틸화의 출현율에 변화가 생기는 것은 노화와 관련이 있으며, 특히 알츠하이머 같은 신경퇴행성질환과 관련이 깊은 것으로 보인다. 예를 들어 비타민 B가 결핍되면 메틸화 경로가 손상되고, DNA 복구에 차질이 생겨서 치매로 이어진다.

후성유전학은 심장병, 당뇨, 암, 치매와 같은 복잡한 만성 질환의 치료에 광범위한 영향을 줄 것이다. 단순히 위험한 환경 요인을 줄이는 것만으로 이 모든 질병과 싸울 수 있다. 설탕과 가공식품, 중금속을 비롯한 유해 물질, 운동 부족, 스트레스 등이 그것이다. 예를 들어 식단에서 설탕의 양을 줄이면 당화Glycosylation라고 불리는 후성유전학적 현상을 막을 수 있다. 당화는 염증을 악화시키고, 세포 단위에서 적응력을 감소시키며, 산화 스트레스를 가져온다. 이 모두가 뉴런 손상을 일으키는 문제다. 운동을 규칙적으로 하면 뇌에서 아밀로이드와 산화 부산물을 제거하는 대사가 개선되는 방향으로 메틸화에 변화가 생긴다. 운동은 또한 뇌신경성장인자BDNF(뉴런의 성장을 돕는 단백질)를 만드는 유전자를 북돋우고 뇌세포 간 연결을 촉진한다. 우리는 어떻게 라이프스타일이 유전자 발현을 변화시키고 만성 질환에 걸릴 위험을 감소시키는지에 관해 매일 계속해서 더 많은 사실을 접하고 있다.

인생의 모든 시기에
병이 쌓인다

잔 칼망Jeanne Calment은 90세가 되던 해에 거주하던 아파트를 처분하기로 했다.[22] 살날이 얼마 남지 않았다고 생각했기 때문이다. 프랑스 아를에 있던 이 아파트 구매자로 당시 47세던 그녀의 변호사가 최종 낙찰되었다. 잔이 사망할 때까지 다달이 월세를 지급하는 조건이었다. 일시불에 비해 훨씬 낮은 금액으로 아파트를 갖게 되는 셈이었다. 30년 후 잔의 변호사는 암으로 사망했다. 그때까지 변호사가 잔에게 지급한 월세를 다 합하면 아파트 시세의 2배가 넘었다. 놀랍게도 잔은 아직 살아 있었다. 잔은 110세까지 혼자 살았고, 118세가 되던 해 받은 신경심리학 검사에서 80~90세의 인지력을 보였으며 뇌에는 어떤 신경질환도 없었다.

알츠하이머가 노화의 불가피한 결과라고 믿는 사람들이 많다. 이 역시 근거 없는 믿음이다. 인지력 감퇴의 첫 단계조차 시작하지 않은 상태에서 아주 오래, 심지어 극단적으로 오래 사는 사람들도 많다. 나이가 알츠하이머의 위험 인자인 것은 나이가 들수록 염증, 산화, 포도당대사조절장애, 지질조절장애의 누적 효과가 쌓일 가능성이 더 높기 때문이다.

알츠하이머는 특이한 과정을 거치는 퇴행성 질환이다. 아이든 어른이든 인생의 모든 시기에서 두뇌가 심각한 스트레스를 받으면 나중에 알츠하이머가 발병할 취약성이 잉태될 수 있다. 유소년기에 겪은 신체적·정서적 트라우마는 상당한 위협이 된다.[23] 예를 들어 동맥경화는 나쁜 식습관과 운동 부족 같은 라이프스타일 요인에 의해 아주 어릴 때부터 시작된다.[24] 어린 시절에 신체적·정신적 학대를 받았던 아이는 어른이 되어서 기억력이 낮다. 성장하는 뇌에 스트레스를 주면 뇌는 잘 자라지 못한다. 뇌의 수초화髓鞘化, myelination와 뇌세포 성장은 생후 5살 이내에 대부분 일어난다. 수초화는 뉴런의 연결 부위를 수초(말이집, 미엘린초)라는 지질로 코팅해 세포 간 신호 전달을 용이하게 하는 과정이다. 어린 시절에 수초화가 충분히 이루어지고 세포 간 연결이 많이 생성될수록 나중에 뇌가 손상되었을 때 회복력이 높아진다. 처음부터 회복력이 낮은 상태로 출발하면 당연히 노년이 되어 치매를 겪을 가능성이 높다. 어린 시절에 트라우마를 겪은 아이는 또한 나중에 고혈압, 당뇨 같은 생활습관 질환에 시달릴 위험이 높다. 이것은 또다시 알츠하이머와 뇌졸중의 위험으로 연결된다. 스포츠 분야에서는 머리에 입은 외상이 인지력 문제로 연결되기도 한다. 2013년 북미영상의학협회가 발간하는 학술지《영상의학Radiology》에는 축구 선수들이 헤딩을 반복한 결과 뇌의 백질에 구조적 변화가 생겼고 나중에 인지력 감퇴로 이어졌다는 연구가 실렸다.[25]

20대와 30대에도 우리는 계속해서 스스로를 위험으로 내모는 조기 손상들을 쌓는다.[26] 이 기간 동안 우리는 대체로 건강하지 못한 식품으로 끼니를 때우고, 밤을 새우고, 운동을 거르고, 학업과 직업 스트레스를 겪는다. 이 모든 행위가 중년에 건강이 악화될 빌미를 마련하는 것이다.

30대 후반과 40대에 들어서면 우리는 고혈압, 고지혈증, 전당뇨 같은 성인병의 초기 징후들을 보이게 된다. 이런 성인병은 뇌에 좋지 않은 영향을 준다. 50대와 60대에 들어서면 혈관질환의 누적 효과로 인해 콜레스테롤 플라크, 미세혈관 손상, 일과성 허혈발작 등이 나타난다. 일시적으로 뇌 혈류가 막혔다가 회복되는 일과성 허혈발작은 그냥 지나치기 쉽고 일반적인 MRI로는 잘 탐지되지도 않는다. 염증 부산물과 독소로 인해 뇌의 노폐물 청소 시스템에 과부하가 걸리고 아밀로이드와 타우가 쌓이기 시작한다.

60대와 70대에 이르면 알츠하이머의 전형적인 징후가 MRI와 기타 검사에서 나타나기 시작한다.[27] 알츠하이머가 발병했다는 첫 표시는 보통 60대에 나타나는 베타-아밀로이드 플라크와 대개 70대에 나타나는 타우 엉킴이다. 이 두 가지 독성 단백질은 뇌가 포도당을 효과적으로 이용하지 못하는 대사 저하 현상을 발생시킨다. 대사 저하는 대체로 측두엽과 두정엽에서 일어나는데 이 두 부분은 특히 알츠하이머에 취약하다. 대사 저하가 계속되면 구조적 변성으로 이어진다. 세포 간 연결과 뉴런이 줄고 해마의 크기가 감소한다. 해마는 감정과 단기 기억을 조절하는 부분이다. 그리고 뇌 전체가 위축되기 시작된다. 이때부터 알츠하이머의 전형적인 심리적·인지적 쇠약 현상이 나타나기 시작한다. 기억력 손상, 수행력 감소, 시각공간visuospatial 지각 능력 감소 등이다.

30~40대에 아밀로이드와 타우가 쌓이기 시작해 40대 후반이나 50대 초반에 알츠하이머가 나타나는 조기 발현 사례가 없는 것은 아니지만, 이런 경우는 극히 드물다. 일반적으로 알츠하이머는 여러 손상이 상당 기간 쌓인 뒤인 60대 이후에 나타난다. 80대에 이

르면 인지력 감퇴를 겪을 위험성이 훨씬 높아진다. 오래 살수록 위험은 더 커진다.

알츠하이머 연구는
왜 계속 실패했나

2014년 학술지《알츠하이머 연구와 치료Alzheimer's Research & Therapy》에는 2002년부터 2012년까지 10년간 실시된 모든 알츠하이머 신약의 임상 실험들을 분석한 논문이 실렸다.[28] 이 기간 중 실시된 임상 실험은 413개, 실험된 약물은 244종이었으며 그중 사용이 최종 승인된 약물은 단 1개였다. 승인된 물질은 '나멘다'라고 불리는 글루타메이트(뇌에서 가장 많이 사용되는 신경전달물질-옮긴이) 차단제였다. 이것은 알츠하이머의 증상을 단기간 완화해 주기는 했지만 근본적인 병의 진행에는 전혀 영향을 주지 못했다. 10년간의 연구 성공률은 0.4퍼센트에 불과했다. 다시 말하면 실패율 99.6퍼센트였다. 이렇게 높은 실패율은 다른 질병 분야에서는 찾아볼 수 없다. 승인된 약물은 증상을 완화하는 것이므로 알츠하이머의 진행을 늦추거나 멈추는 치료제 개발은 사실상 성공률 0퍼센트였다.

알츠하이머 치료제 연구는 돈은 가장 많이 들면서 가장 진척이 없는 분야다. 알츠하이머 치료에 관한 기존의 연구 방향이 잘못되었다는 것은 전문가가 아니라도 쉽게 알 수 있다. 그렇게 많은 연구비와 연구 인력을 투입하면서(미국국립보건원NIH은 알츠하이머 연구에 수

십억 달러의 돈을 퍼부었고 2017년에만 9억 9000만 달러를 더 투입할 예정이다)

왜 우리는 계속 실패만 하고 있을까? 계속되는 실패에도 불구하고 우리는 왜 수십 년간 같은 접근법을 고집하고 있을까?

알츠하이머 연구가 어떤 방식으로 이루어지는지 알면 그 대답은 생각보다 단순하다. 다음은 알츠하이머 연구의 발전을 저해하고 치료법 발견을 심각하게 지연시켰던 알츠하이머에 대한 주요 오해들이다.

미국식품의약국 승인을 받은 알츠하이머 치료제

현재까지 미국식품의약국FDA은 알츠하이머 증상 치료약 5종을 승인했다. 초기 및 중등도moderate 알츠하이머 환자에게는 콜린에스테라아제 억제제(아리셉트, 엑셀론, 라자다인)가 쓰인다. 단기 기억력 손실, 정신 혼란, 사고력 손실 등의 증상이 타깃이다. 이들 약물은 학습과 기억에 필수적인 신경전달물질인 아세틸콜린의 분해를 막는 방식으로 작용한다. 콜린에스테라아제 억제제는 알츠하이머의 진행을 멈추지는 못하지만 제한된 기간 동안 증상을 완화할 수는 있다. 절반 정도의 환자들에게서 6개월에서 12개월까지 증상을 늦출 수 있다. 드물게는 4년까지 효과를 보는 환자들도 있다. 나머지 절반에게는 효과가 없다. 증상이 더 진행된 환자들에게는 메만틴(나멘다)이 쓰인다. 이것은 글루타메이트와 결합해 NMDA라는 특별한 뉴런 수용체를 차단한다. 인지력 감퇴가 다소 늦추어지는 효과를 볼 수 있지만 단기간에 그친다. 중증 환자들에게는 아리셉트와 메만틴의 혼합제인 남자릭이 처방된다. 이 모든 약물에는 메스꺼움, 구토, 어지럼증, 악몽, 두통 같은 부작용이 있다. 그리고 알츠하이머의 진행에는 전혀 영향을 미치지 못한다.

단분자 접근법

알츠하이머 같은 만성 질환의 치료에 관해 현대 의학은 근본적으로 잘못 접근하고 있다.[29] 일반적으로 연구자들은 질환을 치료하는 '한 가지 약물' 형태의 치료법 개발에 집중한다. 이것은 18세기 이래로 사용된 '감염-박테리아-약-결과' 모델이다. 연구자들뿐 아니라 연구비 배정을 담당하고 있는 국립보건원 역시 이 낡은 모델에 집착하고 있다. 이 모델은 한때 매우 성공적이었다. 특히 감염병(전염병) 치료에서 눈부신 성과를 거두었다. 20세기 초 우리의 가장 큰 적은 감염병이었다. 항생제가 개발되기 이전에는 수천만 명의 사람들이 콜레라로 죽었다. 하지만 이제 우리는 독시사이클린 투약으로 이 병을 간단히 이길 수 있게 되었다. 콜레라, 말라리아, 결핵 같은 감염병은 개발도상국에서는 여전히 치명적인 질병이다. 그래서 이 모델은 아직 굳건히 존속하고 있다. 상황에 따라 여러 단계의 치료 절차가 필요하다 하더라도 감염병 대부분은 결국 특정 감염원을 일소하는 특정 약물이라는 기본적인 방식으로 치료된다.

복잡하고 만성적인 질환, 특히 뇌질환에는 이 연구 모델이 적합하지 않다. 콜레라와 같은 급성 감염에는 반드시 강한 면역 반응을 유발하면서 조직을 파괴하는 하나의 원인이 존재한다. 이에 비해 만성 질환은 손상이 장기간에 걸쳐 다층적으로 누적되어 복잡한 양상으로 진행한 상태에서 발생한다. 문제는 과학자들이 이런 방대하고 다층적인 손상을 연구하려 들지 않는다는 데 있다. 이들은 숲 대신 나무를 본다. 커다랗고 복잡한 그림에서 단일 요소만을 들여다보는 것이다.

알츠하이머의 경우 이 한 가지 요소는 아밀로이드(그리고 더 적게는 타우)다. 아밀로이드가 알츠하이머에 관계한다는 증거는 충분하다. 아밀로이드 플라크는 수십 년 전 연구자들이 알츠하이머 조기 발현 유전자들을 발견했을 때 이미 확인되었다. 알츠하이머의 어느 단계에서는 반드시 아밀로이드가 확산된다는 점은 분명하다. 그러나 아밀로이드의 확산과 동시에 진행되는 다른 문제들 또한 반드시 고려되어야 한다. 염증, 산화, 포도당조절장애, 지질조절장애가 그것이다.

아밀로이드와 타우를 둘러싼 혼란 문제도 있다. 1990년대에 이르러 인지력 감퇴를 일으키는 단백질은 아밀로이드보다 타우라고 주장하는 연구자들이 생겨났다. 이어서 타우는 아밀로이드보다 나중에 생기며 알츠하이머의 진행을 더 잘 예측한다는 증거가 발견되었다. 2017년 학술지 《브레인Brain》에 발표한 연구 논문에서 메이오 클리닉 연구자들은 알츠하이머 환자에게서 인지력 감퇴가 시작되는 원인은 타우라고 결론 내렸다. 아밀로이드를 제거하는 약물만으로는 이 병을 치료하기에 역부족이라는 의미다.

이런 증거에도 불구하고 과학자들은 여전히 아밀로이드에만 매달려 있다. 이들은 단분자 접근법과 일치하지 않는 무수한 증거들에는 눈을 감고 있다. 그래서 알츠하이머를 실체적으로 보지 못한다. 알츠하이머는 다면적이다. 따라서 솔루션도 다면적이어야 한다. 연구자들이 알츠하이머의 복잡성을 도외시한 결과 수십억 달러의 비용이 낭비되고 고통이 계속되었다.

부적절한 동물 연구 모델

알츠하이머 치료제는 동물 모델을 이용해 개발되고 검증된다.[30] 보통 유전자 변형 생쥐가 많이 사용된다. 인간과 쥐에는 공통된 유전자가 많으므로 어떤 의미에서 생쥐는 인간의 질병 연구에 적절한 모델이라고 할 수 있다. 현재까지 인간과 생쥐의 유전자 약 4000개가 연구되었는데 그중 어느 한쪽에만 존재하는 유전자는 몇 개에 불과한 것으로 파악되었다. 이 얼마 안 되는 고유 유전자들은 그러나 유전자를 켜고 끄는 것에서부터 수명에 이르기까지 커다란 생물학적 차이를 만들어 낸다. 수명을 보자. 생쥐는 고작 2년에서 3년을 산다. 사람은 70, 80년을 산다. 생쥐는 인간의 두뇌가 장기간에 걸쳐 겪는 생물학적 스트레스를 경험할 수 없다. 생쥐는 염증, 산화, 인슐린 저항 같은 문제를 인간과 동일한 방식으로 겪지 않는다. 생쥐에게서는 알츠하이머에 걸린 인간의 뇌와 같은 복잡한 생물학적 문제를 복제해 낼 수 없다.

연구 모델로 사용되는 유전자 변형 생쥐의 가장 큰 문제는 무엇일까? 이 쥐들은 뇌에 아밀로이드가 쌓이고 해마가 위축되는 알츠하이머 후기의 병리 현상을 갖도록 디자인되지만, 이 쥐들에게는 알츠하이머에 이르는 장기적 경로인 염증, 산화, 포도당조절장애 같은 문제들은 없다는 것이다. 생쥐 모델은 병의 결과는 표현하지만 원인은 반영하지 못한다. 연구자들 역시 유전자 변형 생쥐와 인간에게 경로상의 공통점이 없다는 사실을 잘 알고 있다. 그럼에도 그들은 이 잘못된 동물 모델을 계속 고집하고 있다. 이것이 많은 임상 실험이 계속 실패하는 이유다. 알츠하이머 동물 모델은 우리가 고치려는 질병과 유사하지 않다.

최근 유도만능줄기세포induced pluripotent stem cell, iPSC가 개발되면서 알츠하이머 연구 모델은 크게 진일보했다.[31] 유도만능줄기세포는 심장, 간, 췌장, 뇌 등 연구하려는 어떤 유형의 세포로든 분화 가능하도록 유전적으로 조작된 성인 세포다. 이 기술을 적용하면 알츠하이머 환자의 세포를 채취해 뉴런을 만드는 일이 가능하다. 이 뉴런으로 연구자들은 '신경 격자neuro lattice'라는 것을 만든다. 연구용 '미니 뇌minibrain'다. 인간 유전자를 가진 모델은 큰 진전이지만 이 신경 격자에는 실제 뇌가 가진 삼차원적 특성이 없을 뿐 아니라 음식, 운동, 스트레스 같은 유전자 외적 과정이 결여되어 있다. 현재 사용되고 있는 연구 모델들 가운데 이 복잡한 질병을 정확하게 표현하는 것은 없다. 생쥐 모델의 잘못된 아밀로이드 병변은 잘못된 결과를 낳는다. 신경 격자 모델의 불완전한 정보는 불완전한 치료로 귀결된다. 부정확한 모델에서는 부정확한 결과가 나올 뿐이다.

제거와 회복이 같다는 믿음

알츠하이머 치료제 연구의 또 다른 오류는 아밀로이드와 타우를 제거하면 인지 기능이 돌아올 것이라는 가정이다. 치료제들은 아밀로이드를 겨냥해 개발되고 있다. 생쥐 모델은 아밀로이드를 제거하는 방법을 파악하기 위해 아밀로이드를 표현하도록 디자인된다. 아밀로이드와 타우가 뇌에 축적될 즈음이면 수백 수천 개의 뉴런이 죽고, 뇌 구조가 영구 변성되고, 뇌 전체 용적이 축소된 이후다. 아밀로이드와 타우를 제거하면 단기간 미미한 효과는 있을 수 있으나 치료는 되지 않는다. 뇌에 발생한 손상이 지속되는 한 의미 있는 인지 기능 회복은 기대할 수 없다. 대부분의 치료제 임상 실험은 경도mild 및 중등도moderate 알츠하이머 환자들을 대상으로 한다. 이들은 뇌에 구조적 변성이 온 위에 아밀로이드와 타우가 축적된 상태다. 이것이 어떤 알츠하이머 치료 약물도 인지력 회복에 성공하지 못한 이유다. 이 질병에 영향을 주려면 훨씬 일찍 개입해야 한다. 이 질병에 개입해 조금이나마 효과를 보려면 아밀로이드와 타우는 큰 그림의 작은 조각일 뿐이며 수십 년간 쌓인 손상의 결과임을 인식해야 한다.

지배적인 연구 모델의 여러 제한 사항들을 보면 알츠하이머 신약 임상 실험의 높은 실패율이 전혀 놀랍지 않다. 현재까지 알츠하이머의 진행을 늦추거나 인지력 저하의 하향 곡선에 영향을 주는 데 성공한 예는 라이프스타일의 변화를 적용한 사례들뿐이다. 수십억 달러를 들여 개발한 약물이 아니었다. 라이프스타일 변화는 2부에서 설명할 '뉴로 플랜'의 토대다.

알츠하이머를 해결할 솔루션이 있다. 증거도 있다. 그런데 왜 우리는 이 방법을 적용하고 있지 않은가? 왜 연구 기관과 의료진은 알츠하이머를 예방하고 늦추는 가장 희망적인 방법을 거의 전적으로 외면하고 있을까?

간단히 대답하자면, 뇌처럼 복잡한 기관은 라이프스타일에 영향받지 않는다는 해묵은 믿음 때문이다. 뇌는 신체 외적 기관이며 신체와는 다른 규칙에 지배된다는 생각이 견고하다. 그러나 이것은 더 이상 사실이 아니다. 앞에서 설명했듯이 두뇌는 신체의 모든 스트레스와 트라우마를, 뒤집어 말하면 모든 회복력과 저항력을 받아들이는 종말 기관이다. 이 책은 앞으로 각각의 라이프스타일별로 왜 두뇌가 신체의 일부인지, 어떻게 잘못된 라이프스타일로 몸이 상할 때마다 뇌도 같이 피해를 입는지 보여 줄 것이다.

더 고통스러운 대답은 연구 기관들이 라이프스타일 변화 치료법을 시도조차 해 보지 않은 채 포기했다는 것이다. 많은 연구자들이 라이프스타일 변화가 알츠하이머에 영향을 준다는 것을 인정한다.[32] 그러나 미국국립보건원, 미국국립과학재단NSF 등 영향력 있는 기관들은 라이프스타일 변화의 가능성 자체를 거부한다. 그들은 이것이 가치 있는 연구라고 생각하지 않는다. 그들은 일반 대중의 라이프스타일 변화에 개입하는 것은 가능하지 않으며, 라이프스타일 개선 프로토콜은 지속적인 변화를 이루어내는 데 실패할 수밖에 없다고 주장한다. 라이프스타일이 인지력에 미치는 영향을 알아보는 간단한 실험들(특정 식단이나 특정 운동법 등)에 적게나마 예산이 할당되어 있기는 하다. 하지만 이런 부분적인 개입은 종합적이지 않아서 라이프스타일의 변화가 갖는 강력한 힘을 밝혀내기 어렵다. 진짜 돈은 오류투성이 단분자 연구로 가고 있다. 연구자들이 알츠하이머를 더 광범위하게 연구하고 싶어도 다면적인 연구에는 연구 자금을 확보하기 어렵다. 연구 자금은 알약을 특허 내는 데 관심이 있는 제약 회사들에서 나오고, 재단 기금은 단분자 모델을 믿는 연구자들만을 지원한다.

1차 진료 의사나 신경과 전문의에게 진찰을 받아 본 사람이라면 이런 태도가 의료 현장에 팽배하다는 것을 느꼈을 것이다. 의사들은 예방에 대해서는 배우지 않는다. 질병을 구별하고 관리하는 법에 대해 12년 넘게 집중 교육을 받는 동안 예방 관련 필수 수업은 한두 개 정도에 불과하다. 의과대학들은 학생들을 지나치게 좁게 가르치며, 교육받은 내용을 넘어서는 그 어떤 것도 믿지 않는 근시안적 태도를 주입한다. 그래서 의사들 대부분은 예방과 행동 교정을 거부한다. 대부분의 의사들은 잘 디자인된 효과적인 라이프스타일 개선 사례를 본 적이 없다. 그리고 현행 의료 시스템 내에서는 라이프스타일 개선을 시도해 볼 시간과 공간이 허용되지 않는다. 1차 진료 의사들은 환자 1명을 보는 데 평균 10분에서 15분을 쓴다. 환자들의 라이프스타일에 관심이 있는 의사들도 시간이 없거나 방법을 잘 모른다. 인지력 감퇴 문제로 내원하는 모든 환자들에게 의사들은 라이프스타일의 위험 요인들에 대해 알려 주어야 하지만 그럴 수 있는 의사들은 거의 없다. 그리고 의사들의 모든 것을 아는 듯한, 유연하지 못한 태도 때문에 환자들은 입을 열어 묻지 못한다.

이런 거대한 장벽에도 불구하고 용감한 소수의 과학자들이 라이프스타일에 관한 연구를 밀고 나갔다. 현재 우리가 가지고 있는 데이터는 진실로 대단하다. 적당한 영양과 운동은 경도인지장애에서 치매로 이행하는 위험을 현저히 낮추며, 당초에 인지력 감퇴가 생기지 않도록 예방해 준다. 그럼에도 언론의 보도와 과학적 관심은 턱없이 부족하다. 이것은 음모가 아니다. 이것은 단순한 문화적 단절이다. 알츠하이머에 대한 기존 연구와 임상 실험과 지식은 잘못되었다. 그러나 알츠하이머에 대한 잘못된 믿음과 오해를 불식할 수 있다면, 우리는 이 질병과 싸우는 방식을 혁명적으로 바꿀 수 있다.

평범한 일상 속에
숨어 있는 솔루션

잘못된 믿음과 오해, 임상 실험의 연이은 실패에도 앞으로 나아갈 길은 있다. 연구들은 모두 한 방향을 가리키고 있다. 인지력 감퇴를 치료하는 길은 라이프스타일 개선에 있다. 일상 행동이 어떻게 뇌 건강과 회복력에 영향을 주는지 매일 새로운 사실들이 발견되고 있다. 인식과 시스템이 변하고 있다. 진보적인 의사들은 단지 증상에 대처하는 대신 질병의 원인을 찾는 데 관심을 기울이고 있다. 모든 만성 질환의 기저 원인을 파고 들어가면 맨 아래에는 나쁜 라이프스타일이 있다. 그리고 라이프스타일을 바꾼 환자들은 모든 종류의 만성 질환이 경감되는 것을 경험한다.

우리에게는 임상 환경에서 라이프스타일 개선과 시행을 어떻게 연구해야 하는지 알려 주는 귀중한 선례가 있다. 1990년 딘 오니시Dean Ornish가 발표해 유명해진 '생활습관 개선 심장병 실험Lifestyle Heart Trial'은 미국의 사망 원인 1위인 심장병을 자연식물식, 적절한 운동, 스트레스 조절이란 방법으로 예방하거나 경감할 수 있다는 것을 보여 주었다.[33] 건강한 라이프스타일을 채택한 사람들은 심장병 위험이 90퍼센트 이상 감소한다. 자연식물식을 하면 당뇨 위험이 감소하고 혈당이 개선된다. 2002년 《뉴잉글랜드의학저널New England Journal of Medicine》에 발표된 한 기념비적 연구는 라이프스타일 개선이 표준 약물 치료에 비해 당뇨 위험을 낮추는 효과가 더 뛰어나다는 것을 밝혀냈다.[34] 4년 후 시행된 후속 연구는 중요한 사실을 보여 주었다.[35] 참가자들은 연구진의 카운슬링이 종료된 후에도 개선된 라이프스타일을 유지했으며 당뇨 위험을 계속 줄여 나갔다. 참가자들은 새로운 라이프스타일로 효과를 느꼈고 그 결과로 더 건강한 라이프스타일에 계속 머물렀던 것이다. 암 치료와 예방에서도 연구자들은 라이프스타일 개선의 효과를 발견하고 있다.

라이프스타일이 심혈관질환, 당뇨, 암에 미치는 영향에 대한 수백여 개의 연구 프로젝트가 현재 진행 중이며 상당한 연구 자금이 지원되고 있다. 의사들은 당뇨, 고혈압 같은 성인병 위험이 높은 환자들에게 라이프스타일을 개선할 것을 반복적으로 권고하고 있다. 알츠하이머에 관해서도 같은 이야기를 듣게 되는 날이 오는 것은 이제 시간문제다. 다음 장에서는 라이프스타일과 알츠하이머의 관련성을 선명하게 증명한 연구들을 보게 될 것이다.

우리는 라이프스타일 연구를 통해 심혈관질환과 당뇨에서 희망을 본다. 성인병 위험을 높이는 원인으로 유전자 외의 광범위한 다른 요인들이 수용되는 것에서 희망을 본다. 그리고 무엇보다 환자들에게서 희망을 본다. 우리는 사람들은 변하지 않으며 게으르다는 생각에 동의하지 않는다. 우리가 매일 만나는 이들은 도움이 된다면 무엇이든 할 자세가 되어 있다. 로마린다에서 진료를 하는 동안 우리는 환자들에게서 이 질병을 향한 주도적이며 적극적인 태도, 통제하고 싸워 이기고자 하는 욕구를 보았다. 문제는 환자들이 잘못된 방향으로 힘을 쓰고 있는 것이다. 그들은 비타민이나 뇌 영양제 같은 것에 해결책이 있다고 믿고 있다. 그들은 유명한 병원의 유명한 의사들에게 가고 있다. 하지만 솔루션은 집 안 냉장고에, 규칙적인 운동에 있다. 그러나 아무도 이것을 말해 주지 않는다. 아무도 행동 교정이 지속되기 위해 꼭 필요한 것들을 말해 주지 않는다. 그들에게 건강한 삶을 영위할 충분한 절제력과 지력과 동기가 있음을 아무도 말해 주지 않는다.

이 책은 다른 관점을 제안한다. 우리는 기존 접근법이 통하지 않는다는 것을 알고 있다. 그리고 우리에게는 허비할 시간이 없다. 왜 우리가 가진 라이프스타일 연구들의 강력한 증거를 무시하는가? 왜 사람들은 변하지 않는다고 가정하는가? 잘 디자인된 라이프스타일 프로토콜은 알츠하이머에 대한 고정관념을 송두리째 바꿀 수 있다. 라이프스타일 개선이 쉽지 않다는 미국국립보건원의 견해는 맞다. 그러나 라이프스타일 개선은 뇌 건강을 위한 유일한 솔루션이다. 다음 장에서 그것을 증명할 것이다. 우리가 고안한 '뉴로 플랜'의 도움을 받으면 모든 사람들이 그것을 성취할 수 있다.

생활습관의학의 힘

'블루 존'을 찾아서

알츠하이머와 치매에 대한 잘못된 믿음과 오해로 말미암아 수많은 의사, 환자, 간병인의 시간과 돈이 낭비되었고 우리 사회는 막대한 피해를 입었다. 우리가 이 책을 쓴 데는 그만한 이유가 있다.

이 장에서 우리는 알츠하이머라는 질병은 우리가 무엇을 먹는지, 얼마나 운동하는지, 얼마나 잘 자는지 등 라이프스타일로부터 깊은 영향을 받는다는 강력한 증거를 제시할 것이다. 알츠하이머의 원인을 유전자로 돌리는 것은 쉽다. 하지만 이런 잘못된 믿음으로 수백만 명이 죽었다. 진실은 받아들이기 어렵다. 우리는 매일의 선택을 통해 스스로 알츠하이머를 집 안으로 불러들이고 있었다. 그러나 진실은 우리를 자유롭게 한다. 통제권이 다시 우리 손 안에 들어왔기 때문이다.

우리가 처음 주목한 것은 음식이었다. 우리는 로마린다대학교에서 인터뷰를 마치고 나오는 길에 병원 카페테리아에 들렸다. 미국 병원에 가 본 사람이라면 대부분의 병원 카페테리아에는 지극히 건강하지 못한 음식들이 즐비하다는 것을 잘 알 것이다. 의무 사항으로 샐러드 바가 구비되어 있기는 하지만 각종 햄버거, 기름기 많은 피자, 설탕 많은 디저트 등 기본적으로 건강에 좋지 않은 음식들을 골라 먹을 수 있다. 몸이 아플 때 먹어야 하는 것과 정반대인 음식들이다. 그러나 로마린다에서는 익힌 채소, 유기농 샌드위치, 영양 수프가 있었다. 모든 것이 채식이었고 가장 건강한 것들에는 "온전한 삶Living Whole"이라는 표시가 붙어 있었다.

길 건너에는 로마린다 시장이 있었다. 여기에는 견과류, 곡물, 콩을 비롯해 다채로운 신선 농산물이 많았다. 육류 코너는 없었다. 몇 건물 옆으로는 우리가 본 중 가장 크고 잘 갖추어진 헬스클럽이 있었다. 그리고 시내 한가운데는 교회가 있었다. 문이 열려 있었고 젊거나 나이 든 사람들이 일과 중 틈을 내어 기도하는 모습을 볼 수 있었다.

그러고 나서 우리는 지역의 양로원에서 마거릿을 만났다. 마거릿은 102세 여성으로 하루에 3마일(약 5킬로미터)을 걸었다. 그것도 파워 워킹으로. 마거릿은 직접 식료품을 구입했고 제칠일안식일예수재림교회에서 봉사를 했다. 마거릿은 양로원의 모든 직원들 이름을 알고 있었다. 80~90대가 되면 보통 사고 속도가 눈에 띄게 떨어진다. 하지만 마거릿과 대화를 나누어 보니 그녀 나이 절반 정도의 날카로운 대화 능력을 보였다. 그녀는 건강한 생활습관을 체화하고 있었다. 자연식물식을 먹었고, 규칙적으로 운동했으며, 지역 사회 봉사 활동을 했다. 그리고 그녀 주변에는 같은 라이프스타일을 취하며 충만하게 90세까지 사는 사람들이 많았다.

로마린다는 로스앤젤레스에서 동쪽으로 60마일(약 100킬로미터) 떨어진 캘리포니아의 작은 도시다. 이 도시는 세계에서 가장 건강한 곳 중 하나로 알려져 있다. 이곳에 사는 2만 5000명 주민 중 대략 3분의 1이 제칠일안식일예수재림교회 신도들이다.[1] 이들의 종교는 이들의 건강과 깊은 관련이 있다. 이 종파는 채식과 규칙적인 운동, 봉사 활동을 장려한다. 흡연과 음주는 금지되며 심지어 카페인 음료도 자제된다. 이런 흔치 않은 라이프스타일 덕분에 이곳의 제칠일안식일예수재림교회 신도들은 일반인들에 비해 건강 수명이 10년이나 길다.[2] 이 사실은 이들을 세계적으로 유명하게 만들었다. 미국암학회, 미국국립보건원 같은 기관들은 다른 곳에서는 성인병이 폭발하는 데 비해 로마린다에서는 상대적으로 잠잠한 이유에 대한 답을 얻기 위해 이곳을 조사했다. 최근 10년에 걸쳐 발표되기 시작한 이 연구들을 통해 우리는 생활습관과 수명, 성인병 사이의 연관성에 대해 깊이 이해하게 되었다.

• 로마린다의 제칠일안식일예수재림교회 지역 사회를 조사한 2007년의 연구에서 계란과 유제품을 섭취하지 않는 채식주의자들은 계란과 유제품을 먹는 채식주의자들, 비채식주의자들에 비해 비만 위험이 낮았다. 채식주의자들은 당뇨 유병률이 2.9퍼센트였지만 비채식주의자들은 7.6퍼센트였다. 채식주의자들은 비채식주의자들에 비해 평생 당뇨에 걸릴 위험이 50퍼센

트 정도 낮았다.[3]

- 로마린다 지역 사회를 조사한 다른 연구에서 채식주의자들은 모든 종류의 암에 걸릴 위험이 비채식주의자들에 비해 낮았다. 여성에 특화된 암의 경우 채식주의자들은 위험이 34퍼센트나 낮았다.[4]

- 2003년 《미국임상영양학회저널American Journal of Clinical Nutrition》에 발표된 연구에서 로마린다대학교 연구진은 낮은 육류 섭취와 수명의 관계를 조사한 6개 연구를 로마린다 지역 사회와 비교했다. 6개 중 4개 연구에서 채식 중심 식사를 하는 사람들은 수명이 더 길었다.[5]

- 1993년 발표된 논문 〈치매 발생과 동물성 식품 섭취The Incidence of Dementia and Intake of Animal Products〉에 따르면 동물성 식품을 먹는 3000명의 조사 대상자들(가금류와 생선만 먹는 사람들까지 포함)은 채식주의자들에 비해 치매 위험이 2배 높았다.[6]

로마린다 주민들의 삶의 방식이 오늘날 사람들이 가장 두려워하는 질병들을 피하고 있음을 확인한 연구는 이 밖에도 많다.[7] 로마린다는 미국의 유일한 '블루 존'이다.[8] 블루 존이란 사람들이 측정 가능한 수준으로 더 오래, 더 건강하게 사는 지역 사회를 지칭한다. 이 말은 라이프스타일과 수명의 관계를 조사한 댄 뷰트너Dan Buettner의 베스트셀러 《블루 존The Blue Zones》에서 사용되면서 유명해졌다. 댄 뷰트너는 블루 존의 장수 비결을 다음 아홉 가지로 설명한다. 1) 하루 일과를 통해 자연스럽게 몸을 움직이는 생활, 2) 인생의 깊은 의미와 목적, 3) 능숙한 스트레스 조절, 4) 과식과 야식 피하기, 5) 채식 위주의 식생활, 6) 친구들과 가볍게 술 마시기, 7) 신앙 공동체와의 연결, 8) 가까운 가족과 평생의 반려자, 9) 건강한 삶을 지원하는 사회관계망. 이런 포괄적인 건강 방식을 가진 지역 사회는 극히 드물다. 세계에 단 다섯 곳인데 이탈리아의 사르데냐, 그리스의 이카리아, 일본의 오키나와, 코스타리카의 니코야 그리고 미국의 로마린다이다. 각기 다른 문화권인 이 다섯 곳의 공통 행동양식을 찾아낸 뷰트너의 획기적인 연구 이후 많은 학자들이 그 기저에 놓인 과학적 실체를 규명하고자 애쓰고 있다. 그리고 세계 도처에서 성인병 예방과 장수를 위해 블루 존 라이프스타일의 특징들을 차용하고 있다.

로마린다에 대해 알게 되었을 무렵 우리 부부는 진로의 갈림길에 서 있었다. 의대를 졸업하면서 우리는 신경과가 우리의 소명임을 알게 되었다. 우리는 최고의 임상 교육을 받을 수 있고 최첨단 연구에 참여할 기회가 있는 곳에서 레지던트와 펠로를 시작했다. 당시 우리는 다른 사람들처럼 알츠하이머를 치료할 희망은 신약밖에 없다고 믿고 있었다. 개별적이고 기계적인 방식, 1장에서 설명한 잘못된 접근법으로 알츠하이머를 이해하고 있었다. 하지만 우리는 조금씩 그것에 불편함을 느끼고 있었다.

아예샤는 캘리포니아대학교 샌디에이고캠퍼스에서 알츠하이머 환자들의 뇌에 생기는 변화를 MRI로 촬영하는 프로젝트의 연구 조교였다. 치매 가족력이 있는 50~60대 실험 참가자들의 뇌를 MRI로 스캔하는 것이 연구의 주된 내용이었다. 알츠하이머는 발생 단계에서는 보이지 않는다고 알려져 있던 탓이긴 했지만, 이들에게 치료나 조치를 취하는 것은 연구 범위에 없었다. MRI 촬영을 진행하면서 아예샤는 초기 알츠하이머 징후를 가진 사람들을 여러 명 보았다. 하지만 그녀가 할 수 있는 일은 아무것도 없었다. 이들은 결국 언젠가 알츠하이머가 발병할 것이고 병은 이들이 죽을 때까지 진행될 것이다. 멈추는 방법은 물론, 늦추는 방법도 없었다. 그녀 주위의 의료진은 같은 말을 반복했다. 그녀 역시 그렇게 배웠다. 알츠하이머는 예방할 수 없다고.

딘은 미국국립보건원의 임상 시험 부서에서 연구원으로 일하면서 마찬가지로 실망스러운 경험을 했다. 여러 임상 시험에서 그는 환자 전체, 질병 전체, 질병의 복잡한 과정을 전혀 고려하지 않는 기계적인 접근법을 목도했다. 그를 비롯한 모든 연구진은 알츠하이머가 아주 복잡한 질병임을 잘 알고 있었지만, 알츠하이머 환자들에게 단일 경로를 목표로 하는 약물을 주어야 했다. 그는 다양한 형태의 치매 환자들을 돌보았는데 파킨슨병의 특성과 치매가 함께 오는 진행성핵상마비 환자도 있었다. 이 환자들은 뇌에 직접 약물 주사를 맞았다. 이 모든 임상 시험이 실패로 끝났다. 알약이든, 항체든, 침습적 방식이든 그 어떤 치료도 통하지 않았다.

연구는 진전이 전혀 없었다. 그러나 더 참담한 것은 환자들을 대할 때였다. 우리는 환자들에게 진단 외에는 사실상 해 줄 것이 없었다. 환자들에게 이 병에는 치료법이 없다고 말해 주어야 했고, 그때마다 환자와 가족들이 갖는 두려움과 공포를 마주해야 했다. 우리는 점점 지쳐 가고 있었다. 이 직업의 실상이 서서히 스며들고 있었다. 우리는 질병 기반 시스템 속에서 일하고 있었고 이것은 건강과는 거의 아무런 관계가 없었다. 그러나 포기할 수 없었다. 우리는 이미 이 파괴적인 질병의 치료법을 찾는 것을 평생의 업으로 정해 둔 터였다. 우리 부부는 젊은 의사였을 때 해외 의료 현장에서 처음 만났다. 첫 대화에서 둘 다 할아버지가 치매로 돌아가셨음을 알게 되었다. 이것은 우리가 가야 할 길이었다. 하지만 우리는 다른 접근법은 없는지, 증상이 출현해 손을 쓸 수 없기 이전에 사람들에게 다가가 효과를 만들 방법은 없는지 좌고우면했다.

캘리포니아대학교 샌디에이고캠퍼스에 있던 당시 어느 날 밤, 우리는 엘리자베스 배럿-코너Elizabeth Barrett-Connor 박사의 강연에 참석했다. 배럿-코너 박사는 '란초버나도 심장병 및 성인병 연구'(샌디에이고 북부의 주택가 란초버나도에 거주하는 30대 남녀 약 6000명의 건강을 1971년부터 관찰하는 연구-옮긴이)의 책임 교수였다. 그녀가 이끄는 연구진은 생활습관과 인지력 감퇴 사이의 데이터를 20년 넘게 모았다. 그들은 노년의 인지력 감퇴에서 남녀 간 차이를 발견했고 흡연 및 음주와 치매 사이의 연관성을 밝혀냈다.[9] 그날 밤 강연을 들으면서 우리는 알츠하이머 위험을 높이는 습관과 행동에 대해 과학계가 발견해 놓은 것들이 더 있을지 찾아보고 싶어졌다. 인지력 감퇴 위험을 높이는 생활 요인들에 대한 논문이 얼마나 있을지 궁금했다.

우리는 동료 평가peer-reviewed 학술지들에 실린 논문들을 체계적으로 검토하기 시작했다. 심장병, 뇌졸중, 당뇨 같은 각종 성인병과 라이프스타일 사이의 관계를 연구한 수십 년간의 논문들을 수집했다. 우리는 성인병 위험을 높이는 라이프스타일에서 알츠하이머 위험을 높이는 요인들에 대한 단서가 있지 않을까 기대했다. 견과류 섭취가 심장병 위험을 낮춘다는 연구가 있었다. 과일 섭취가 폐암 위험을 낮춘다는 연구도 있었다. 과일과 채소 섭취량을 늘리면 뇌졸중 위험이 그에 비례해 감소했다.[10] 채소, 과일, 콩, 견과류 비중이 높은 지중해식 식단을 유지한 여성들은 설탕과 가공식품이 많은 서구식 식단을 유지한 여성들에 비해 뇌졸중 위험이 29퍼센트 낮았다.[11] 중년의 비만은 치매 위험을 40퍼센트 높였다.[12] 컬럼비아대학교 연구진은 알츠하이머 발생 케이스의 39퍼센트에서 인슐린 수준이 높다는 것을 발견했다.[13]

성인병들은 서로 연관이 있었다. 심장에 좋은 것은 뇌에도 좋은 것으로 나타났다. 성인병과 싸우는 가장 우수한 식단은 현재까지는 자연식물식인 것 같았다. 육류의 혜택을 보여 준 연구는 단 하나도 없었다. 생각하면 할수록 몸에 좋은 것은 뇌에도 좋다는 전제가 맞는 듯했다. 몸은 서로 연결된 시스템들의 집합체. 두뇌 또한 그 자체로 하나의 시스템이다. 두뇌라고 먹는 것, 운동량, 몸 전체의 건강 상태에 영향받지 말라는 법이 있는가? 건강한 라이프스타일을 가진 사람들은 성인병을 피해 갈 수 있었다. 알츠하이머 역시 피해 갈 길이 있지 않을까?

몇 달 후 우리는《블루 존》을 읽었고 바로 이웃에 건강한 라이프스타일의 중심지가 있음을 알게 되었다. 로마린다에 대해서는 정말 많은 연구들이 나와 있었다. 로마린다와 심장병, 로마린다와 당뇨, 로마린다와 암 등. 그러나 치매 관련 연구는 오래된 것 몇 개뿐이었다. 최근 10년 이내로 로마린다 사람들의 알츠하이머를 연구한 논문은 전혀 없었다. 우리는 라이프스타일과 인지력 감퇴 사이의 관계를 깊게 연구한 사람이 있었는지 궁금했다. 로마린다 주민들의 라이프스타일이 당뇨 같은 성인병을 피하는 효과가 있었듯이 같은 효과가 인지력에서도 재연되었을까? 알츠하이머로부터 보호해 주는 더 나은 라이프스타일이 있을까? 만약 라이프스타일과 인지력 감퇴 사이에 선명한 관련이 있다면 이미 우리에게 알려지지 않았을까?

생활습관을 연구하면 연구 기관들과 대립하게 되리란 것을 잘 알고 있었다. 은사들은 경력과 명성을 잃게 될 것이라며 만류했다. 그러나 우리가 근시안적 접근에 머문다면 환자들을 위해 가치 있는 성과를 이룰 수 없을 것이 분명해 보였다. 가능성이 보이는데 탐색하지 않는 것은 의사로서 무책임한 태도라는 생각이 들었다. 그래서 우리는 모험을 하기로 했다. 우리는 호기심과 더불어 신중한 기대를 품고 로마린다에 왔다. 객관적이면서 선도적인 연구를 해 보기로 했다. 우리 스스로 라이프스타일 개선의 힘을 믿을 수 있으려면 연구 결과가 보여 주는 설득력이 막강해야만 할 터였다.

혁명을 시작하다

로마린다대학병원 기억력 및 노화 센터, 우리가 일하게 된 곳이었다. 이 클리닉에서 우리는 다른 방식으로 환자를 보기로 했다. 먼저 일반적인 혈액 검사를 하기로 했다. 비타민 B12, 엽산, HDL 콜레스테롤('좋은' 콜레스테롤), LDL 콜레스테롤('나쁜' 콜레스테롤), 염증 지표, 포도당, 인슐린, 당화혈색소(3개월간의 혈당 수치 척도), 갑상선 호르몬 등을 검사하는 것이다. 그리고 인지력 감퇴의 정도와 상태를 확인하는 종합적인 신경심리학 검사와 영상 검사를 실시했다. 여기에 더해 우리는 환자들의 생활에 대한 자세한 정보를 수집했다. 하루하루 어떻게 살아왔는지, 그들의 라이프스타일이 알츠하이머 발병 위험에 어떤 영향을 미쳤는지 알기 위해서였다. 우리는 식사, 운동, 수면 패턴, 스트레스, 우울증 같은 일반적인 정신 건강을 묻는 자세한 설문지를 만들었다.

우리는 클리닉을 가족 중심으로 설계했다. 모든 환자들은 최소 2명의 가족 구성원을 동반하도록 했다. 더 많이 올수록 좋다고 장려할 작정이었다. 가족은 알츠하이머와 싸우는 환자들에게 꼭 필요한 버팀목이며 라이프스타일을 함께 생성하고 유지한다. 한 가족의 음식과 운동 문화를 알면 그 구성원들의 인지 건강에 영향을 주는 요인들에 대해 더 잘 알게 될 것이었다. 다른 가족 구성원들이 알츠하이머 위험에 빠지는 것도 방지할 수 있을 것이었다. 배우자는 특히 중요했다. 앞에서 언급했듯이 알츠하이머 환자의 배우자는 일반인에 비해 알츠하이머 위험이 600퍼센트나 높다.[14] 스트레스 때문만이 아니다. 오래 같이 산 부부의 건강 문제에는 라이프스타일 공유에서 오는 위험이 크게 작용한다. 현재 로마린다에서 수행 중인 우리 연구에서 한 가지 중심 측면도 배우자 중 어느 한쪽 또는 양쪽이 인지력 문제를 겪고 있는 경우다.

로마린다에서는 나이 든 사람들이 도처에 있었다. 이른 아침이면 우리는 캠퍼스 내에 있는 첨단 시설의 헬스클럽에서 90대 노인들이 바이셉스 컬(덤벨, 바벨 등을 들어 올리는 이두박근 운동-옮긴이)을 우리보다 더 많이 하는 것을 구경했다. 시내에 나가면 연구 논문의 수명 통계치가 현실에서 구현되는 광경을 볼 수 있었다. 이곳은 장수촌이었다. 환자들을 모으는 데 어려움이 있을 거라고는 생각하지 못했다. 우리는 이 지역의 유일한 치매 클리닉이었다. 이곳 사람들은 교육 수준이 높고 건강에 관심이 많았다. 당연히 환자들이 몰려올 것이라고 믿었다. 하지만 예상과 달리 환자들은 거의 오지 않았다.

로마린다로 이주한 초창기에 우리는 라이프스타일과 알츠하이머에 관한 더 많은 통찰력을 얻기를 원했다. 이 주제에 대해 발표된 현존하는 모든 연구들을 공부하고자 했다. 우리 부부는 가장 빈도가 높은 뇌질환인 치매, 파킨슨병, 뇌졸중과 영양 사이의 관계를 연구한 모든 논문들에 대해 체계적인 리뷰를 진행했다.[15] 컬럼비아대학교 연구진이 수행한 한 연구에 따르면 지중해식 식단을 엄격하게 지킨 사람들은 육류, 유제품, 가공 곡물, 설탕, 지방이 많고 채소와 과일이 매우 적은 전형적인 미국식 식사를 하는 사람들에 비해 알츠하이머 발병 위험이 40퍼센트 낮았다.[16] 연구진은 식사 패턴과 경도인지장애의 관계도 조사했다.[17] 지중해식 식단을 고수하는 사람들은 경도인지장애 위험이 28퍼센트 낮았고 경도인지장애가 발생한 경우라도 알츠하이머로 진행될 가능성이 29퍼센트 낮았다. 우리는 파킨슨병에도 같은 패턴이 나타나는 것을 확인했다.[18] 채식 중심의 지중해식 식단은 파킨슨병 위험을 14퍼센트 감소시켰다. 2012년 학술지 《운동장애Movement Disorder》에 발표된 한 연구는 249명의 파킨슨병 환자와 같은 연령대의 일반인들을 조사했다. 연구진은 비타민 E가 풍부한 음식을 많이 섭취한 사람들은 파킨슨병에 걸릴 위험이 55퍼센트나 낮음을 발견했다. 어떤 제약 회사의 약도 이와 같은 결과를 뽐낼 수 없다.

우리는 대학 측의 허가를 받아서 '재림교 건강 연구Adventist

Health Studies'(제칠일안식일예수재림교회 교도들의 라이프스타일과 사망률에 대한 연구. 로마린다대학교 주관으로 1960년에 시작되어 현재까지 진행되고 있다-옮긴이) 데이터베이스를 사용할 수 있었다. 이 데이터베이스에서 우리는 다양한 주민을 대상으로 '캘리포니아 언어 학습 시험'(어휘 학습력과 기억력을 측정하는 신경심리학 검사)을 실시한 자료에 주목했다. 이 자료에 따르면 채식 식단을 지킨 사람들은 그렇지 않은 사람들에 비해 인지력 손상 위험이 28퍼센트 낮은 것으로 나타났다. 채식주의자들은 부분채식주의자들(생선까지만 먹는 사람들)과 육류까지 모두 먹는 사람들에 비해 '캘리포니아 언어 학습 시험' 성적이 좋았다. 동물성 단백질 섭취와 그것이 두뇌 기능에 미치는 효과는 차등적으로 발생하고 있었다. 고기를 더 적게 먹을수록 뇌 기능이 더 건강하게 보전되었다.

하나의 패턴이 클리닉에서 나타나기 시작했다. 로마린다의 재림교 지역 사회에서는 진찰을 받으러 오는 알츠하이머 환자들이 아주 적었다. 재림교 주민들을 만나면 만날수록 재림교도가 아닌 이웃한 지역 사회 주민들의 인지 건강은 어떨지 점점 더 궁금해졌다. 우리는 로마린다 바깥으로 권역을 넓혀서 주민들을 만나기 시작했다. 어느 날 밤 딘은 로마린다 외곽에 있는 사회경제적으로 낙후된 샌버너디노 지역 사회의 한 가톨릭 성당에서 건강하게 나이 드는 법에 대해 강연을 했다. 청중은 다양했고 성당 안은 사람들로 가득 차 있었다. 강연이 끝나자 상담을 받으려는 긴 줄이 만들어졌다. 딘은 이들과 한 사람씩 이야기를 나누면서, 건강하지 못한 라이프스타일의 불가피한 결과를 지금 자기 눈으로 보고 있다는 확신이 들었다. 알츠하이머를 비롯해 여러 형태의 치매가 그가 그날 만난 거의 모든 노인들을 습격하고 있었다. 어느 나이 많은 흑인 할아버지는 자신과 부인 모두 치매 진단을 받았다고 이야기했다. 재림교 지역 사회에서는 장수와 건강이 두드러진 반면, 이 청중들에게서는 성인병이 날뛰고 있었다. 두 집단 간의 차이는 확연했다. 미국에서 가장 건강한 사람들의 마을 바로 옆에 가장 아픈 사람들의 마을이 있었다.

우리는 곧 샌버너디노 주민들은 로마린다 주민들에 비해 당뇨, 심혈관질환, 뇌졸중, 치매를 훨씬 많이 겪고 있다는 것을 알게 되었다. 그들은 병원 신세를 더 많이 졌고 더 일찍 죽었다. 이 지역의 알츠하이머 유병률에는 인종적·민족적 차이도 선명했다. 2010년 미국 알츠하이머협회는 아프리카계 미국인들이 코카서스계 미국인들에 비해 알츠하이머가 2배에서 3배 이상, 히스패닉은 2배 이상 많은 경향이 있다고 발표한 바 있다. 계속해서 우리는 이 지역의 교회와 지역 사회 센터를 방문했고, 이 지역 주민들이 공통적으로 건강이 좋지 않음을 확인했다.

샌버너디노의 한 침례교 교회에서 건강하게 늙는 법에 대한 강연을 하던 중 우리는 교회의 모든 간부들이 여성인 것을 이상하게 여겼다. 딘은 남자들은 모두 어디에 있느냐고 물었다. 목사는 14명의 여성 간부 중 5명이 뇌졸중, 심장병으로 남편을 잃었고 고인이 된 사람 중 2명은 치매가 있었다고 대답했다. 건강에 대한 인식, 특히 인지력 감퇴에 대한 인식 수준이 낮았다. 건강한 라이프스타일에 대해 샌버너디노 사람들은 지식도 정보원도 없었다. 그들은 혼란스러워했다.

우리는 주말마다 우리가 알게 된 건강한 라이프스타일의 중요성을 주민들에게 알리러 다녔다. 점점 더 많은 환자들이 클리닉을 찾았다. 그들은 재림교 교도들이 아니었다. 우리가 강연을 다녔던 로마린다 외곽 지역의 주민들 또는 재림교 교회가 강조하는 라이프스타일과 관련이 없는 로마린다의 일반인들이었다. 환자들 중 대부분은 고기와 가공식품을 많이 먹었고 운동은 하지 않았다. 그들에게는 인지력 문제를 가속화하는 위험 요인인 고혈압과 고지혈증이 있었다.

동시에 우리는 뇌에 영향을 미치는 라이프스타일 요인에 대해 훌륭한 통찰력을 제공하는 연구들을 계속 찾아냈다.

- 프레이밍햄 연구(메사추세츠주 프레이밍햄 주민을 종단적으로 연구한 유명한 프로젝트)에서 활발하게 걷기 운동을 한 주민들은 알츠하이머 발병 위험이 40퍼센트 감소했다(종단적 연구는 동일 집단을 장기간 반복적으로 관찰, 조사하는 연구 방법이다-옮긴이).[19]

- 스트레스는 뇌신경성장인자의 수준을 감소시켰다. 뇌신경성장인자는 뇌세포를 재생하는 단백질이다.[20]

- 세인트루이스 워싱턴대학교 연구진은 잠이 부족한 사람들은 뇌 속에 아밀로이드 플라크가 더 많음을 발견했다.[21]

- 1990년대의 여러 연구에서 교육 수준과 알츠하이머 사이에 역전 관계가 있음이 발견되었다. 복잡한 인지 활동 훈련은 뇌의 노화를 방지한다는 것을 시사한다.[22]

우리는 또 여러 식단을 비교한 러시대학교의 유명한 연구도 읽었다.[23] 그들은 DASH 식단(고혈압 치료 식단), 지중해식 식단, MIND 식단(DASH 식단과 지중해식 식단을 조합한 식단)을 비교했다. 세 식단 모두 알츠하이머의 위험을 감소시켰다. MIND 식단을 철저히 지키지 않고 어느 정도만 지켜도 뇌 건강이 개선되었다. 라이프스타일 개선을 향한 각 단계마다 측정 가능한 효과가 있었음을 의미했다. 아예샤는 건강한 식생활이 뇌혈관 건강에도 이와 같은 증분 효과(일정 단위로 수치 등이 증가해 나타나는 효과-옮긴이)가 있는지 확인하기 위해 다른 데이터베이스를 조사했다. 아예샤는 '캘리포니아 교사 연구' 데이터 가운데 식생활 패턴을 분석했다.[24] 14만 명의 여성들이 건강 식단을 얼마나 잘 지키고 있는지 점수를 매긴 데이터였다. 예를 들어 과일과 채소를 먹으면 플러스 점수가, 고기와 설탕을 먹으면 마이너스 점수가 부여되는 방식으로 누적된 점수였다. 그녀는 식생활 점수가 1점 올라갈 때마다 뇌졸중 위험이 10퍼센트씩 감소하는 것을 발견했다. 이것은 라이프스타일이 뇌의 만성 질환에 큰 영향을 준다는 것을 입증한다. 아예샤는 이 연구로 미국심장협회에서 주는 상을 받았다.

우리는 클리닉의 환자들로부터도 데이터를 수집했다. 라이프스타일과 치매 사이의 선명한 관계가 드러나고 있었다. 이에 따라 진료 방식 역시 달라지고 있었다. 치매로 이끄는 행위와 라이프스타일을 추적하는 것에 더해 우리는 라이프스타일을 치료법으로 사용하기 시작했다. 우리가 조사한 사실과 세계 도처에서 행해진 연구들의 데이터가 너무나 강력해 체계적인 임상 시험을 기다리지 않기로 했다. 심혈관질환에서 라이프스타일 개선은 매우 효과적이어서 심지어 증상을 역전시킬 수도 있었다. 같은 철학을 뇌의 만성 질환에도 적용하지 말란 법이 없었다. 우리는 라이프스타일 개선을 인지력 감퇴에 사용하는 비승인 치료제로 생각하기 시작했다. 이것이 치매 환자들을 더 행복하고 더 건강하게 살 수 있도록 도와줄 것이고 최소한 해를 끼치지는 않을 것이라고 우리는 믿었다.

가족은 정서적 안정뿐 아니라 생활습관 개선에도 필수적이다. 가족을 통해 우리는 환자의 생활상(하루 종일 TV 앞에 앉아 있다거나, 피자에 집착한다거나)을 파악하고 적절히 개입할 수 있었다. 우리는 환자들이 최대한 가족을 많이 데려오도록 격려했다. 어떤 여성은 14명의 가족을 데려오기도 했다. 그날 딘은 클리닉에 있는 의자를 모두 싹쓸이해야 했다.

우리는 환자 1명을 볼 때, 5분 정도를 신경심리학 검사에 쓰고 나머지 25분은 생활습관 개선에 할애하기 시작했다. 그리고 그때까지 연구 결과를 바탕으로 뇌 건강을 위한 식사법과 운동법을 설명하는 초보적인 수준의 안내문을 만들었다. 나중에 아예샤가 여기에 뇌 건강에 좋은 음식 레시피를 추가했다. 우리는 병원 내에서 프린터 용지를 많이 사용하는 것으로 악명이 높았다. 생활습관 개선을 추적하기 위한 설문지를 대량으로 인쇄했기 때문이었다. 2장 뒷부분 '알츠하이머 치매 위험 평가'에 나오는 것과 동일하다. 환자마다 특유의 강점과 약점을 찾는 것도 행동 변화를 유도하는 데 매우 중요했다. 후속 조치 또한 마찬가지로 중요했다. 우리는 환자들을 대신해 보험 회사에 전화해서 보험 처리되는 진료 기간을 기본 6개월에서 그 이상으로 늘려 달라고 요청하기도 했다. 환자의 진행 상태를 아주 면밀하게 모니터하지 않으면 라이프스타일의 변화는 거의 불가능하다는 것을 우리는 잘 알고 있었다. 환자들에게 적용하는 교정 방식을 개선해 갈수록 그 방식은 더 개인화되고 정밀해졌다. 시간이 지나면서 우리는 환자들이 진단의 충격에서 벗어나 활기를 되찾는 것을 보았다. 클리닉에서 웃음소리가 나기 시작했다. 전에 없던 새로운 진료 방식을 발명하고 있다는 느낌이 들었다. 그것은 환자들이 자기 삶을 바꿀 수 있도록 환자에게 다가가는 방법이었다.

클리닉에서 환자들을 치료하는 방식으로 샌버너디노 주민들에게 도움을 줄 수 있겠다는 생각이 들었다. 딘은 건강하지 않은 라이프스타일이 일상화된 지역에서 생활습관의 변화를 이끌어 내는 방법에 대해 리서치를 했다. 그는 알츠하이머협회, 가게 주인, 노인, 가족 구성원. 노인회관 책임자, 양로원 원장, 지역 의사, 종교 지도자, 지역 사회 지도자를 만나서 어떤 프로그램이 적당할지 의견을 들었다. 지역 사회 고유의 자원, 한계, 장점을 고려하면 어떤 종류의 개입이 유용할지? 주민들이 정보를 얻기 위해 어디에 가는지? 주민들은 누구를 믿는지? 주민 모두를 재림교 교도들처럼 살게 하겠다는 것은 아니었다. 뇌졸중에 대한 아예샤의 연구가 보여 준 것처럼, 생활을 조금만 긍정적인 방향으로 바꾸어도 인지 건강에 도움이 된다. 식문화에 관계없이 우리 모두는 채소를 더 먹고 설탕과 튀긴 음식을 덜 먹을 수 있다. 누구나 어떤 식으로든 운동을 할 수 있다. 집에서 해도 된다. 지역 사회가 정보를 주고 지원을 해 줄 수도 있다. 개인화되고, 정밀하고, 문화적으로 타당하기만 하면 라이프스타일 개선은 누구에게나 가능하다.

로마린다의 클리닉에서 새롭게 발견한 것들로 인해 의사로서 우리가 가야 할 길이 바뀌었다. 새로운 발견은 인지 건강과 알츠하이머의 미래에 대한 우리의 생각을 혁명적으로 바꾸었다. 그리고 우리는 알게 된 것들을 더 많은 사람들과 나누기 위해 이 책을 썼다. 우리가 클리닉에서 진료한 약 2500명의 치매 환자 중에서 19명, 1퍼센트 미만이 건강한 라이프스타일을 따르는 채식주의자다. 심장질환, 당뇨, 암 연구에 지대한 공헌을 한 로마린다 재림교도들의 라이프스타일은 뇌 건강에도 마찬가지로 중요했다. 자연에서 온 식물성 음식을 먹고, 규칙적으로 운동하고, 스트레스를 잘 관리하고, 잠을 잘 자고, 공동체에 강한 연대감을 갖고 있는 사람들은 그런 행위로 당뇨, 암 같은 만성 질환에서 보호되듯이 인지력 손상으로부터 보호되었다. 이 모든 것을 눈앞에서 목격했다. 우리가 체계적으로 리뷰하고, 공부하고, 직접 수집한 영양과 라이프스타일 데이터들은 알츠하이머 연구 분야에 전례 없는 발견을 낳았다. 우리는 확신한다. 알츠하이머 솔루션은 약이 아니라 삶의 방식에 있다.

그뿐이 아니었다. 우리 클리닉에서는 도저히 믿기 어려운 결과도 나왔다. 케이크와 쿠키를 먹는 나쁜 습관을 가진 여성 환자가 있었다. 이 환자는 당화혈색소 수치가 무려 13이나 되었다. 당화혈색소는 3개월간의 평균 혈당을 보여 주는 측정치로 보통 6.5 이상이면 당뇨라고 진단한다. 그녀는 사람들의 이름을 잊어버리기 시작했고 직장의 단순 업무에도 어려움을 겪었다. 이로 인해 심리적으로 극히 불안해하고 있었다. 우리는 그녀의 나쁜 식습관을 바로잡았다. 3개월 후 그녀의 당화혈색소 수치는 6으로 떨어졌다. 더 놀라운 점은 그녀를 괴롭히던 브레인 포그가 사라졌다는 것이다. 또 다른 환자는 아침마다 집 주위를 걷기 시작했는데, 근 10년 만에 처음으로 선명하게 사고할 수 있게 되었다고 말했다. 신경심리학 검사 결과 실제로 이 환자의 기억력이 개선된 것으로 확인되었다. 인지력 감퇴의 초기 단계였던 한 여성은 백질 질환이 있었는데, 채식으로 바꾸고 1년 후 실시한 MRI 검사에서 해마의 크기가 증가했다. 우리 환자들은 라이프스타일 개선으로 알츠하이머의 진행이 둔화될 뿐 아니라 증상이 역전되기까지 한다는 사실을 반복해서 보여 주고 있었다.

지금 우리에게는 이와 같은 놀라운 사례가 수백 가지나 있다. 2부에서 더 자세하게 소개하겠다. 새로운 연구 결과들과 클리닉 경험을 통해 우리는 다음과 같은 라이프스타일이 인지 건강을 유지하고 최적화하는 데 필수적임을 확신하게 되었다.

- 고기는 뇌에 좋지 않다. 뇌가 원하는 음식은 채소, 과일, 통곡물, 콩을 중심으로 하는 자연식물식이다.

- 신체 운동은 뇌세포 수를 늘리고 뇌세포 사이의 연결을 증가시킨다.

- 만성 스트레스는 뇌를 염증 상태에 빠지게 해 구조적 손상을 가져오고 유해 노폐물을 청소하는 능력을 떨어뜨린다.

- 회복 수면은 인지 건강과 전신 건강에 필수적이다.

- 고등 교육과 복잡한 인지 활동은 인지 기능이 감소하는 것을 막아 준다.

- 의미 있고 지속적인 사회 활동은 뇌가 노화하는 방식에 큰 영향을 준다.

우리의 포괄적인 접근법은 최신 연구들과 잘 부합한다. 2015년에 발표된 '인지력 손상 방지를 위한 핀란드 노인 중재 연구Finnish Geriatric Intervention Study to Prevent Cognitive Impairment and Disability, FINGER'를 보면 식물 중심 식단을 유지하고 규칙적인 운동과 두뇌 활동을 함으로써 당뇨, 고혈압, 고지혈증 같은 위험 요인에 대처한 사람들은 일반적인 의료 조치를 받은 사람들에 비해 인지력 점수가 매우 높았다. 이것은 포괄적인 생활 개선 프로토콜을 사용해 인지력 감퇴를 예방할 수 있음을 증명한 첫 번째 대규모 임상 실험이었다. 이런 생활 개선은 장기적으로 인지 건강에 필수적일 뿐 아니라 누구나 가능하다.

성공을 위한 계획
'뉴로 플랜'

이런 노력의 결과 우리는 알츠하이머에 대한 접근법을 완전히 새로 바꾸었다. 우리는 신경퇴행성질환을 일으키는 생활의 위험 요인들을 가장 포괄적으로 연구하고 있다. 이런 연구는 지금까지 실시된 적이 없다. 로마린다에서 시행 중인 우리의 라이프스타일 치료 프로그램은 세계에서 가장 정교한 것이다. 우리는 가장 앞선 영상 기술, 최신 바이오마커biomarker(생체지표, 생체표지자) 및 신경심리학 검사, 현재까지 개발된 그 어떤 것보다 철저하고 개인맞춤형인 라이프스타일 개선 프로토콜을 가지고 있다. 아예샤는 영양, 스트레스 관리,

회복 수면 전문가가 되었다. 딘은 운동, 두뇌 활동, 사회 활동, 습관 형성 전문가가 되었다. 다음은 우리가 개발한 라이프스타일 개선 프로토콜인 '뉴로 플랜'의 주요 항목이다.

영양 Nutrition
설탕, 소금, 가공식품을 낮춘 자연식물식

운동 Exercise
하루 종일 앉아 지내다 저녁에 한 번 헬스클럽에 들르는 정도가 아니라 매시간 몸을 움직이는 활동적인 생활

긴장 이완 Unwind
요가, 명상, 호흡, 자연에서 시간 보내기, 공동체 활동을 통한 스트레스 관리

회복 수면 Restore
강력한 수면 위생, 수면장애치료, 수면에 방해되는 약물과 음식 관리를 통한 하루 7시간에서 8시간의 해독 수면

두뇌 최적화 Optimize
복합적 두뇌 활동(음악 같은)과 의미 있는 사회적 상호 작용

이 다섯 가지 요소를 사용해 우리는 고도의 개인맞춤형 라이프스타일 개선 계획을 고안한다. 다음 장에서 당신 자신의 개인화된 라이프스타일 개선 계획을 어떻게 만들지 알려 줄 것이다. 생활습관의 변화는 개인 수준에 맞추어 한 번에 한두 가지씩 단계적으로 도

입된다. 앞으로 보겠지만, 우리의 접근법은 매우 포괄적이어서 누구에게나 오류 없이 큰 변화를 이끌어 낼 수 있다.

딘의 지역 사회 활동

샌버너디노 지역 교회에서 강연을 하면서 건강하지 못한 생활의 폐해를 직접 눈으로 보게 되자 나는 뭔가를 더 해야 한다고 느꼈다. 우리가 클리닉에서 알게 된 것을 공유하는 일은 좋은 시작이었지만 이 지역 사람들에게는 강연 이상의 실질적 지원이 필요했다. 나는 클리닉에 앉아서 아픈 사람들이 문을 열고 들어오기만을 기다리고 싶지는 않았다. 그들이 아프기 전에 그들에게 다가가고 싶었다. 이것은 로마린다대학병원의 중심 계명이기도 했고 다른 의료 기관들과 가장 큰 차이점이기도 했다. 환자들이 병원으로 오지 않도록 최선을 다하라.

그때 나는 로마린다대학병원 기억력 및 노화 센터의 소장과 신경과의 연구 책임자를 함께 맡고 있었다. 그래서 남는 시간이 별로 없었지만 샌버너디노 카운티 노인국에서 지역 사회 위원으로 일해 달라는 제안이 오자 받아들였다. 이 지역에 존재하는 인지 건강의 위기를 지역 사회 수준에서 적극 대처하지 않으면 향후 환자가 심각하게 증가할 것으로 우려되었다. 수요일과 금요일 저녁마다 회의에 나갔다. 성직자, 사업가, 시장, 정책 결정자와 이야기를 나누었다. 회의는 밤늦게까지 이어졌다. 나는 그들에게 지역 사회의 역할이 주민 건강에 얼마나 중요한지 설명했다. 도시에 걷기 좋은 공간이 있으면 시민들의 운동량이 증가한다. 주민들이 신선한 채소와 과일에 쉽게 접근할 수 있어야만 한다. 마트가 안 한다면 주민장터라도 만들어야 한다. 교회와 학교에서 스트레스 해소법을 가르쳐야 한다. 지역 사회 지도자들이 주민들의 인지 건강을 지원할 방법은 많다.

지역 사회 위원으로 일하면서 나는 이곳이 심각한 정보 부족에 처해 있음을 알게 되었다. 하지만 헌신적인 사람들도 많았다. 건강한 라이프스타일의 중요성을 홍보할 방법이 필요했다. 토론을 거쳐 우리는 '건강한 정신 계획Healthy Minds Initiative'을 창립했다(알츠하이머 예방을 위한 지역 사회 활동을 목적으로 한 비영리 재단으로 폰태나, 비치시티스, 앵커리지, 호놀룰루에서 활동한다-옮긴이). 2013년 9월 우리는 '건강한 삶, 건강한 노화'라는 주제로 첫 컨퍼런스를 개최했다. 인지 건강에 라이프스타일의 역할이 중요함을 널리 알리는 것이 목적이었다. 컨퍼런스의 슬로건은 "의료는 병원이 아니라 집에서 시작된다"였다.

생활 개선을 위한
기본 원칙

당신의 삶에 '뉴로 플랜'을 적용하기 전에, 우리가 발견한 라이프스타일 변화의 기본 원칙을 알아 둘 필요가 있다. 우리 프로토콜을 성공적으로 사용하기 위해 꼭 필요한 것이다.

몸 전체의 시너지

뇌 건강은 전신 건강을 통해서만 성취될 수 있다. 혈관 건강의 위험 요소인 고혈압, 고지혈증, 미세혈관질환에 대처하면 심장과 신장뿐 아니라 뇌 또한 보호된다.[25] 당뇨를 예방하기 위해 대사 균형과 호르몬 균형을 성취하면 인지력 손상 위험 역시 감소한다. 건강은 시너지다. 몸에 좋은 것은 뇌에도 좋다. 반대로 뇌에 좋은 것은 몸에도 좋다. 뇌를 보호하고 최적화하려면 몸 건강을 알아야 한다.

개인화가 열쇠다

개인맞춤형 프로그램은 알츠하이머 치료의 미래다. 우리는 정밀의료로 향하고 있다. 정밀의료는 개인의 유전자와 생활습관의 상호 작용을 고려해 질병을 치료하고 예방하는 새로 떠오르는 의료 분야다. 개인의 차이에 근거한 알츠하이머 예방법은 표준으로 자리 잡을 것이다. '뉴로 플랜'이 바로 이 방식을 취하고 있다. 이 책을 읽으면서 '뉴로 플랜'을 당신의 필요에 맞추어 개인화할 방법을 찾아보기 바란다.

자신을 책임져라

라이프스타일의 변화는 집중과 노력을 요구한다. 이것은 지속적이고 강력하게 실행되어 습관 형성에 도달할 때만 효과가 있다. 우리는 문자 메시지, 월 단위 평가, 3개월 단위의 종합 검진을 통해 환자들이 목표에서 벗어나지 않도록 긴밀하게 노력한다. 당신도 2부에 소개하는 기법들을 이용해 스스로 목표를 만들고 관리할 수 있다. 진도가 눈에 보이면, 예를 들어 거실에 화이트보드를 걸고 하루 몇 시간 페달을 돌렸는지 매일 기록하면, 흐트러지는 것을 막고 동기를 부여하는 데 도움이 된다.

공동체를 찾아라

알츠하이머를 예방하는 가장 효과적인 방법은 당신과 당신 주변 사람들이 사는 방식에 면밀한 주의를 기울이는 것이다. 그들과 함께 무엇을 먹는가? 그들과 함께 어떤 신체 활동을 하는가? 서로에게 어떤 자극이 되는가? '뉴로 플랜'을 시작할 때 친구와 가족의 지원을 요청하는 것이 좋다. 그들은 당신의 성공을 도울 것이며 그 과정에서 많은 것을 배울 것이다. 신앙 공동체, 지역 사회 센터, 봉사 단체, 온라인 모임도 큰 도움이 된다. 도와줄 친구나 가족이 없는 여성 환자가 있었다. 대신 그녀는 교회에서 건강 모임을 만들었다. 그녀의 모임은 아주 성공적이어서 지금은 10여 개의 다른 교회에 유사한 모임이 있다.

수년간에 걸친 연구와 임상 경험을 통해 우리가 가장 크게 깨달은 점은 인지 건강을 추구하는 일은 알츠하이머를 피하는 일을 뛰어넘는, 훨씬 더 의미 있는 일이란 것이다. 노화가 반드시 정신력 쇠퇴를 동반할 필요는 없다. 노화의 과정에서 두뇌가 더 확장될 수 있으며 세상을 다면적으로 보는 능력이 생기고 우리 자신과 주변 사람들을 진심으로 이해할 수 있다. 노화는 아름답고 매력적인 과정이 될 수 있다. 실제로 노인들은 건강하기만 하면 다른 연령대의 사람들에 비해 더 행복하며 삶의 만족감이 높다는 연구가 있다.

우리의 목표는 지혜를 다시 회복하는 것이다. 우리는 모든 사람이 인생의 만년을 두려움이 아닌 호기심으로 맞이하기를 바란다. 우리는 당신이 라이프스타일을 신경퇴행성질환에 맞서는 방패로만 사용하지 말고, 더 오래 더 잘 사는 법으로 사용하기를 바란다. 우리 환자들은 그것이 가능함을 보여 주었다. 이 책이 그 방법을 가르쳐 줄 것이다.

요리사인 아예샤

컬럼비아대학교에서 뇌졸중과 역학 펠로로 일하면서 환자들을 돌보던 당시 나는 모든 과학과 통계 분석 뒤에는 한 접시의 음식이 있다고 생각했다. 장기적으로 건강에 영향을 주는 가장 큰 요인은 우리가 날마다 먹는 음식이다. 클리닉에서 환자를 볼 때나 연구 대상 환자를 대할 때, 나는 한 번도 식단 준수 점수를 계산하는 법이나 저명한 교수들이 쓴 획기적인 논문에 대해 이야기하지 않았다. 환자들에게 건강한 음식을 먹어야 한다고 설득할 때 그런 것들은 전혀 도움이 되지 않았다. 그들은 맛있지 않으면 식단표를 지키지 않았다.

나는 요리에 관심이 많았다. TV에 나오는 요리 프로그램을 보면서 '저 음식의 조리법을 어떻게 바꿔야 건강한 음식이 될까?' 하고 고민했다. 고기의 콜레스테롤은 뇌졸중 환자나 인지장애 환자에게 좋지 않다. 소금은 혈압을 올릴 것이다. 버터는 혈관을 막는 플라크의 원인이 되고 설탕은 인슐린을 솟구치게 할 것이다. 하지만 고기, 소금, 버터, 설탕 없이도 매력적인 음식을 만드는 방법을 찾는다면, 정말로 환자들의 건강에 도움을 줄 수 있다.

결국 나는 건강한 음식으로 유명한 요리 학교인 NGINatural Gourmet Institute에 입학했다. 수술복 차림으로 병원에서 요리 학교로 뛰어가던 때를 기억한다. 소스와 드레싱 만드는 법, 채소를 썰고 준비하는 법을 배웠다. 케일은 잘게 자르면 다루기 쉽다. 따뜻한 샐러드가 차가운 샐러드보다 좋을 때가 많다. 견과류로 맛있고 크리미한 드레싱을 만들 수 있다. 요리 공부를 더하기 위해 채식 요리를 가르치는 Rouxbe라는 인터넷 강의도 들었다.

많은 사람들이 치즈를 끊는 데 어려움을 겪는다. 치즈는 포화지방이어서 뇌졸중 환자들에게 좋지 않다. 치즈를 대체할 식품이 있다면 생활 개선 치료의 첫 단계로 아주 좋을 것 같았다. 부엌에서 장시간 노력한 끝에 치즈 대용품으로 사용 가능한 케소 블랑코 소스를 만들어 냈다. 이것은 채소 위에 얹거나 마카로니와 섞어서 그리고 어떤 요리에든 체다 치즈 대용으로 사용할 수 있다. 이 식물 치즈는 캐슈넛, 영양효모, 레몬, 아몬드밀크, 마늘로 만들어진다. 포화지방이 없는 대신 건강한 지방이 들어 있고 비타민과 미네랄이 풍부하며 특히 비타민 B₁₂의 훌륭한 공급원이 된다. 그리고 무엇보다 환자들이 좋아한다. 샐러드드레싱도 몇 가지 개발했다. 시중에서 판매하는 샐러드드레싱에는 지방과 설탕이 많아서 이런 드레싱을 사용하면 채소의 혜택이 무효화된다. 레시피들을 개발하면서 부엌에서 실험을 많이 했다. 실패도 많았다. 하지만 그 실패들로 인해 오히려 재료와 타협하지 않고 건강한 음식을 더 맛있게 만들겠다는 초심을 굳건히 할 수 있었다. 건강한 삶은 먹는 것에서 시작된다. 대개 레시피를 써 주는 것이 약 처방전을 써 주는 것보다 훨씬 더 효과적이었다.

치매로 가는 7단계

알로이스 알츠하이머는 지금은 유명해진 자신의 환자에게서 심각하게 발현된 알츠하이머의 전형적인 증상들을 보았다. 망상, 감정 폭발, 착란, 사회성 위축이었다. 그렇다면 알츠하이머의 초기 증상은 무엇일까? 대부분의 경우에 가장 빠른 초기 증상은 단기 기억의 어려움이다. 여기서 시간이 더 경과하면 심한 감정 기복, 방향감 상실, 언어장애가 나타나며, 목욕하고 옷 입는 것 같은 기본 기능도 어려워지고, 말기에는 걷거나 삼키는 것조차 못하게 된다. 치매를 정의하면 운전, 약 먹기, 전화하기, 요리하기, 금융 관리 같은 기본적인 일상생활에서 한 가지 이상 어려움을 겪는 상태를 말한다.

　치매의 모든 단계에서 공통분모는 불안이다. 초기 단계에 있는 사람들도 심한 불안을 느낀다. 인지력이 더 감소하는 것이 두렵기 때문이다. 마지막 단계에서 종종 불안이 감소하는데 이것은 자신의 상태조차 자각하지 못할 정도로 인지력이 손상되었다는 신호다. 어떤 연구자들은 중년에 나타나는 불안, 고집, 슬픔, 공격성 증가와 같은 심리적 변화가 인지력 감퇴의 초기 신호라고 말한다. 이런 증상들은 신경정신병으로 진단되는 경우가 대부분이지만 기저 원인은 신경퇴행성 또는 신경혈관성 장애일 수 있다. 발생과 진행 속도는 개인에 따라 다르지만 대체로 치매는 다음과 같은 7단계를 거쳐 진행한다. 병의 경로를 바꾸려면 당신이 어느 단계에 있는지 알아야 한다. 이 장의 마지막에 나오는 위험 평가표를 작성하기에 앞서 지금 설명하는 치매의 7단계를 잘 기억하기 바란다.

1단계: 증상 발현 전

뇌에 아밀로이드 플라크와 타우 엉킴이 쌓이고 있으나 아직 인지력 손상이나 기억력 장애가 없는 단계다. 뇌의 어느 부분에 염증이나 혈관 변화, 위축이 있을 수 있으나 증상이 나타날 정도는 아니다. 알츠하이머와 치매는 증상이 발현되기 수십 년 전에 시작된다.

이 단계는 20년 또는 그 이상 지속될 수 있다. 증상 발현 전 단계의 사람들은 '뉴로 플랜'으로 아주 큰 효과를 볼 수 있다. 올바른 영양 섭취는 이미 시작된 염증, 산화, 혈관 손상을 지연시킨다. 운동은 뉴런 연결을 다시 자라나게 하고 뇌에 혈류 공급을 증가시킨다. 영양과 운동은 함께 작용해 인슐린 저항을 감소시킨다. 스트레스 감소는 뇌가 스스로 치유하도록 하며 수면은 뇌의 궁극적인 해독제가 되어준다. 적절한 인지 활동은 뇌를 회복시키고 뉴런 연결을 강화한다.

치매에 이르는 7단계

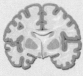 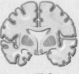 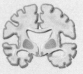

1단계   4단계   7단계

다음은 1단계부터 7단계까지 뇌의 변화에 따라 나타나는 징후들이다.

1단계: 발현 전
(20년 또는 그 이상 지속 가능)

- 평소에 가끔씩 깜박한다.

2단계: 경미한 인지력 감퇴
(20년간 지속 가능)

- 이따금 건망증을 겪는다.
  남들이 알 수도 있다.
- 일상 활동은 여전히 가능하다.

3단계: 경도인지장애
(1~3년간 지속 가능)

- 남들이 알 정도로 건망증을 겪는다.
- 불안감을 느낄 수 있으며
  일에 지장을 받는다.
- 일상 활동은 여전히 가능하다.

4단계: 경도에서 중등도 치매로 진행
(2~3년 또는 그 이상 지속 가능)

- 이때 보통 공식 치매 진단이 내려진다.
- 운전하기 힘들다.
- 불안해하고, 공격적이 되고,
  사람을 피한다.
- 돈 관리에 어려움을 겪을 수 있다.

5단계: 중등도에서 중증 치매로 진행
(1.5~2년 또는 그 이상 지속 가능)

- 이제 돈 관리가 어렵다.
- 운전이 불가능하다.
- 불안해하고, 공격적이 되고, 사람을 피한다.
- 정신 혼란이 나타난다. 흔히 주소나
  각종 번호를 까먹는다.
- 개인위생 관리가 어려워진다.

6단계: 중증 치매(2~2.5년간 지속)

- 일상 활동이 불가능해진다.
- 전문적인 돌봄이 필요하다.
- 성격이 변한다(공격성 또는 침묵).
- 종종 가까운 가족을 알아보지 못한다.
- 한 간병인에게 전적으로 매달린다.
- 수면 주기가 심하게 불규칙해진다.

7단계: 치매의 마지막 단계
(1~2년간 지속)

- 모든 일상 활동에 도움을 받아야 한다.
- 무반응 상태가 될 수 있다.
- 흔히 먹는 것을 거부한다.
- 걷기 힘들다.   • 불안감은 덜 느낀다.
- 말을 거의 또는 전혀 못 한다.
- 대개 대소변을 가리지 못한다.

2단계: 매우 경미한 인지장애

2단계에서는 경미한 기억력의 변화가 나타나기 시작한다. 여전히 일상생활을 잘 수행한다. 금융, 운전, 직업 수행력은 아직 영향받지 않는다. 가족은 변화를 알지 못한다.

이 단계 역시 증상이 나빠지기 전까지 20년 이상 지속될 수 있다. 매우 경미한 인지장애 단계의 사람들 역시 '뉴로 플랜'으로 증상 발현 전 단계의 사람들과 같은 혜택을 받을 수 있다. 이 단계의 많은 사람들은 라이프스타일 변화를 일찍 도입하면 증상을 되돌릴 수 있다.

3단계: 경미한 인지장애(경도인지장애)

이 단계에 이르면 친구들과 가족들이 당사자의 기억력과 사고력 변화를 알아차리게 된다. 당사자는 인지력 감퇴를 부인하고 가벼운 단기 기억의 문제일 뿐이라고 주장할 수 있다. 경도인지장애 단계의 사람들은 건망증이 많고, 물건을 자주 잃어버리고, 전에는 쉽게 하던 일을 힘들어한다. 신경과 의사들이 인지력 테스트를 실시하면 변화가 발견된다. 어휘 찾기, 계획하기, 공간 지각에 어려움이 나타난다.

두 가지 유형의 경도인지장애가 있다. 기억성 경도인지장애 Amnestic MCI는 장기 기억력(뇌의 여러 부분에 흩어져 저장되므로 초기 단계에서는 회복력이 높다)보다 단기 기억력(해마에서 처리된다)에 더 영향을 미친다. 기억성 경도인지장애는 알츠하이머와 관련이 있다. 한편 다영역 경도인지장애Multidomain MCI는 언어, 주의력, 수행력, 행동 등 여러 종류의 인지 기능에 동시다발적으로 영향을 미친다. 다영역 경도인지장애는 혈관성 치매와 관련이 있다. 경도인지장애 환자의

10~15퍼센트가 해마다 치매로 이행하는 것으로 여겨지며 경도인지장애의 50퍼센트는 결국 치매로 발전한다. 이 단계에서도 증상의 진행을 되돌리는 일이 전적으로 가능하다. 그냥 두면 치매로 이행할 50퍼센트도 증상을 되돌릴 수 있다.

이 단계는 평균 1년에서 3년 정도 지속된다. 경도인지장애 단계의 사람들 역시 1, 2단계와 마찬가지로 '뉴로 플랜'의 모든 혜택을 경험할 것이다.

4단계: 중간 수준의 인지장애(중등도인지장애)

환자는 이제 인지와 기억에서 더 어려움을 겪는다. 자기 인생사를 부분적으로 잊거나 한 주 전에 한 일을 기억하지 못한다. 단기 기억은 심각하게 손상된다. 이 단계의 환자는 신경과 의사의 테스트에서 단어 5개를 기억해 내지 못한다. 운전할 때 긴장하며, 고속도로를 피하고, 돈 관리에서 실수를 하는 경우가 많다. 4단계는 혼자 약먹기, 요리하기, 돈 관리 같은 일상생활에서 한 가지 이상 어려움을 겪는 것으로 정의된다. 이 단계에서 공식적인 알츠하이머 진단이 내려지는 경우가 많다. 많은 환자들이 의식적이든 무의식적이든 사회관계를 멀리하고 칩거하는데, 대화를 이어 나가기가 힘들고 돈 계산 같은 것이 안 되기 때문이다. 대부분의 환자들이 자신의 상태를 인정하지 않고 삶에 대한 통제권을 유지하려고 하기 때문에 이 단계는 특별히 더 위험하다.

4단계는 평균 2~3년 지속된다. 중등도치매 환자 역시 '뉴로 플랜'의 모든 측면으로부터 혜택을 받을 수 있다. 이 단계의 환자들은 모두 어떤 형태로든 불안이 있다. 그러므로 불안감을 줄여 주는 스트레스 조절이 특히 중요하다. 환자의 수면 습관이 급격히 변하는 경우가 많기 때문에 회복 수면 또한 매우 중요하다. 4단계에서 가장 중요한 요인은 사회 활동이다. 적극적으로 주변 사람들과 교류하지 않으면 인지력 감퇴가 더 빨라진다.

5단계: 초기 심각한 인지장애(초기 중증인지장애)

이 단계의 환자는 조력이 필요하다. 정신 착란이 확연해지고 전화번호, 주소 같은 사항을 점점 더 기억하지 못한다. 개인위생도 힘들어진다. 세수나 양치질을 잊기 때문에 때맞춰 일러 주어야 한다. 불안이 좌절과 분노로 나타나기도 한다.

5단계는 보통 1년 반에서 2년 정도 지속된다. 4단계와 마찬가지로 5단계 환자들에게는 불안감을 줄이는 것이 매우 중요하다. 뉴런 연결을 유지하고 튼튼하게 해 주는 인지 활동과 사회 활동이 도움이 된다. 규칙적인 운동도 결정적이다. 5단계를 시작으로 남은 기간 동안 알츠하이머 환자는 낙상과 골반 골절의 위험이 3배나 높다. 운동으로 근력과 균형감을 유지하면 부상 위험이 현저히 감소하고 인지 건강 역시 좋아진다는 증거가 있다.

6단계: 심각한 인지장애(중증인지장애)

6단계의 환자는 전문적인 조력이 필요하다. 환자들은 착란을 느끼며, 주변을 인식하지 못하고, 성격의 큰 변화를 겪는다. 때로 공격성을 보이거나 심한 은둔형 외톨이가 되기도 한다. 6단계 환자들은 가까운 가족을 알아보지 못할 수 있다. 환자가 안정감을 갖기 위해 아주 가까운 가족 한 사람에게 의존하는 경우가 많다. 이 사람이 자리를 비우면 환자는 즉각 불안해한다. 이런 식으로 6단계 환자는 전적으로 간병인에게 매달린다. 그렇지 않을 경우 이와는 반대로 가까운 친구와 가족이 생김새만 똑같은 전혀 다른 사람으로 뒤바뀌었다고 믿는 카그라증후군Capgras syndrome을 겪을 수 있다. 수면 주기도 심각하게 영향받는다. 이 단계에서는 실종 방지 팔찌, 인식표, 문 잠그기 등 보호 조치가 미리 취해지지 않을 경우 집을 나가 배회할 수도 있다.

이 단계는 2년에서 2년 반 정도 지속된다. 중증인지장애 환자 역시 설탕과 포화지방이 낮은 식단으로 도움을 받을 수 있다. 다만 식단 계획을 돌봐 줄 사람이 필요하다. 간단한 운동 프로그램이나 집에서 하는 운동도 진행을 늦추는 데 큰 도움이 된다. 그러지 않을 경우 이 단계에서는 전반적으로 몸이 쇠약해지기 때문에 병의 진행이 가속화된다. 중증인지장애 환자는 수면 주기가 심하게 불안정해지기 때문에 수면 위생이 큰 도움이 된다. 불안을 줄이기 위한 스트레스 관리도 필요한데 이 단계에서는 요가나 명상보다는 편안한 분위기를 만들어 주는 데 집중해야 한다.

7단계: 치매의 마지막 단계(후기 중증인지장애)

환자는 식욕이 없으며 삼키는 것, 걷는 것이 힘들어지고 언어 능력 또한 거의 사라진다. 산발적으로 환자의 기억이 명료해지는 때가 있다. 대개는 환자가 가진 가장 강한 기억들이다. 다행히 이 단계의 환자는 불안감과 공격성이 낮다. 병에 대한 인식이 없어지기 때문인 것으로 여겨진다. 이 단계 환자는 모든 일상생활에서 조력이 필요하다.

마지막 단계는 1년에서 2년 정도 지속된다. 7단계 환자 역시 불안 감소와 기능적 수면이 도움을 줄 수 있다. 마지막 단계에서도 사회적 상호 작용과 편안한 분위기를 유지하면 환자에게 큰 도움이 된다.

치매의 여러 단계에 대해 알아 가는 것이 처음에는 감당하기 어려울 수 있다. 하지만 당신 또는 당신이 사랑하는 사람이 스펙트럼의 어느 지점에 위치하는지를 정확히 알아야만 '뉴로 플랜'을 개인의 필요에 맞추어 계획할 수 있다. 지식은 정말로 힘이다. 2부에서 보겠지만, 당신이 인지 감소의 초기 단계에 있다면 증상을 되돌리는 것은 전적으로 가능하다. 그리고 치매가 시작되었다 하더라도 수년에서 수십 년까지 증상을 늦추는 방법은 많다.

다른 형태의 치매

전통적으로 치매는 되돌릴 수 있는 가역성 치매와 돌이킬 수 없는 비가역성 치매로 나누어진다. 그리고 다시 신경퇴행성 치매와 비신경퇴행성 치매로 세분화된다. 이러 분류는 상당한 혼란을 낳았다. 특히 비가역성 치매에 우리가 미치는 영향을 설명하지 못했다. 대신에 우리는 치매를 우리가 미칠 수 있는 영향의 정도에 따라 구분하고자 한다. 정도의 차이는 있지만 우리는 모든 종류의 치매에 영향을 줄 수 있다.

우리가 상당한 영향을 미칠 수 있는 치매는 우울증, 약(발작, 두통, 정신질환 약 등), 비타민과 미네랄 결핍(특히 비타민 B_{12}와 엽산), 호르몬 기능 장애(특히 갑상선 호르몬), 감염, 섬망(다른 질병, 탈수, 심한 충격에 의한), 알코올이나 마약 등과 관련이 있다(비타민 부족에 의한 치매는 곧잘 치료되나 두뇌의 심각한 구조적 손상이나 납, 폴리염화바이페닐PCB 같은 환경 독소에 의한 치매는 되돌리기 어렵다).

우리가 개발한 프로토콜의 핵심 타깃은 치매의 약 60~80퍼센트를 차지하는 알츠하이머지만 다른 유형의 치매도 '뉴로 플랜'으로 도움을 받을 수 있다.

• 혈관성 치매

혈관성 치매는 대형 뇌졸중을 겪은 다음에 나타나는 경우가 많으나 작은 뇌졸중이 다수 반복된 후에 나타나기도 하고 해마나 시상 같은 주요 부위에 작은 뇌졸중이 와서 발생하기도 한다. 인지, 기억, 사고력이 영향을 받으며 일상생활이 힘들어질 수 있다. 많은 사람들이 사고와 동작이 느려지는 현상을 보인다. 혈관성 치매는 라이프스타일 개선으로 큰 치료 효과를 얻을 수 있다. 특히 '혈관성 인지장애'라고 불리는 치매 전 단계에서 치료 효과가 높다. 많은 인구가 이런 유형의 치매를 겪는데, 당뇨나 고지혈증, 고혈압이 있는 사람들이 특히 그렇다.

• 루이체 치매

이 형태의 치매는 공간 지각력이 저하되고 30퍼센트 정도의 환자에게서 환각이 발생하며 인지력 저하와 심각한 감정 동요가 동반된다. 비정상적 걸음걸이, 떨림, 경직 같은 파킨슨 현상도 흔하다. 영화배우 로빈 윌리엄스가 사망하기 전 루이체 치매를 겪었다. 그의 아내 수전 슈나이더 윌리엄스가 남편의 증상에 대해 편지를 썼고 이것이 미국신경학회지《신경학Neurology》에 실렸다. "왼손 떨림이 계속되었고 천천히 발을 끌며 걷고 있었습니다. 대화할 때 적확한 단어가 떠오르지 않는 것을 싫어했습니다. 밤에 몸부림을 쳤고 여전히 심한 불면을 겪었습니다. 이따금 움직이지 못하고 얼어붙은 듯 서 있다가 풀려나면 몸서리를 치곤했습니다. 공간 지각력에 문제가 생기기 시작해서 거리와 깊이를 잘 판단하지 못했습니다. 정신이 혼란스러운 현상에 더해 기본적인 이성마저 사라지고 있습니다." 로빈 윌리엄스는 평소 정신질환에 관심이 많았다. 하지만 슬프게도 그중 하나가 그를 덮치고 말았다.

· 파킨슨 치매

파킨슨병 환자 중 상당수가 치매에 걸린다. 이 두 가지 신경퇴행성질환 사이의 연관성을 조사한 연구가 여러 개 있다. 그중 한 연구는 파킨슨병 환자의 48퍼센트가 15년 후 치매 진단을 받았음을 밝혀냈다. 또 다른 연구는 파킨슨병 환자가 치매 위험이 6배 높다고 결론 내렸다. 파킨슨병을 30년간 앓은 권투 선수 무하마드 알리 역시 나중에 치매가 와서 기억력과 논리력이 손상되었다.

· 전두측두엽 치매

이것은 전두엽과 측두엽이 주로 영향을 받는 비교적 빈도가 높은 종류의 치매다. 전두측두엽 치매에는 세 가지 주요 초기 증상이 있다. 행동 면에서 고집과 말싸움이 늘고 성질대로 행동하는 경향이 생긴다. 언어 면에서는 말을 잘 못 알아듣고 잘하지 못한다. 실행 기능 면에서 복잡한 일을 못하고 멀티태스킹에 어려움이 생긴다. 모든 환자들에게서 기억력 저하가 나타난다. 전두엽이 영향을 받으므로 행동과 감정 억제력이 낮아지고 생애 초기에 창조적 활동을 제한받았던 환자들에게서 예술적 능력이 갑자기 생기는 경우가 있다. 탈억제로 인해 성격이 급격히 변해 이유 없이 화를 내거나 심지어 난폭한 행동을 하는 경우도 있다. 전두측두엽 치매는 근위축성측삭경화증(루게릭병)과 관련이 있다. 루게릭병 환자의 50퍼센트가 전두측두엽 관련 행동 변화를 겪으며 10퍼센트가 전두측두엽 치매로 이행한다.

• **정상뇌압수두증**

뇌실에 지나치게 많은 뇌척수액이 생겨 발생하는 치매로 상당 부분 회복이 가능하다. 뇌척수액이 뇌실 벽을 밀면서 요실금, 균형감 상실, 인지력 저하가 발생한다. 진단을 위해 긴 바늘 모양의 요추천자가 사용되는데, 뇌척수액을 상당량(40~60cc) 배수하면 걸음걸이, 균형감, 인지력이 개선된다. 뇌에 영구 손상이 발생하기 이전에 조치를 취해야만 하므로 이 형태의 치매는 조기 발견이 중요하다.

알츠하이머 치매
위험 평가

알츠하이머와 치매의 진행 과정을 알아보았으므로, 다음으로 신경퇴행성질환의 위험 요인을 이해하는 것이 중요하다. 우리 모두는 신경퇴행성질환의 위험 요인을 가지고 있다. 내가 지닌 특정 위험 요인을 알면 왜 내가 인지력 문제를 겪는지, 어떻게 증상을 조절하고 되돌릴 수 있을지 파악할 수 있다. 다음에 나오는 위험 평가표의 목적은 나이와 유전적 프로파일에 근거해 당신이 얼마나 많은 위험 요인을 가지고 있는지 측정하고, 이어서 나이에 관계없이 얼마든지 변경 가능한 위험 요인을 측정하는 데 있다. 변경 가능한 위험 요인 점수가 변경 불가능한 위험 요인 점수보다 훨씬 중요하다. 점수가 높을수록 알츠하이머 위험이 크고 점수가 낮을수록 알츠하이머로부터 보호되는 정도가 크다. 각 항목마다 부여된 숫자가 그 항목의 위험 요인이 차지하는 실제 값은 아니다. 우리는 아직 개인별로 각각의 변수가 가진 상대적 중요성에 대해 알지 못한다. 이 평가표는 우리의 경험과 연구에 근거해 라이프스타일의 효과와 위험을 알아보려는 시도다. 위험을 완벽하게 반영하는 것은 아니지만 이 평가표는 신경퇴행성질환에 미치는 여러 요인을 이해하는 매우 유용한 도구다.

다음에 나오는 문항들은 당신의 위험이 어디에 있는지, '뉴로플랜'을 어떻게 사용할지 잘 알려 줄 것이다.

변경 불가능한 위험 요인

변경 불가능한 알츠하이머 위험 요인은 나이와 유전적 프로파일이다. 다음 항목들을 이용해 자신의 위험도를 계산해 보자.

나이

나이가 많을수록 알츠하이머 위험이 커진다. 당신의 현재 나이에 해당하는 점수가 위험도다. 예: 73세라면 위험 점수는 4점이다.

나이	점수
65세 이하	1
65~69세	2
70~74세	4
75~79세	8
80~84세	16
85세 이상	32

_____ **나이 점수**

유전적 프로파일

아래 나오는 질문들의 점수를 모두 더하면 유전적 프로파일 점수가 된다.

65세 이상의 나이에서 알츠하이머 또는 치매가 있었던 가족

_____ 아버지 (+4)   _____ 어머니 (+4)   _____ 형제자매 (각 구성원마다 +2)

65세 이하의 나이에서 알츠하이머 또는 치매가 있었던 가족

_____ 아버지 (+8)   _____ 어머니 (+8)   _____ 형제자매 (각 구성원마다 +2)

혈관질환(뇌졸중, 심장병, 말초혈관병)이 있었던 가족

_____ 아버지 (+2) _____ 어머니 (+2) _____ 형제자매 (각 구성원마다 +2)

유전자 유형(유전자 검사를 한 경우. 모르면 건너뛸 것)

_____ APOE4 유전자 1개, 위험 3배 증가 (+6)

_____ APOE4 유전자 2개, 위험 10~12배 증가 (+24)

_____ APOE2 유전자 1개, 위험 40퍼센트 감소 (-24)

_____ APOE2 유전자 2개, 위험 60퍼센트 감소 (-34)

_____ PSEN1, PSEN2, APP (각 유전자마다 +30)

모든 점수를 더한다. 예: 아버지가 65세 이후 알츠하이머 진단을 받았고(+4), 어머니가 심장병이 있었으며(+2), 유전자 검사 결과 APOE4 유전자 1개가 있다면(+6) 당신의 유전자 프로파일 점수는 4+2+6=12이다.

_____ 유전적 프로파일 점수

나이 점수와 유전적 프로파일 점수를 합하면 변경 불가능한 위험 요인 점수가 된다. 예: 나이 점수가 4고 유전적 프로파일 점수가 12면 변경 불가능한 위험 요인 점수는 4+12=16이다.

_____ 변경 불가능한 위험 요인 점수

변경 가능한 위험 요인

변경 가능한 위험 요인은 영양, 운동, 스트레스, 수면, 정신 활동, 사회 활동, 질병 이력 등의 점수로 평가된다. 이 요인들은 당신의 통제 아래 있으며 라이프스타일을 바꾸면 크게 달라진다.

영양

지난 2년간 섭취한 음식에 해당하는 점수를 더한다.

_____ 콩, 하루 150그램 (-2)

_____ 베리류, 하루 60그램 (-2)

_____ 잎채소, 하루 200~300그램 (-2)

_____ 그 외의 채소, 하루 200~300그램 (-2)

_____ 과일, 하루 150~200그램 (-2)

_____ 견과류, 하루 50그램 (-2)

_____ 씨앗, 하루 1~2큰술 (-2)

_____ 통곡물, 하루 2~3접시 (-2)

_____ 설탕, 하루 6티스푼 (+4): 6티스푼 이상 섭취하는 경우 1티스푼마다 1점을 더한다. 1티스푼은 5그램에 해당한다.

_____ 육류, 일주일 1회 이상 (+3)

_____ 유제품(우유나 요구르트 하루 500밀리리터, 치즈나 버터 하루 125그램)과 달걀(일주일 1개 이상) (+4)

_____ 가공 포장 식품 (+2)

_____ 보조제: DHA / 오메가-3 (-2)

_____ 보조제: 강황 (-2)

_____ 술, 하루 350밀리리터 또는 일주일에 4회 이상 (+2)

_____ 알코올중독 진단 경력 (+6)

_____ **영양 점수**

운동

다음 신체 운동 경력에 해당하는 점수를 각각 더한다.

_____ 일주일에 120분 이상 숨이 차는 유산소 운동(평생) (-10)

_____ 일주일에 120분 이상 숨이 차는 유산소 운동(지난 1년간) (-5)

_____ 일주일에 120분 이상 숨이 차는 유산소 운동(지난 1달간) (-2)

_____ 하루 3시간 이상 앉아서 생활(지난 5년간) (+5)

_____ **운동 점수**

스트레스

다음 스트레스 관련 항목에 해당하는 점수를 각각 더한다.

_____ 하루 20~30분 이상 명상 또는 단전호흡(지난 10년간) (-10)

_____ 하루 20~30분 이상 명상 또는 단전호흡(지난 2년간) (-5)

_____ 일주일에 120분 이상 오래 걷기(지난 10년간) (-10)

_____ 일주일에 120분 이상 오래 걷기(지난 2년간) (-5)

_____ 스트레스(평생) (+10)

_____ 스트레스(지난 5년간) (+8)

_____ 스트레스(지난 2달간) (+2)

_____ **스트레스 점수**

수면

다음 수면 관련 항목에 해당하는 점수를 각각 더한다.

_____ 하루 7~8시간의 회복 수면(지난 10년간) (-10)

_____ 하루 7~8시간의 회복 수면(지난 2년간) (-5)

_____ 수면무호흡(양압기 사용 없이 2년 이상) (+16)

_____ 수면장애(2년 이상) (+4)

_____ 수면제 복용(2년 이상) (+4)

_____ **수면 점수**

정신 활동

다음 정신 활동 항목에 해당하는 점수를 각각 더한다.

_____ 매일 상당한 수준의 어려운 정신 활동(평생) (-20)

_____ 복잡한 업무, 반복되지 않으며 상당한 사고력과 판단력을 요구하는 대체로 즐길 만한 일(10년 이상) (-16)

_____ 하루 2시간 이상 두뇌 활동 또는 두뇌 게임(10년 이상) (-10)

_____ 정신 활동 부족(지난 10년 또는 그 이상) (+10)

_____ 정신 활동 부족(지난 2년 이상) (+4)

_____ **정신 활동 점수**

사회 활동

다음 사회 활동 항목에 해당하는 점수를 각각 더한다.

_____ 높은 수준의 사회 활동(지난 10년 이상 일주일에 3회 이상, 각각 다른 날에 1명 이상과 광범위한 대화) (-16)

_____ 높은 수준의 사회 활동(지난 2년간 일주일에 3회 이상, 각각 다른 날에 1명 이상과 광범위한 대화) (-6)

_____ 낮은 수준의 사회 활동(지난 10년 이상 일주일에 3회 이하, 각각 다른 날에 1명 이상과 광범위한 대화) (+10)

_____ 만족스러운 대인관계 부족(지난 2년간) (+2)

_____ 사회 활동 점수

질병 이력

다음 질병 가운데 치료를 받지 않은 항목의 점수를 각각 더한다.

_____ 관리되지 않은 당뇨(장기간) (+10)

_____ 관리되지 않은 당뇨(지난 2년간) (+6)

_____ 고혈당 또는 경계성 당뇨(현재) (+4)

_____ 높은 콜레스테롤 (+4)

_____ 가벼운 뇌졸중 경력 (+4)

_____ 일과성 허혈발작 경력 (+2)

_____ 심장병, 관상동맥질환 경력 (+4)

_____ 심방세동 경력 (+1)

_____ 만성 폐쇄성 폐질환/호흡기질환 경력 (+4)

_____ 우울증(장기간) (+6)

_____ 우울증(지난 2년간) (+2)

_____ 불안(장기간) (+6)

_____ 불안(지난 2년간) (+2)

_____ 갑상선질환 (+4)

_____ 흡연(현재) (+2)

_____ 흡연(10년 이상) (+4)

_____ 비타민 B_{12} 결핍 (+2)

_____ 체질량지수 30 이상 (+4)

_____ 질병 점수

가장 높은 점수가 나온 범주가 가장 위험이 큰 라이프스타일 요인이다. 당신의 개인맞춤형 '뉴로 플랜'은 이것에서 시작해 차차 다른 범주로 넓혀 갈 것을 권한다. 범주별 점수를 모두 더하면 변경 가능한 위험 요인 점수가 된다.

_____ **변경 가능한 위험 요인 점수**

이제 변경 불가능한 위험 요인과 변경 가능한 위험 요인을 비교해 본다. 변경 불가능한 위험 요인 점수가 높은 사람은 라이프스타일 개선이 특히 더 중요하다. 변경 가능한 위험 요인 점수가 높은 사람은 그만큼 알츠하이머와 치매 위험을 줄일 가능성이 크다는 것을 의미한다.

의사에게 진찰받기

생활을 건강하게 개선하기 위해 꼭 의사가 필요한 것은 아니다. 그러나 당신이 만약 인지력 감퇴 또는 경도인지장애 증상을 겪고 있다면 신경과 의사를 만나 보기를 권한다. 다음은 인지력 감퇴, 우울증, 불안을 유발하는 알츠하이머, 정상뇌압수두증, 파킨슨 치매, 루이체 치매, 대사장애와 같은 인지력 질환에 동반하는 증상들이다. 이 중에서 두 가지 이상의 증상이 계속되는 경우 최대한 빨리 의사의 진찰을 받아야 한다.

- 말할 때 적절한 어휘가 생각나지 않는다.
- 문장을 끝내기 어렵다.
- 사람들 이름이 기억나지 않는다.
- 같은 질문을 반복한다.
- 같은 이야기를 반복한다.
- 쉽게 다른 이야기나 생각으로 빠진다.
- 전등이나 TV 스위치 끄기, 수돗물 잠그기, 문 닫기, 찬장 문 닫기를 2번 이상 잊는다.
- 약속이나 계획을 2번 이상 잊는다.
- 전보다 더 다른 사람에게 약속과 계획을 의존한다.
- 전보다 더 메모에 의존한다.
- 전보다 더 물건을 잘 잃어버리거나 다른 위치에 둔다.
- 대화 중 생각을 놓친 적이 2번 이상 있다(지난 몇 달간).
- 익숙하지 않은 곳에서 1번 이상 방향을 잃은 적이 있다(지난 1년간).
- 익숙한 곳에서 방향을 잃는다.
- 익숙했던 일이 어려워진다(요리나 운전 등).
- 집중할 수 있는 시간이 10년 전에 비해 짧아진다.
- 의식하지 못하고 끼니를 건너뛴다.
- 크고 작은 자동차 사고를 일으킨다.
- 이유 없이 전보다 더 고집 세고, 공격적이고, 논쟁적이 된다.
- 말수가 적어진다(지난 몇 달에서 1년 사이).

□ 슬픔이 오래간다.

□ 신경과민 또는 불안으로 인해 활동과 수면이 영향을 받는다.

□ 균형 문제 또는 손재간 문제를 겪는다(걸려 넘어지거나 물건을 떨어뜨린다).

□ 후각과 미각이 둔해지거나 상실된다(지난 몇 년간).

□ 팔다리의 움직임이 전 같지 않다.

□ 피해망상을 보인다(사람들이 자신을 공격하려 들거나 자신의 물건을 훔치려 든다고 생각한다. 지나친 공포 또는 이와 유사한 근거 없는 믿음에 시달린다).

□ 환각을 겪는다(없는 것을 보거나 듣는다).

□ 공간 지각력 문제를 겪는다(시각적 단서를 처리하는 데 시간이 더 오래 걸린다. 시력이 정상인데도 운전 또는 심지어 걷기에 어려움을 느낀다).

□ 식욕 변화를 겪는다(입맛이 없다. 의도치 않은 체중 감소, 식욕 증가, 체중 증가. 단것을 지나치게 좋아한다).

□ 만족감이 지연되는 것을 참기 어렵다.

□ 요실금을 겪는다(지난 몇 년간).

□ 복잡한 업무를 처리하지 못한다.

□ 삶이 무의미해진다.

위에 열거한 증상 가운데 두 가지 이상을 지속적으로 겪고 있지는 않지만 위험 요인(변경 가능한 위험 요인과 변경 불가능한 위험 요인) 점수가 높다면, 주치의 또는 자주 보는 의사와 위험 요인을 낮추는 것에 대해 상의하기 바란다. 이 책을 참고해 당신 자신의 개인맞춤형 라이프스타일 개선 프로그램을 만들고 실천하기 바란다.

2부

뉴로 플랜

3장

영양

무엇을 먹느냐가
뇌의 운명을 결정한다

인지장애의 어느 단계에 해당하는지 파악했고 위험 요인 평가를 마쳤으므로 이제 당신의 신체와 뇌를 건강하게 만들 차례다. 2부의 다섯 장은 당신을 회복과 예방의 길로 안내할 것이다.

앞에서 밝혔듯이 알츠하이머와 인지력 감퇴를 예방하는 다섯 가지 핵심 요인은 영양, 운동, 긴장 이완, 회복 수면, 두뇌 최적화다. 간단히 말해 잘 먹고, 잘 움직이고, 스트레스를 잘 관리하고, 적절한 수면 습관을 만들고, 뇌 기능을 최대한 사용하는 것이다. 이렇게 하려면 생활에 상당한 변화가 수반되어야 하지만 뇌 건강에 좋은 라이프스타일은 노력해 볼 가치가 충분하다. 알츠하이머에 걸릴 걱정이 없다고 상상해 보라. 당신이 좋아하는 일을 70대, 80대를 넘어 계속 할 수 있다고 상상해 보라. 사람들 이름을 잊지 않고, 열쇠를 잃어버리지 않고, 같은 말을 반복하지 않고, 일상생활을 가족에게 의탁하지 않아도 된다고 상상해 보라. 지금 겪고 있는 증상들을 되돌린다고 상상해 보라. 당신이 사랑하는 누군가가 겪고 있는 인지력 감퇴 문제를 해결할 수 있다고 상상해 보라. 우리는 수백 명의 사람들이 '뉴로 플랜'을 이용해 알츠하이머 진단이 임박한 듯 보이는 상태를 정상으로 되돌리는 것을 목격했다.

개인화는 '뉴로 플랜'의 초석이다. 위험 평가에서 보았듯이 당신의 알츠하이머, 치매, 인지력 감퇴의 위험은 당신의 지문처럼 개인적인 것이다. 당신의 뇌는 당신이 평생 경험한 일상에 의해 문제 요인과 보호 요인이 얽혀 독특하게 세팅되어 있다. 알츠하이머를 예방하려면 당신에게 맞는 건강한 라이프스타일이 무엇인지 알아야만 한다. 우리 프로그램은 이것을 위해 디자인되었다.

다음 장들에서 각각의 라이프스타일 요인과 그것이 인지 건강에 미치는 영향에 대해 자세히 다룰 것이다. 최신 연구 성과들과 이전 연구에서 발견된 중요한 사실들, 우리 클리닉 환자들이 보여 준 놀라운 이야기들, 그리고 라이프스타일 개선 프로그램을 시작하기 위해 필요한 전략들을 알려 줄 것이다. 각 장 뒷부분에는 해당 요인별 실천 프로그램이 실려 있다. 자가진단, 일일 목표, 실천 방안, 장애물 극복 전략 등이다. 우리는 영양부터 시작하기를 권한다. 영양이 가장 중요한 요인이기 때문이다. 앞서 실시한 자신의 위험 평가에서 다른 요인이 더 큰 문제로 나왔다면 그것부터 시작하는 것이 좋다. '뉴로 플랜'의 다섯 프로그램은 당신의 뇌를 오래도록 명석하게 유지시켜 줄 것이다.

음식은 우리 몸의 운명을 결정한다. 어떻게 성장하고 어떻게 나이 들고 어떻게 죽을지는 음식에 달려 있다. 우리가 매일 먹는 음식은 우리 몸의 세포를 만들고 재생한다. 반대로 우리가 먹지 못한 것은 결핍을 만든다. 결핍은 몸에 스트레스를 주고 트라우마로 남는다. 뇌는 몸무게의 2퍼센트에 불과하지만 에너지의 25퍼센트를 사용한다. 음식은 에너지기 때문에 뇌는 먹는 것에 매우 민감하다.

음식은 일종의 환경으로 볼 수 있다. 어떤 음식 환경에 노출되느냐에 따라 병들기도 하고 건강하기도 하다. 당신이 무엇을 먹느냐에 따라 뇌가 건강하게 발달해 스스로를 치유하는 환경이 조성되기도 하고 인지력 감퇴라는 내리막길을 걷는 환경이 만들어지기도 한다. 어떤 연구자들은 알츠하이머란 본질적으로 쓰레기 청소가 되지 않는 문제라고 주장한다. 우리가 한평생 뇌에 먹인 것이 잘못되어 생긴 문제라는 것이다. 나쁜 영양은 뇌를 여러 방식으로 망가뜨린다. 염증과 산화 부산물을 만들고, 혈관을 막고, 뉴런과 뉴런 연결에 필수적인 영양소를 빼앗는다.

이처럼 음식은 몸을 지지하고 재생하는 데 필요한 근본 요소라서, 알츠하이머와 싸우는 가장 중요한 무기다. 라이프스타일 전문가로서 우리는 음식이 뇌 건강에 미치는 중요성을 특히 강조한다. 음식은 가장 중요한 라이프스타일 요인이다. 우리가 매일 무엇을 먹을지를 놓고 하는 선택이 인지력 감퇴의 예방, 지연, 진행에 영향을 준다. 임상 실험에서도 나이와 신경퇴행성질환 단계에 관계없이 뇌에 건강한 식단을 유지한 사람들은 인지력이 더 좋았다. 문제는 이처럼 간단하다.

그러나 정말 그런가? 우리 모두는 건강하게 먹어야 한다는 것을 잘 알고 있다. 채소가 케이크보다 나은 선택이며 탄산음료와 설탕을 피하고 패스트푸드를 멀리해야 한다는 것을 잘 알고 있다. 우리 대부분은 지난 50년간 가공식품 섭취량 증가가 비만, 심장질환, 당뇨로 이어졌음을 익히 알고 있다. 하지만 음식과 뇌 사이의 직접적인 관계에 대해서는 대부분 잘 모르고 있다. 1장에서 보았듯이, 뇌는 너무나 복잡해서 우리의 일상적인 행동들에 영향받지 않으며 신체와는 무관한 독립적인 시스템이라는 잘못된 가정이 존재한다. 이런 잘못된 가정은 수많은 과학자, 연구자, 의료인에 의해 영속되어 왔다. 많은 환자들이 포화지방이 많은 음식은 심장질환에 나쁘다는 것을 받아들인다. 알코올이 간을 손상시킨다는 것은 누구나 안다. 흡연이 폐암을 일으킨다는 것은 과학적으로 증명되었다. 그런데 여전히 많은 환자들은 자신이 겪고 있는 인지력 문제가 음식처럼 간단한 것에서 기인한다는 사실을 믿지 못한다. 따라서 음식과 뇌 건강 사이의 관계를 선명하게 설명하고, 이어서 개인화 플랜을 소개하는 것이 이번 장의 주된 목적이다.

뇌는 다른 신체 기관보다 나쁜 음식에 더 민감하다. 뇌는 다른 신체 기관보다 더 열심히 일하고, 더 많은 에너지를 사용하고, 더 많은 노폐물을 만들기 때문이다. 이 장에서 우리는 인지 건강은 전신 건강과 밀접하게 연결되어 있으며, 우리 몸에 영양분을 잘 공급하지 못하면 우리 뇌에도 영양분이 공급되지 않는다는 것을 증명하고자 한다. 그 반대도 마찬가지다. 몸에 올바른 음식을 주면 뇌는 보호되고 강화된다.

영양은 '뉴로 플랜'의 라이프스타일 요인 중에서 가장 큰 혼란을 빚고 있다. 영양 관련 정보는 방대할 뿐 아니라 서로 모순되는 것이 많다. 그래서 두뇌 건강은 차치하고 일반적인 몸 건강을 위한 식단을 짜기도 불가능해 보일 지경이다. 어떤 웹사이트를 보면 탄수화물을 끊으라고 하고, 어떤 책을 보면 특정 탄수화물은 꼭 먹으라고 한다. 당신의 의사는 고기를 적게 먹으라고 말하고, 당신의 친구는 지방은 이제 건강하다고 이야기한다. 잡지 기사를 보니 채식주의 식단은 필수 영양소를 모두 공급하지 못한다고 주장한다. 정보의 혼란 속에도 당신은 최선을 다한다. 당신은 심장에 좋은 식단을 선택한다. 체중을 줄이려고 노력한다. 가공식품을 덜 사고 채소를 많이 먹으려고 노력하면서 그것으로 충분하기를 기대한다. 이런 분투의 와중에 있다면 당신은 바른 곳에 온 것이다. 이 장은 선명하고 과학적인 뇌 건강 식사법을 당신에게 제공할 것이다. 이 식단으로 우리 환자들은 인지력 감퇴 증상을 예방하고 되돌렸다. 현재의 연구들은 뇌 건강을 위한 가장 이상적인 식단은 설탕, 육류, 유제품을 먹지 않는 자연식물식임을 가리키고 있다. 하지만 뇌 건강을 위한 방향으로 식단을 조금만 바꾸어도 큰 효과가 있다는 연구 결과들이 나와 있다. 이 책을 읽으면서 다음 개념을 꼭 기억하기 바란다. 완벽하게 먹는 것이 목표가 되어야 하는 것은 아니다. 목표는 당신의 특수한 상황에 맞추어 당신에게 가장 알맞은 오래도록 지속 가능한 식단을 검증된 연구를 기반으로 만들어 내는 것이다.

어느 환자의 잘못된
구석기 식단

불행하게도 대부분의 사람들은 뇌의 건강 상태와 회복력을 최대화하는 방식으로 먹지 못하고 있다. 우리 클리닉에 오는 환자들 중에는 자기가 나쁜 식습관을 가졌음을 아는 사람들이 있다. 패스트푸드, 피자, 케이크, 탄산음료 같은 것들이 가장 흔한 범인이다. 이런 경우 우리의 일은 수월해진다. 하지만 환자들 중에는 스스로 영양에 관해 열심히 공부한 다음 매일 무엇을 먹을지 의도적으로 계획해 실행해 온 사람들도 심심치 않게 있다. 비건, 구석기, 글루텐 프리 같은 유행하는 식단의 신봉자들이다. 이들은 자기가 선택한 식생활이 매우 건강한 것이라고 믿고 있다. 하지만 이들을 진찰해 보면 인지력 감퇴 문제와 함께 여러 건강 문제들을 가지고 있음이 밝혀진다. 이런 경우 의사로서 우리의 일은 배가된다. 우리는 먼저 왜 이들이 선택한 식단이 두뇌 건강을 못 지켜 주는지 납득시켜야 하며, 그런 다음 인지력 감퇴를 예방하는 것으로 증명된 식단을 실천하는 방법을 알려 주어야 한다.

에벌린 이야기를 해 보자. 그녀는 우울증, 불안, 기억장애 때문에 우리 클리닉을 찾았다. 아예샤가 에벌린을 만나 상담을 했다. 에벌린의 기억력 문제는 2년 전에 시작되었고 최근 들어 부쩍 더 나빠지고 있었다. 에벌린은 61세의 변호사였다. 그녀는 직업상 출장을 많이 다녔고, 새로운 사람들을 많이 만났으며, 에너지가 많이 필요한 대화를 자주 가졌다. 그녀는 권위 있었고 장악력이 강했으며 매우 유능했다. 하지만 내원하기 얼마 전부터 정신적으로 혼란스럽고 지치는 느낌이 시작되었다. 전에 없이 짜증이 자주 났다. 결정을 내린 후에 또 고민을 했고 미팅과 전화 약속을 잊지 않도록 냉장고에 메모를 붙여 놓았다. 전에는 없던 일이었다. 그녀는 난생처음으로 집 열쇠를 잃어버렸고 얼마 후 다시 잃어버렸다. 두 번째로 잃어버렸던 집 열쇠는 냉장고 안에 있었다. 고객의 이름을 기억하는 것은 에벌린의 자긍심이었다. 하지만 지난 몇 달간 그녀는 중요한 고객 두 사람의 이름을 잊어버렸다. 그러다가 영국에서 온 변호사들에게 중요한 프레젠테이션을 하게 되었다. 그녀는 평소처럼 착실하게 준비를 했다. 중압감이 컸지만 에벌린은 이럴 때일수록 침착하게 집중하는 사람이었다. 프레젠테이션의 시작은 아주 좋았다. 하지만 중간쯤에 이르러 순서를 잊고 말았다. 급히 원고를 찾아서 말을 이었고 잠시 후 평정심을 회복했다. 그러나 채 몇 분이 못 되어 다시 머릿속이 하얘졌다. 이런 일은 처음이었다. 긴장 때문은 아니었다. 에벌린은 압박감에 익숙한 사람이었다. 뭔가 다른 일이 벌어지고 있었다.

처음 진료를 받던 날 에벌린은 많이 무기력해 보였다. 딸을 옆에 두고 알츠하이머 가족력에 대한 아예샤의 질문에 꼬박꼬박 대답을 하긴 했지만 집중하는 데 애를 먹고 있는 것이 역력했다. 에벌린은 해마다 성실하게 건강 검진을 받아 왔다. 검진을 담당한 의사는 그녀가 혈압 변동이 좀 있지만 고혈압은 아니며, 경계성 당뇨에 콜레스테롤이 좀 높지만 약을 먹을 정도는 아니라고 했다. 그 의사는 에벌린에게 탄수화물을 줄이고 단백질을 더 먹을 것을 권했다. 아예샤는 에벌린에게 아침, 점심, 저녁에 보통 무엇을 먹는지 일상적인 식생활 패턴에 대해 물었다. 에벌린과 그녀의 딸은 실망한 표정을 지었다. "내 식단은 내가 압니다." 에벌린이 잘라 말했다. "음식은 문제가 없습니다."

영양에 관해 질문할 때마다 돌아오는 반응은 늘 이런 식이다. 환자들은 자신의 식생활에 대해 이야기하려 하지 않는다. 특히 스스로 먹거리에 관한 연구를 좀 해서 자기가 잘 먹고 있다고 확신하는 경우엔 더 그렇다. 이들은 인지력 문제를 고쳐 줄 약을 바라고 클리닉에 온다. 인터넷에서 본 약이나 보조제 같은 것들의 목록을 들고 오기도 한다. 인지력 문제를 고쳐 줄 가장 훌륭한 약은 라이프스타일이며 그중에서 영양이 가장 중요하다는 것을 이들은 모르고 있다. 영양을 필두로 한 라이프스타일 개선만이 인지력 감퇴를 되돌리는 것으로 검증된 유일한 방법이다. 그래서 음식은 '뉴로 플랜'의 첫 번째 요소다.

에벌린은 마지못해서 아예샤에게 식단에 대해 털어놓았다. 그녀는 스스로 공부한 바에 근거해 '고지방 저탄수화물 구석기 식단'을 실시하고 있었다. 구석기 식단은 우리의 유전자는 구석기 시대와 달라진 것이 없으므로 현대적인 식생활과는 맞지 않는다는 가설에 입각하고 있다. 그래서 이 이론은 구석기 인류가 먹던 채소, 과일, 견과류, 근채류, 고기를 먹고 구석기 시대에는 존재하지 않았던 유제품, 곡물, 콩, 식용유, 설탕, 커피를 피해야 한다고 주장한다. 가공하지 않은 자연식품, 특히 채소, 과일, 견과류를 먹는 것이 바람직하다는 데는 우리도 동의한다. 하지만 구석기 식단을 따르는 많은 사람들은 지나치게 많은 양의 고기와 포화지방을 먹는다. 이런 식으로 구석기 식단의 기본 정신을 잘못 이해한 사람들을 우리는 매일 만난다. 에벌린은 주로 육류, 생선, 닭고기, 달걀, 채소를 먹었고 이따금 디저트를 먹었다. 과일은 거의 먹지 않았는데 과일에 든 당분이 혈당을 높일까 봐 걱정해서였다. 감자, 탄수화물 채소, 콩류도 끊은 지 오래였다. 에벌린은 규칙적인 사람이었다. 그녀는 자기 나름의 식단을 3년간 철저하게 지켰고 체중을 15파운드(약 7킬로그램)나 뺐다. 시간을 들여 알아내고 정성을 들여 바꾼 자신의 현재 식생활은 건강에 유익하며 문제는 다른 데 있을 것이라고 확신하고 있었다. 의도는 좋았지만 에벌린은 잘못하고 있었다.

육류 섭취가
뇌에 미치는 영향

육류 섭취량이 많은 식단은 인지력 감퇴 위험을 높이는 것으로 증명되었다. 1993년 로마린다대학교에서 3000명의 모집단을 대상으로 수행한 '동물 식품 섭취와 치매 발생'이라는 연구에서 생선과 닭고기만 먹는 이들을 포함해 고기를 먹는 사람들은 채식만 하는 사람들에 비해 치매 위험이 2배나 높았다. 심장병, 암, 당뇨 같은 다른 만성 질환에서도 유사한 연관성이 반복적으로 나타난다. 동물성 식품 섭취를 최소화하면 반대 효과가 나타난다는 것이 다수의 역학조사에서 드러났다. 육류와 유제품을 거의 먹지 않고 잎채소, 일반채소, 과일, 견과류를 풍부하게 먹는 사람들은 채소를 덜 먹고 고기를 더 먹는 사람들에 비해 알츠하이머 위험이 훨씬 낮다. 2017년 컬럼비아대학교에서 발표한 연구를 보면, 6년간 식물성 식단을 유지한 실험 참가자들은 전형적인 미국식 식단을 따른 사람들에 비해 인지력 감퇴가 덜했다.[1]

왜 이렇게 차이가 선명할까? 고기의 어떤 면이 이런 부정적인 영향을 주는 것일까? 지난 수년간의 연구는 육류, 달걀, 유제품의 콜레스테롤과 포화지방이 알츠하이머에서 나타나는 전형적인 퇴행 현상들과 밀접하게 연관되어 있음을 보여 준다.[2] 다음은 그중 몇 가지 중요한 발견들이다.

- 시카고 건강 노화 연구 프로젝트는 2500명의 노인들을 대상으로 6년간의 종단적 연구를 통해 지방 섭취와 알츠하이머 사이의 관련성을 조사했다. 포화지방과 트랜스지방을 많이 먹은 사람들은 식물성 지방을 먹은 사람들에 비해 알츠하이머 발병 위험이 높았다.[3]

- 과학자들은 캘리포니아 카이저퍼머넌트병원 환자 9900명을 조사했다. 중년기에 콜레스테롤이 높은 사람들은 나중에 알츠하이머에 걸릴 위험이 57퍼센트 높았다. 심지어 콜레스테롤 수치가 경계성인 사람들도 알츠하이머 위험이 23퍼센트 높았다.[4]

- 하버드대학교의 여성 건강 연구 프로젝트 팀은 약 6000명의 여성들을 4년간 조사했다. 포화지방을 많이 섭취한 여성들은 인지 능력의 하향 곡선이 가팔랐다. 특히 기억력 감소가 빨랐다. 포화지방을 가장 많이 섭취한 집단은 뇌 기능이 부정적으로 변할 위험이 70퍼센트 높았다. 포화지방을 가장 적게 먹은 집단은 자기 나이보다 6세 젊은 뇌 기능을 가지고 있었다.[5]

위에 제시한 연구들에서처럼 콜레스테롤과 포화지방 섭취는 알츠하이머와 직접 연결된다. 뿐만 아니라 고기 섭취는 고혈압, 고중성지방혈증, 만성 염증을 일으킴으로써 간접적으로 알츠하이머 위험을 높인다. 고혈압, 고중성지방혈증, 만성 염증은 심장병과도 관련이 있다. 이것은 심장질환과 관련한 식습관 연구로부터 뇌 기능에 좋은 식단을 도출할 수 있다는 것을 의미한다. 이런 연구 중 랜드마크에 해당하는 '간호사 건강 연구'(1976부터 의료 기관에 종사하는 여성들의 라이프스타일 요소와 건강 상태를 주기적으로 조사해 기록한 대규모의 전향적 연구-옮긴이)와 '의료인 추가 연구'('간호사 건강 연구'를 보완하기 위해 1986년부터 남성 참가자들만을 대상으로 시작한 연구-옮긴이) 참가자 13만 1342명의 식생활 패턴을 분석한 논문이 있다.[6] 이 논문은 2016년 《미국의학협회저널 Journal of the American Medical Association》에 실렸다. 여기서 연구진은 동물성 단백질을 식물성 단백질로 대체하면 심장질환과 2형 당뇨의 위험이 낮아진다는 것을 발견했다. 이들은 구체적으로 다음과 같은 결론을 내렸다. 동물성 단백질 섭취를 10퍼센트 늘리면 일반 사망률은 2퍼센트, 심장병 사망률은 8퍼센트 증가한다. 반대로 식물성 단백질 섭취를 늘리면 일반 사망률은 10퍼센트, 심장병 사망률은 12퍼센트 감소한다. '아이오와 여성 건강 연구'에서도 식물성 단백질 섭취와 심장병 사망률이 역관계에 있는 것으로 나타났다.[7] 참가자들에게 동물성 단백질 대신 식물성 단백질을 먹게 했더니 심장병으로 인한 사망이 현저히 줄어들었다. 2003년 학술지 《대사 Metabolism》에 발표된 연구 하나를 더 소개하면, 고기 대신 채소를 먹은 실험 대상자들은 단 몇 주 만에 LDL 콜레스테롤(나쁜 콜레스테롤)이 61포인트 떨어졌다.[8] 동물성 단백질, 콜레스테롤, 포화지방 섭취는 심혈관계와 뇌를 손상시킨다.

하지만 모든 지방이 다 나쁜 것은 아니다. 지방은 사실 뇌에 필수적이다. 뇌의 60퍼센트 이상이 지방으로 이루어져 있다. 그리고 뇌는 뇌세포를 재생하는 과정에서 끊임없이 지방을 사용한다. 중요한 것은 우리가 섭취하는 지방의 종류다. 동물에서 유래한 포화지방은 확실히 알츠하이머 위험을 높인다. 하지만 견과류, 씨앗, 아보카도, 올리브 등에서 나오는 단일불포화지방산 또는 다가불포화지방산 같은 식물성 지방은 알츠하이머와 치매의 위험을 낮춘다.[9] 오메가-3 지방산은 특히 뇌 건강에 중요하다.[10] 이 물질은 뇌의 성장과 신경전달물질의 합성에 필수적이며 항염증과 항응고 작용의 토대다. 알츠하이머 환자는 혈액의 오메가-3 지방산이 적은 경향이 있다. 2014년 캘리포니아대학교 샌프란시스코캠퍼스 연구진 발표에 따르면 혈중 오메가-3 지방산 수준이 높은 사람들은 8년 후 실시한 검사에서 뇌 위축이 적게 진행된 것으로 나타났다.[11] 보스턴대학교에서 주관한 '프레이밍햄 연구'에서도 오메가-3 지방산 수준이 높은 사람들은 인지력 감퇴 속도가 느렸다.[12] 또 다른 연구에서는 단 6개월간의 오메가-3 지방산 보충제 섭취만으로 노인들의 인지 기능이 개선되었고 뇌 구조가 더 잘 유지되었다.[13]

이런 사실을 왜 당신의 의사는 말해 주지 않았을까 의아할 것이다. 1장에서 말했듯이 의료계에는 예방과 행동 교정에 대한 냉소적 태도가 존재한다. 의사들은 예방과 라이프스타일 개선에 대해 배우지 않을뿐더러 그것이 불가능하다고 배운다. 많은 의사들이 영양에 대한 최신 연구 성과들을 잘 모르며 그것을 임상에 접목하는 방법을 모른다. 이 책은 그 반대편에 서 있다. 당신은 일상생활의 작은 선택들이 뇌에 미치는 결과에 대해 알 권리가 있으며 당신의 삶을 완전히 뒤바꿀 묘책에 접근할 권리가 있다.

고기 섭취가 인지력에 미치는 부정적인 영향에 대한 기존 연구 논문들만으로도 우리 클리닉 환자들에게 자연식물식을 추천하기에 충분했다. 하지만 로마린다대학교에서 직접 연구를 수행한 후 우리는 이 연결 관계를 확신하게 되었다. 결과는 선명했다. 동물성 식품과 인지력 감퇴 사이에는 직접적인 인과관계가 있었다. 우리 클리닉에 오는 치매 환자들 중 이 책에서 권하는 라이프스타일(자연식물식, 규칙적 운동, 스트레스 조절, 양질의 수면, 의미 있는 인지 및 사회 활동)을 지켰

오메가-3 지방산 공급원

생선에 오메가-3 지방산이 풍부한 것은 사실이지만 양식 생선과 대형 포식성 어류(참치, 황새치, 농어, 대서양 가자미, 청새치, 빨간통돔, 대서양 삼치 등)에는 뇌에 독이 되는 수은 같은 중금속과 폴리염화바이페닐 같은 산업 화학물들이 많다.[14] 이런 이유로 우리는 생선 섭취를 제한할 것을 권한다. 생선을 먹을 때는 반드시 자연산 연어, 정어리, 멸치 같은 오염이 덜 된 자연산 소형 어류를 선택해야 한다. 식물성 오메가-3 지방산의 공급원으로는 호두, 치아, 아마씨, 햄프시드, 케일, 시금치 등이 있다. 하지만 식물에 든 단사슬 오메가-3 지방산은 몸으로 흡수가 잘 안 되는 경향이 있다. 흡수가 잘되면서 오염이 덜 된 오메가-3 지방산 공급원은 해조류다. 그러므로 DHA와 EPA 같은 오메가-3 지방산이 모두 들어 있는 오염되지 않은 해조류 추출 오메가-3 보충제를 찾아보기를 권한다. 하루 최소 250밀리그램의 DHA를 섭취할 것을 권한다.

던 사람은 1퍼센트도 안 되었다. 이것은 또다시 라이프스타일, 특히 영양이 알츠하이머 위험을 극적으로 줄일 수 있음을 보여 주었다. 아예샤가 여성 14만 명을 대상으로 실시한 뇌졸중과 식생활 패턴 연구에서도 건강한 방식으로 식생활을 조금씩 바꿀 때마다 그만큼의 긍정적인 효과가 있다는 결과가 나왔다. 우리가 실시한 '캘리포니아 언어 학습 시험' 연구에서도 채식 위주 식단을 고수한 사람들은 인지력 손상 위험이 28퍼센트 적었다. 당신이 선택한 식단이 신경퇴행성질환을 촉발하기도 하고 예방하기도 한다는 증거는 충분하다.

우리 모두는 식물을 먹도록 디자인되었다

에벌린이 고기를 다량 섭취해 온 점으로 볼 때, 혈액 검사 결과에서 치매 위험 요인들이 여럿 나타난 것은 놀랍지 않았다. 콜레스테롤이 올라가 있었고 C 반응성 단백질과 호모시스테인 수치가 높았다. C 반응성 단백질과 호모시스테인은 염증이 있음을 알려 주는 바이오마커다. 당분을 거의 끊었음에도 공복 혈당이 높아서 경계성 당뇨 수준이었다. 많은 사람들이 고기를 먹으면 인슐린 수치가 높아진다는 사실을 모른다. 포화지방이 인슐린 수용체를 억제하기 때문이다. 당분과 마찬가지로 고기 역시 혈당을 올릴 수 있다. 신경심리학 검사 결과 에벌린에게는 이미 단기 기억장애가 있었고 집중력 문제는 그보다 더 심각했다.

"그럼 내가 읽은 책들은 뭔가요?" 아예샤가 검사 결과를 알려 주자 에벌린이 물었다. "내가 먹는 것이 뇌에 좋다고 알고 있었는 데." 에벌린은 화가 난 것 같았다.

아예샤는 에벌린에게 유행하는 식이요법 책들은 설득력 있게 들리지만 증거는 정반대를 가리키는 경우가 많다고 말해 주었다. 연구와 주장은 주의 깊게 들여다봐야 한다. 역사적으로 구석기 식단은 인류의 평균 수명이 20~30년 정도일 때 영위되었던 방식이다.[15] 수백만 년에 이르는 인류 역사의 99.9퍼센트의 기간 동안, 다음 세대에 유전자를 넘겨주고 죽는 것이 가장 중요한 생물학적 목표였다. 자식을 낳아 기르는 종족 보존의 시점을 넘겨서 더 오래 살아야 할 생물학적 동기는 없었다. 그러므로 90세가 넘도록 성인병에 시달리지 않고 살아야 할 생물학적 동기 또한 없었다. 그러나 우리는 지금 인류의 수명을 한계까지 밀어붙이고 있으며, 그 결과 콜레스테롤과 지방이 많은 음식을 평생 먹었을 때 나타나는 불행한 현상을 목격하고 있다.

고기가 고에너지를 공급하는 것은 사실이지만, 우리 몸은 고기를 장기간 먹도록 디자인되지 않았다. 구석기 시대에도 인간은 뛰어난 사냥꾼이 아니었다. 그에 비해 식물은 채집하기 훨씬 쉬웠다. 그래서 우리는 동물성 지방보다 식물을 훨씬 더 효율적으로 소화하도록 진화했다. 요즘 유행하는 구석기 식단은 가까운 200만 년의 인류 식단을 연구한 결과다. 그러나 인류는 2500만 년을 진화했다. 가까운 200만 년을 제외한 인류 진화의 90퍼센트를 차지하는 장구한 세월 동안 인류 식단의 95퍼센트는 식물이었다. 우리 모두는 식물

코코넛오일

많은 환자들이 코코넛오일이 뇌 건강에 좋은지 묻는다. 우리의 대답은 "아니요"다. 코코넛오일은 식물로는 드물게 포화지방을 다량 함유하고 있고 LDL 콜레스테롤을 높인다. 혈관 건강은 뇌 건강에 매우 중요하므로 콜레스테롤을 낮추는 단일불포화지방산이 함유된 식물 또는 견과류 기름을 먹기를 권한다. 몇 년 전 코코넛오일이 알츠하이머를 늦추었다는 일화가 알려졌다.[16] 소아과 의사였던 메리 뉴포트는 알츠하이머를 앓고 있는 남편에게 코코넛오일을 먹게 했다. 뉴포트는 자신의 경험에 근거해 코코넛오일이 알츠하이머에 도움이 된다고 주장했으나 이 주장은 체계적인 연구를 통해 검증되지 못했다. 코코넛오일의 주성분인 중간사슬지방산의 효과에 대한 연구가 진행 중이지만 아직 강력한 증거는 발견되지 않았다.[17] 뇌 건강을 위해서라면 견과류, 씨앗, 아보카도, 올리브오일을 먹는 것이 좋다. 많은 연구를 통해 뇌 건강에 좋다고 입증된 것들이다.

을 먹도록 디자인되었다. 하루 두세 끼씩 고기를 먹도록 진화하지 않았다. 그래서 우리는 콜레스테롤과 포화지방에 취약하다.

이누이트를 대상으로 한 연구들에서도 고기를 먹는 사람들이 건강하고 오래 산다는 주장[18]이 깨졌다. 이누이트는 고기와 생선만 먹는 저탄수화물 식단에도 불구하고 장수하며 심장병 비율이 낮은 것으로 알려져 있었다. 그러나 그린란드국립보건원과 캐나다 연구자들로 구성된 공동 연구팀은 전혀 다른 사실을 발견했다. 이들은 부검 분석을 통해 이누이트가 동맥경화와 심장병이 많았음을 알아냈다. 이 연구는 《캐나다심장학저널Canadian Journal of Cardiology》에 발표되었는데 연구자들은 이누이트가 서구인보다 심장병 사망률이 높았으며 현대적인 식생활이 오히려 그들의 심장병 사망률을 낮추었다고 결론 내렸다.[19] 다수의 다른 연구들도 이 연구와 일치했다. 장기간 고기를 많이 먹으면 병들고 단명한다.

이 이야기들을 모두 듣고 나자 에벌린은 마음의 문을 열었다. 그러나 식단을 바꾸려면 어디서부터 시작해야 할지 몰랐다. 아예샤는 아주 쉽다고 이야기해 주었다. 식물은 건강한 식단의 기본이며 자연식물식은 그중 금과옥조다. 혈관질환 없이 장수했던 지중해 지역 사람들의 식단은 채소, 콩, 과일, 통곡물, 견과류, 씨앗으로 구성되어 있었으며 주된 지방 공급원은 올리브오일이었다. 생선은 일주일에 1번, 고기는 1년에 1~2번 먹는 정도였다.[20] 지중해식 식단이 치매와 인지력에 미치는 영향을 다룬 다수의 논문들이 나와 있다. 이 연구들 대부분은 지중해식 식단의 효과는 식물성 성분에서 기인한다고 밝히고 있다. 다수의 연구에서 지중해식 식단을 잘 유지한 사람들은 알츠하이머 위험이 감소했다. 지중해식 식단을 더 잘 지킬수록 치매 위험은 더 낮아졌다. 컬럼비아대학교 연구진은 중등도 알츠하이머 환자들을 대상으로 지중해식 식단의 효과를 조사했다.[21] 지중해식 식단을 실시한 사람들은 사망률이 감소했으며 삶의 질이 증가했다. 알츠하이머로 인한 사망률은 지중해식 식단을 철저히 지킨 그룹에서는 73퍼센트 낮았고, 적당히 지킨 그룹에서는 35퍼센트 낮았다. 12년 후 연구가 종료되었을 때 지중해식 식단을 실시한 사람들은 평균 4년을 더 살았다.

지중해식 식단에서 변형된 두 가지 종류의 식단이 인지력 감퇴 위험을 낮추는 것으로 나타났다. 1990년대에 미국국립보건원은 고혈압 환자들을 위한 식단을 개발했다. 이것은 DASH라고 명명되었는데 소금을 적게 먹는 것을 기본으로 식물성 식품, 통곡물, 생선, 가금류, 저지방 유제품을 먹는 식단이었다. DASH 식단을 실시한 124명의 참가자들은 일반 서구식 식단을 취한 사람들에 비해 기억, 논리, 계획, 문제 해결 능력이 좋았다.[22]

지중해식 식단과 DASH 식단을 결합해 러시대학교에서 개발한 MIND 식단이라는 것도 있었다.[23] 이 식단은 잎채소, 베리류, 콩, 통곡물, 올리브오일을 권장하고 고기, 버터, 마가린, 치즈, 설탕, 소금, 튀김, 패스트푸드를 제한했다. 이 식단에 따르면 통곡물은 하루 3번, 베리류는 일주일에 3번, 콩은 이틀에 1번씩 먹어야 한다. 58세에서 98세 사이 남녀 1000명이 이 식단을 실시하는 실험에 참가했다. MIND 식단을 철저히 지킨 사람들은 알츠하이머 위험이 53퍼센트 감소했다. 식단을 적당히 지킨 사람들에게도 35퍼센트 감소 효과가

가금류 고기 대 붉은 고기

소고기, 돼지고기 같은 붉은 고기에서 닭고기 같은 가금류 고기로 바꾸면 채식을 하는 것과 같은 효과를 누릴 수 있으리라 생각하는 사람들이 있다. 흰 고기는 붉은 고기보다 건강할까? 가금류 고기는 사실 포화지방과 콜레스테롤의 주된 공급원으로 밝혀졌다. 한 연구에 따르면 붉은 고기를 흰 고기로 대체해도 LDL 콜레스테롤의 변화는 없었다.[24] 또 다른 연구에서는 하루에 20그램의 닭고기(치킨너깃 1개 분량)를 먹는 사람은 체질량지수Body Mass Index, BMI가 더 많이 증가했다. 가금류 고기는 붉은 고기와 마찬가지로 혈관질환과 치매 위험을 높인다.[25]

있었다. 건강한 식사 쪽으로 한 걸음 더 다가설 때마다 인지력 감퇴 위험은 그만큼 더 줄어든다. MIND 식단을 철저히 지킨 사람들의 인지력은 나이가 7세나 적은 사람들과 동등한 수준이었다. 이 실험에는 운동이나 다른 생활 요인들은 포함되지 않았다. 최근의 연구들은 이들 식단에서 뇌를 보호한 가장 중요한 두 가지 요인이 풍부한 채소 섭취량과 불포화지방 대 포화지방의 비율(식물성 지방 대 동물성 지방의 비율)이라고 결론 내렸다. 제반 연구들을 종합해 보면 인지 건강에 가장 효과가 좋은 식단은 자연식물식임을 알 수 있다.

에벌린은 MIND 식단을 실시하는 데 동의했다. 하지만 고기 섭취를 줄이려면 아예샤의 도움이 필요했다. 두 사람은 에벌린이 자주 먹었던 육류와 육가공품의 목록을 만들었다. 에벌린은 달걀과 베이컨을 아침 식사로 먹었고, 닭가슴살 또는 닭고기 샌드위치를 점심으로 먹었다. 저녁으로는 보통 치즈, 채소, 샌드위치용 고기(햄이나 칠면조 고기)를 한 접시에 놓고 먹었다. 베이컨은 가공육이므로 가장 먼저 식단에서 제거하는 것이 옳았다. 하지만 베이컨은 에벌린이 가장 좋아하는 음식이었다. 좋아하는 음식을 곧바로 제거하면 환자가 좌절해 식단 자체를 포기할 수 있다. 그래서 아예샤는 샌드위치용 고기를 제거하는 것부터 시작했다. 식단 개선은 단계적으로 실시해야 지속 가능하다. 샌드위치용 고기를 빼는 대신 콩 한 접시와 통곡물(현미, 보리, 귀리, 퀴노아) 한 컵을 추가하도록 했다. 그리고 혈당지수Glycemic index, GI가 낮은 채소(콜리플라워, 브로콜리, 당근, 아스파라가스, 케일, 아치초크, 고구마)를 되도록 많이 먹도록 했다. 에벌린은 한 가지 음식을 버리고 세 가지를 얻었다. '빼앗지만 말고 건강하고 맛난 것을 대신 주자.' 이것이 식단 개선을 안내하는 우리의 기본 방침이다. 몇 주가 지난 후에도 에벌린이 첫 번째 실천 식단을 어렵게 느끼지 않으면, 그 다음에는 닭가슴살을 빼고 대신 콩, 통곡물, 채소를 더 추가할 수 있을 것이다. 에벌린이 스스로 진도를 체크할 수 있도록 식단 변화는 천천히 조직적으로 추진될 것이다.

아예샤는 또 에벌린에게 다음과 같은 식품 목록을 주었다. 뇌에 자양분을 주는 과학적으로 검증된 20가지 음식, 그리고 알츠하이머 위험을 높이는 10가지 음식이다.

뇌에 자양분을 주는 음식 톱 20

아보카도　뇌 구조를 지지하고 혈류 흐름을 개선하는 단일 불포화지방산으로 가득 차 있다.

콩　콩에는 항산화제, 식물영양소, 식물성 단백질, 철분과 미네랄이 풍부하다. 수명을 늘리고 뇌졸중 위험을 감소시킨다고 보고되었다. 콩은 콜레스테롤을 낮추어 주고 식후 여러 시간이 지난 후에도 혈당을 조절해 줄 수 있어서 이른바 '두 번째 식사 효과'를 준다(두 번째 식사 효과란 1982년 토론토대학교의 데이비드 젠킨스 교수가 제안한 개념으로, 먼저 먹은 음식이 그 다음 끼니의 혈당과 인슐린 수준에 영향을 주는 것을 말한다. 가령 콩으로 아침 식사를 하면 아침에 쌀밥을 먹었을 때보다 점심 식사 후 혈당이 덜 올라가는 것으로 나타난다-옮긴이).[26]

블루베리 1만 6000명의 간호사들을 대상으로 한 하버드 대학교의 연구 결과 베리류, 특히 블루베리와 딸기 섭취는 낮은 인지력 감퇴 위험과 관련이 있었다. 이 연구는 베리류를 규칙적으로 먹으면 인지력 감퇴를 2년 반 정도 늦출 수 있을 것으로 보았다.[27]

브로콜리 루테인, 제아잔틴 같은 카로티노이드 계열의 항산화제가 풍부하다. 이런 항산화제들은 혈액뇌장벽을 넘어 뇌 속으로 들어가 유리기에 의한 산화 피해를 회복시킬 수 있다. 1만 3000명의 여성을 대상으로 실시한 하버드대학교 연구에서 브로콜리를 비롯한 십자화과 채소를 많이 먹은 참가자들은 노화로 인한 기억력 감소가 적었다(국내에서 쉽게 구할 수 있는 십자화과 채소에는 무, 총각무, 열무, 배추, 얼갈이배추, 양배추, 갓, 청경채, 유채, 케일 등이 있다-옮긴이).[28]

커피 커피에 들어 있는 카페인은 아데노신 수용체 길항제로 뇌신경 보호 물질인 아세틸콜린의 생산을 촉진한다. 커피에는 단백질 항산화제인 폴리페놀과 클로로제닉산이 들어 있다.[29]

다크초콜릿 초콜릿의 가장 자연적인 형태인 무가공 코코아와 카카오닙스는 식물영양소 플라바놀의 엄청난 보고다. 플라바놀은 동맥을 이완시켜 뇌에 산소와 영양이 잘 공급되도록 돕는다. 다크초콜릿을 먹는 사람들은 뇌졸중 위험이 낮다.

엑스트라버진 올리브오일 포화지방 대신 소량 사용하면 단일불포화지방산과 폴리페놀의 훌륭한 공급원이 된다.[30]

아마씨 염증을 완화하고 LDL 콜레스테롤을 낮추어 주는 식물성 오메가-3 지방산이 많이 들어 있다. 또한 아마씨에는 혈관을 보호해 주는 리그난이라는 성분이 들어 있다.

허브티 박하, 레몬밤, 히비스커스 차는 뛰어난 항염증 음료다. 허브티를 차게 해서 스테비아를 넣으면 여름철 불량 음료를 대체할 수 있다.

허브 고수, 딜, 로즈메리, 타임, 오레가노, 바질, 박하, 파슬리에는 베리류의 10배에 달하는 항산화제가 들어 있다. 조금만 먹어도 필수적인 항산화제 섭취량을 늘릴 수 있다.

잎채소 폴리페놀의 공급원이며 엽산, 루테인, 비타민 E, 베타카로틴 등 뇌 건강과 관련된 모든 영양소들이 들어 있다.

버섯 버섯은 면역을 강화하고 뇌혈관의 염증을 감소시켜 준다. 신선한 것도 좋고 말린 것도 좋다. 그레미니 버섯(갈색이나 황갈색을 띠는 양송이버섯의 일종-옮긴이)은 알츠하이머 위험을 낮추어 주는 비타민 B_{12}의 훌륭한 공급원이다.

견과류 견과류에는 다수의 연구에서 알츠하이머 위험을 낮추는 것으로 보고된 건강한 불포화지방이 많다.[31]

오메가-3 지방산(해조류 추출) 강력한 식물성 오메가-3로 염증을 완화하고 면역 시스템을 강화한다.[32]

퀴노아 영양소가 아주 풍부한 식품으로 모든 필수 아미노산을 충분히 가진 유일한 곡물이다(대부분의 곡물은 아미노산 중에서 류신과 이소류신이 부족하다). 또한 섬유질, 비타민 E, 아연, 인, 셀레늄이 풍부하다.

씨앗(치아씨, 해바라기씨) 비타민 E가 많고 뇌 건강에 도움이 되는 미네랄이 풍부하다.

향신료 향신료로 사용되는 식물들은 다른 식품에 비해 항산화제의 밀도가 높아서 두뇌에 내재된 해독 시스템의 작용을 돕는다. 계피, 정향, 마조람, 샤프란, 너트메그, 타라곤 같은 향신료를 일상적으로 사용하는 것이 좋다.

고구마 식물영양소, 섬유질, 비타민 A, 비타민 C, 미네랄이 가득하며 혈당을 조절해 주는 효능이 있다. 다수의 연구에서 항염증 기능이 있는 것으로 보고되었다.

녹차 녹차에는 카테킨을 비롯한 폴리페놀이 풍부하다. 카테킨은 독소를 제거하는 시스템을 활성화한다.[33]

강황 강황 추출물인 커큐민은 강력한 항산화, 항염증, 항아밀로이드 효과가 있다. 동물 실험과 임상 시험에서 커큐

민은 베타-아밀로이드를 줄이는 직접적인 효과가 있는 것으로 드러났다.

통곡물 복합탄수화물, 콜레스테롤을 낮추는 섬유질, 단백질, 비타민 B가 풍부하다. 귀리, 메밀, 기장, 테프, 수수, 아마란스 같은 통곡물은 가장 건강한 형태의 복합탄수화물로 장내 유익균의 먹이가 되고 뇌에 필요한 에너지를 지속적으로 공급해 준다.[34]

피해야 할 음식 톱 10

가공식품 감자칩, 쿠키, 냉동식품, 흰빵 등 가공식품들은 설탕, 소금, 포화지방이 많다. 뇌혈관을 막고 뇌 조직을 직접 파괴한다.

가공육 파스트라미(양념한 소고기를 훈제해 차게 식힌 것-옮긴이), 살라미, 베이컨, 핫도그 소시지 등에는 방부제, 소금, 포화지방이 많다. 염증을 일으키고 뇌혈관을 파괴한다.

붉은 고기 농장에서 사육하거나 방목해 풀 먹인 소, 야생 짐승의 고기에는 염증을 일으키는 포화지방이 많다. 가공육에 비해 염증을 덜 일으키기는 하지만 혈관과 세포에 상당한 피해를 입힌다.

닭고기   전형적인 미국식 식단에서 주된 콜레스테롤 공급원이다. 닭고기에는 단백질보다 지방이 3배나 많아서 비만의 주범이다.

버터, 마가린   포화지방과 트랜스지방이 많다. 동맥을 막고 뇌를 위축시킨다.

튀긴 음식과 패스트푸드   트랜스지방이 많다. 뇌를 위축시키고 인지력 감퇴를 유발한다.

치즈   포화지방이 많다. 뇌혈관을 망가뜨린다.

패스트리와 사탕   설탕이 많다. 염증을 유발하고 뇌를 지치게 한다.

탄산음료   미국인의 식습관에서 설탕의 주된 공급원이다. 염증을 일으키고 뉴런을 망가뜨린다.

과도한 알코올   알코올은 신경 독소다. 직접 뇌세포를 파괴한다.

두 달 후 에벌린이 아예샤의 진료실을 다시 찾았다. 그녀는 완전히 딴사람이 되어 있었다. 활력이 돌아왔고 집중력이 크게 개선되었다. 검사 결과 혈압이 좋아졌고 LDL 콜레스테롤이 50포인트나 떨어졌다. 염증 바이오마커인 C 반응성 단백질과 호모시스테인도 현저히 감소했다. 당화혈색소(3개월간의 평균 혈당을 알려 주는 지표)는 20퍼센트 떨어졌다. 체중은 10파운드(약 4.5킬로그램) 줄었다. 그녀의 딸은 가족 모두 엄마가 많이 좋아졌음을 느낀다고 말했다. 에벌린은 기력이 돌아온 데 놀라고 있었다. 고기를 적게 먹으면 쉽게 지칠까 봐 걱정했는데, 막상 해 보니 최근 10년 이내에 지금처럼 기력이 좋은 적이 없었다고 했다.

에벌린은 인지력 문제 역시 많이 좋아졌다고 말했다. 신경심리학 검사에서 에벌린의 말을 뒷받침하는 개선 효과가 뚜렷이 나타났다. 두 달 전에 비해 단기 기억력 점수는 30퍼센트, 집중력 점수는 50퍼센트 상승했다. 그녀는 꼼짝없이 치매로 향하는 길 위에 묶여 있었다. 그러나 영양을 통해 증상을 되돌릴 수 있었다. 에벌린이 처음 클리닉에 왔을 당시의 상태를 고려하면 두 달 만에 나타난 결과는 아주 고무적이었다. 그리고 이것은 초기 알츠하이머의 병리학적 진행을 되돌릴 가능성이 있다는 반가운 신호였다.

유기농이 더 좋은가?

유기농 채소와 과일은 영양소의 밀도와 농약 오염 측면에서 일반 농산물보다 어느 정도 더 건강하다고 볼 수 있다. 그러나 현재까지의 데이터로는 인지 건강에 미치는 영향에서 유기농과 일반 농산물은 별반 차이가 없다. 중요한 것은 채소, 과일, 통곡물을 주된 식품으로 먹는 것이다. 유기농을 구할 수 없다고 채소와 과일 섭취량을 줄여서는 절대로 안 된다. 유기농이든 아니든 채소와 과일은 뇌 건강을 위한 식단의 핵심이다.

에벌린은 자신의 변화를 기적이라고 말했다. 아예샤는 기적이 아니라고 설명해 주었다. 뇌에 필요한 영양소를 공급해 주고 스스로 낫도록 한 결과일 뿐이라고 말이다. 사람들은 뇌는 건드릴 수 없는 영역이며 뇌에 좋은 영향을 주는 것은 불가능하다고 여기는 경향이 있다. 그러나 사실은 정반대다. 우리는 매일 자기가 가진 인지력의 운명을 결정한다. 많은 사람들이 이 간단한 사실을 모르고 있다.

설탕, 21세기의 독

알츠하이머의 발생과 진행에 가장 큰 역할을 하는 식품 하나를 꼽으라면 설탕일 것이다. 설탕 섭취는 많은 연구에서 인지력 손상 및 알츠하이머와 관련이 있는 것으로 드러났고 암, 당뇨, 우울증, 불안, 뇌졸중과도 관련이 깊다. 설탕은 텅 빈 칼로리라고도 불린다. 이것은 설탕에는 정제된 에너지 이외에 몸이 흡수해 사용할 가치가 있는 비타민, 철, 아연, 망간, 구리 같은 미량영양소가 없다는 뜻이다. 그러나 우리는 설탕이 텅 비었다고 보지 않는다. 설탕이 몸에 미치는 부정적인 영향이 너무나 심각하기 때문이다. 설탕은 인지 건강과 혈관 건강을 앗아간다. 설탕은 대사증후군과 관련된 모든 질환(고혈압, 고지혈증, 인슐린 저항, 당뇨)을 야기하고 악화시킨다. 대사증후군은 뇌 질환과 심장질환의 위험 요인이다. 설탕이 간에 미치는 독성은 알코올의 독성과 유사하다. 설탕은 지질, 단백질, 심지어 DNA까지 손상시켜서 노화를 촉진한다. 설탕은 인간이 흡수할 수 있는 가장 파괴

1900년과 2010년 1인당 연간 평균 음식 섭취량 변화

음식	1900년	2010년
설탕	2.25킬로그램(5파운드)	86킬로그램(190파운드)
오일과 지방	1.8킬로그램(4파운드)	33.6킬로그램(74.1파운드)
치즈	900그램(2파운드)	13.6킬로그램(30파운드)
고기	63.5킬로그램(140파운드)	95킬로그램(210파운드)
과일과 채소	59.4킬로그램(131파운드)	5킬로그램(11파운드)
탄산음료	0	200리터(353파인트)
평균 일일 섭취 칼로리	2,100	2,757

출처: 미국 농무부USDA 음식 조사, 《주요 음식 추이: 한 세기 조사Major Food Trends: A Century in Review》.

적인 물질 중 하나다. 그리고 인류 역사상 설탕을 우리보다 더 많이 먹는 세대는 없었다.

1900년대에 미국인은 1인당 연간 5파운드(약 2.25킬로그램)의 설탕을 먹었다. 당시 설탕의 주된 공급원은 과일이었고 그마저 제철에만 먹을 수 있었다. 2010년 미국인의 연간 설탕 섭취량은 190파운드(약 86킬로그램)까지 치솟았다. 그것도 대부분 가장 위험한 종류인 정제 설탕의 형태로 섭취한다.

이렇게 설탕 섭취가 크게 증가한 것은 식단에서 가공식품 비중이 늘어난 결과다. 가공식품은 칼로리는 과도하고 영양소는 형편없이 빈약하다. 설탕은 고과당 시럽, 덱스트로스, 수크로스 같은 과학적으로 들리는 다른 이름 아래 숨어서 미국식 식단의 토대를 이루고 있다. 음식이 지나치게 정제되고 가공된 나머지 우리는 진짜 음식맛이 어떠했는지 잊어버리는 지경에 이르렀다. 그래서 설탕이 든 음식을 먹으면서 설탕이 들어 있는지조차 알아차리지 못하는 경우가 많다. 파스타소스, 요구르트, 샐러드드레싱, 그래놀라바, 콜슬로, 그리고 심지어 토마토케첩에도 설탕이 들어간다. 설탕은 사실상 모든 음식에 있다.

설탕은 정상 에너지원이 아니다

바버라 역시 자기가 매일 얼마나 많은 설탕을 먹는지 전혀 모르고 있었다. 그녀는 당시 58세로 성인이 된 두 자녀의 어머니이자 손주를 아끼는 할머니였다. 대학 병원의 연구 간호사로 일하던 그녀는 한 해 전부터 기억력 문제를 느끼고 있었다. 갑자기 메모, 파일, 폴더 같은 것들을 잃어버리기 시작했다. 오래전부터 알고 있던 환자들이 헷갈렸다. 멀티태스킹이 불가능해졌다. 남편도 그녀의 변화를 알아차렸다. 남편이 몇 시간 전에 해 준 이야기를 바버라는 기억하지 못했다. 이 모든 변화는 바버라를 우울하게 만들었다. 그녀는 일자리에 불안감을 느꼈고 치료 불가능한 질병 앞에서 무력감을 느꼈다.

언제나처럼 아예샤는 바버라의 식습관을 묻는 것부터 상담을 시작했다. 아침 식사로 바버라는 12온스(약 350밀리리터)의 오렌지주스에 흑설탕 토핑을 얹은 오트밀이나 달걀과 소시지를 넣은 아침 식사용 샌드위치를 먹었다. 점심은 보통 닭고기 샐러드나 샌드위치였다. 간식으로 그래놀라바, 과일이 든 요구르트 또는 저지방 쿠키를 먹었다. 밤에는 닭고기, 치즈 파스타 또는 오븐에 넣어 15분이면 먹을 수 있는 냉동식품을 먹었다. 바버라는 일 때문에 바빠서 요리할 시간이 없었다. 그녀는 일주일에 3~4번 외식을 했다. 대부분 중국, 태국, 다이너 식당(간단한 음식을 파는 작은 식당. 햄버거, 감자튀김, 샌드위치, 프라이드치킨, 베이컨, 해시브라운, 핫도그, 와플, 팬케이크, 오믈렛 같은 전형적인 미국 음식을 주로 판다-옮긴이)이었다. 일주일에 2번 정도는 디저트로 사치를 부렸다. 케이크 한 조각, 아이스크림, 푸딩 등이었다. 아예샤는 바버라에게 음식 빈도 설문지를 작성하도록 했다. 아예샤는 바버라가 먹는 각각의 음식에 든 설탕 양을 계산했다. 바버라는 날마다 엄청난 양의 설탕을 먹고 있었다.

오렌지 주스(350밀리리터/12온스) = 28그램

오트밀에 얹은 흑설탕(1큰술) = 13그램

커피에 넣는 비정제 사탕수수 설탕 = 5그램

사우전드 아일랜드 드레싱(2큰술) = 4.6그램

그래놀라바 1개 = 8그램

과일 요구르트 1통 = 17그램

저지방 쿠키 2개 = 14그램

파스타소스(반 컵) = 5그램

중국 음식 테이크아웃(대부분 소스에 포함) = 10~14그램

치즈케이크 1조각 = 35~40그램

당근케이크 1조각 = 12~15그램

미국심장협회는 하루에 섭취 가능한 설탕 허용량을 남성은 38그램(9티스푼), 여성은 25그램(6티스푼)으로 권고했다.[35] 바버라는 디저트를 먹지 않고 테이크아웃도 하지 않는 일반적인 날에 무려 95그램

의 설탕을 먹고 있었다. 하루에 24티스푼 분량, 허용량의 4배였다. 중국 음식을 먹는 날에는 104그램(26티스푼), 디저트를 먹는 날에는 105그램에서 130그램(27~32티스푼)의 설탕을 먹었다. 중국 음식에 디저트까지 먹는 날의 설탕 섭취량은 119그램에서 144그램(30~36티스푼)까지 올라갔다. 허용량의 6배였다.

신경심리학 검사에서 바버라는 경도인지장애였다. 경도인지장애가 있으면 단기 기억력이 불균형적으로 나빠지며 알츠하이머 위험이 매우 커진다. 아예샤는 추가로 몬트리올 인지 평가를 실시했다. 5개 단어를 암기하도록 했는데 몇 분 후 바버라는 그중 1개밖에 기억하지 못했다. 혈액 검사 결과 공복 혈당, 중성지방이 높은 것으

설탕의 다른 명칭들

설탕은 당신이 좋아하는 음식에 몰래 숨어 있을 수 있다. 다음과 같은 명칭들은 주성분이 설탕이거나 설탕과 유사한 형태의 당분이므로 주의를 요한다.

- 아가베 시럽
- 옥수수 감미료
- 덱스트로스
- 과일주스 농축액
- 고과당 시럽
- 전화당
- 락토스
- 메이플 시럽
- 당밀
- 흑설탕
- 옥수수 시럽
- 과당
- 액상 과당
- 꿀
- 맥아당
- 말토스
- 원당, 조당
- 수크로스

로 드러났고 혈압도 높았다. 바버라는 자기가 고혈압임을 알고 있었고 약 대신 소금을 적게 먹는 것으로 조절하려고 애쓰고 있었다. MRI 검사에서 뇌실 주변에 흰 반점들이 나타났다. 이것은 장기간 혈압이 높을 때, 뇌혈관에 염증이 있을 때, 콜레스테롤이 높을 때, 또는 당뇨가 있을 때 나타나는 현상이다. 바버라는 임상적으로 당뇨였다. 바버라가 전당뇨에서 당뇨로 넘어간 것을 의사가 놓친 것 같았다. 당뇨는 치매 위험을 높인다.

어떻게 설탕이 이런 문제를 야기했을까? 간단히 말하면, 설탕은 우리 몸이 지나치게 많은 양의 에너지를 사용하게 만든다. 그래서 세포에 무리가 가는 것이다. 우리 몸은 설탕을 에너지원으로 사용하도록 진화하지 않았다. 설탕은 인류가 최근 50년 이내에 갑자기 많이 먹게 된 물질이다. 요즘 우리는 아무 때나 편의점에 들러 초코바를 사 먹을 수 있다. 초코바 1개에는 우리 몸이 정상적으로 처리할 수 있는 설탕 1개월 치가 들어 있다. 시리얼로 아침을 시작하거나 아이스크림으로 저녁을 마감할 수도 있다. 모두 우리 몸이 처리할 수 있는 한계를 벗어난다.

설탕은 자연이 만든 최고의 흥분제다. 뇌 안의 도파민 센터는 생존을 위해 즉각 사용할 수 있는 에너지가 들어오면 바로 알아차린다. 설탕은 긴급하게 사용할 수 있는 강한 에너지원이어서 도파민 센터는 설탕을 인지하면 즉시 활성화된다. 그러나 빠른 에너지는 기본적으로 건강하지 않다. 특히 장기적으로 사용하면 문제가 된다. 빠른 에너지는 생존을 위한 것이었다. 가뭄에서 살아남고, 맹수로부터 달아나고, 먹을 것을 찾아 들판을 헤맬 때 필요했다. 빠른 에너지의 파도는 전신 염증을 유발하며 전신 염증은 인지력 감퇴로 연결된다. 설탕은 동맥경화를 유발하는 해로운 지질을 증가시키며 동맥경화는 뇌에 공급되는 혈액 흐름을 약화시킨다. 설탕을 먹으면 산화가 증가해 세포벽과 DNA를 손상시키는 유리기가 만들어진다. 세포의 에너지를 생산하는 미토콘드리아는 설탕에 쉽게 지친다. 설탕은 노화 과정에 관여하는 시르투인을 교란한다. 가장 중요한 문제는 설탕이 세포의 포도당 반응이 심각하게 손상될 정도로 인슐린 시스템을 무너뜨린다는 것이다. 많은 저명한 과학자들이 알츠하이머를 '3형 당뇨' 또는 '뇌에 오는 당뇨'로 부르는 이유다.

설탕이 뇌 기능을 심각하게 저하시키는 과정을 알아보자. 이 모든 일은 인슐린에서 시작된다. 인슐린은 췌장에서 분비되는 호르몬으로 뉴런을 포함해 모든 세포의 기능에 반드시 필요하다. 식사를 하면 소화 시스템이 음식을 포도당으로 분해한다. 포도당이 혈류로 들어가면 췌장은 인슐린을 분비해 세포들이 포도당을 끌어들여 사용하도록 돕는다. 췌장이 인슐린을 충분히 분비해도 세포의 인슐린 수용체가 인슐린에 둔감해지거나 인슐린 수용체 숫자가 감소하면 세포들이 인슐린에 적절하게 반응하지 못하는 인슐린 저항이 생긴다. 이렇게 되면 포도당이 세포막을 통과하지 못해 에너지원으로 사용되지 못한다. 췌장은 초과 근무를 해서 인슐린을 더 많이 생산해보지만 혈류에 포도당은 계속 증가하고 결국 고혈당이 된다. 인슐린 저항으로 인해 인슐린과 혈당이 너무 높아져 일정 기준을 넘기면 2형 당뇨로 진단된다.

뇌에 인슐린 저항이 있으면 뉴런이 포도당 부족으로 굶주리게 되고 염증과 산화 손상 과정이 개시된다. 그 결과로 생겨난 부산물들은 뇌 기능에 다음과 같은 네 가지 중요한 영향을 미친다. 1) 미토콘드리아 같은 세포 소기관이 손상된다. 2) 뉴런 간 소통이 저해된다. 3) 염증 반응이 악화된다. 4) 수용성인 아밀로이드 단백질을 불용성으로 만든다. 아밀로이드 단백질이 녹지 않으면 쉽게 분해되지 않아서 밖으로 씻겨 나가지 않는다. 그 결과가 알츠하이머의 전형적인 병리학적 특징인 아밀로이드 플라크 형성이다.

치즈스테이크와 밀크초콜릿 끊기: 우리가 식단을 개혁한 방법

약 12년 전 우리 부부가 처음 만났을 때, 둘 다 건강한 라이프스타일과는 거리가 아주 멀었다. 딘은 심각한 고기 애호가였다. 그는 단백질이 많은 식사가 이상적인 식사라고 굳게 믿고 있었다. 그래서 매 끼니마다 고기를 먹었다. 아침 식사는 소시지, 달걀, 치즈가 든 샌드위치였고 점심과 저녁에는 어떻게 해서든 반드시 스테이크와 치즈버거를 찾아 먹었다. 피츠버그에 살 때 그는 치즈스테이크샌드위치를 사 먹기 위해 필라델피아까지 운전해 가곤 했다. 반대로 아예샤는 초콜릿에 집착했다. 다크초콜릿이 아니라 달콤한 밀크초콜릿이었다. 더 달수록 더 좋았다. 어린 시절 그녀의 집에는 단것이 넘쳐났다. 학교에 다닐 때 그녀는 가방과 자동차에 초콜릿을 숨겨 놓는 버릇이 있었다. 아예샤는 늘 초콜릿을 가지고 다녔다.

돌이켜보면 그때 우리는 건강하지 못했고 음식과 건강 사이의 관계에 대해 너무 몰랐다. 딘은 일주일에 한 번 편두통을 앓았다. 두통이 극심해 구토가 나오고 시야 가장자리가 어른거렸다. 만성 편두통은 인지력 감퇴, 뇌혈관질환과 관련이 있다. 딘은 편두통을 10년 이상 앓고 있었다. 아예샤는 자기가 단것에 중독되어 있음을 알고 있었다. 혈당이 약간 높았고 당뇨로 발전할 위험이 있었다. 어지럼증도 있었는데 이것은 포도당 대사에 문제가 있다는 신호였다.

의사로 일하면서 우리는 영양에 대해 더 많은 것을 알게 되었다. 설탕이 뇌에 미치는 영향에 대해 알게 되었고 가공육, 치즈, 고지방 식품이 편두통의 원인임을 알게 되었다. 우리는 변화가 필요하다고 판단했다. 딘에게 이것은 고기를 끊는 것을 의미했다. 처음엔 일주일에 한 번은 붉은 고기나 치즈를 허용했다. 딘이 가장 좋아하는 음식이었기 때문이다. 몇 달 후에는 붉은 고기를 모두 제거하고 생선, 칠면조, 베지버거, 버섯 같은 것으로 대체할 수 있었다. 그가 좋아하는 스테이크만큼 맛있지는 않았지만 이행이 가능할 정도의 맛은 있었다. 몇 달이 지나자 LDL 콜레스테롤이 40포인트 떨어졌고 편두통이 훨씬 드물게 찾아왔다. 딘은 칠면조 같은 가금류 고기까지 모두 끊었다. 그러자 편두통이 완전히 사라졌다.

아예샤는 자기 인생에 도사린 설탕의 근원들을 체계적으로 도려내기로 했다. 초콜릿과 쿠키를 보관하는 모든 곳, 단것을 파는 식당과 가게, 스트레스를 받은 날 기대게 되는 단것의 유혹 등. 그녀는 달콤한 밀크초콜릿을 달지 않은 다크초콜릿으로 바꾸었다. 맛이 같지는 않았지만 도움이 되었다. 출퇴근 경로를 바꾸어서 단것을 파는 가게를 지나지 않게 했다. 낮에 간식을 더 먹어서 밤에 야식을 찾지 않도록 했다. 그녀는 베리류가 달콤한 만족감을 주면서도 건강한 항산화제가 풍부하다는 것을 알게 되었다. 몇 달 후 그녀는 초콜릿을 모두 끊을 수 있었다. 혈액 검사를 다시 했을 때 혈당은 정상 범위 안에 들어와 있었다. 체중도 줄었다. 10대 이후 그렇게 줄이려고 애써도 안 되던 체중이 드디어 준 것이다.

식단을 개혁하는 일은 뭔가를 잃어버리는 것이 아니라 뭔가를 얻는 것이다. 우리를 신경퇴행성질환의 위험에 처하게 하는 음식들 대신 맛있고 건강한 음식들을 얻는 것이다. 한 가지 요소에서 거둔 성공(붉은 고기와 초콜릿)이 식단 전체를 바꾸는 동기를 제공해 주었다. 물론 지키지 못할 때도 가끔 있다. 이따금 아예샤가 초콜릿의 유혹에 넘어가거나 딘이 어니언링에 굴복할 때가 있다. 그러나 우리는 매일 건강함을 느낀다. 그리고 현재의 뇌를 최적화해 미래에 올지 모를 인지력 감퇴를 예방하는 쪽으로 방향을 잡고 있다.

이 현상은 인지력 감퇴와 강한 상관관계가 있다. 아밀로이드 단백질은 정상적인 노화의 일부다. 포도당 대사가 정상인 사람들은 아밀로이드를 분해해 제거한다. 그러나 혈당과 인슐린이 높은 사람들은 아밀로이드가 제거되지 않고 쌓여서 플라크를 형성한다. 효소도 아밀로이드 플라크 형성에 관여한다. 인슐린분해효소 IDE는 인슐린과 아밀로이드를 모두 분해하는데, 체내에 인슐린 수준이 높으면 이 효소는 기능 장애를 일으켜 할 일을 다 못 한다. 인슐린 양에 압도되어 두 번째 기능인 아밀로이드 제거에 실패하고 마는 것이다.

많은 연구들이 인슐린 저항과 알츠하이머 사이의 직접적인 관련성을 발견했다. '프레이밍햄 연구'의 2017년 보고서는 설탕 섭취량이 해마와 대뇌의 크기와 관련이 있음을 밝혔다.[36] 설탕을 더 많이 섭취할수록 두뇌 크기가 더 작아졌다. 2015년 아이오와대학교 연구자들은 인슐린 저항과 인지 기능 사이의 관계를 살펴보았다.[37] 인슐린 저항이 높으면 뇌의 포도당 사용량이 감소했는데 특히 기억을 담당하는 중앙 측두엽에서 포도당 활용이 두드러지게 감소했다. 뇌에서 포도당 활용이 낮은 사람들은 기억력 테스트에서 점수가 낮았다. 우리가 '국민 건강 영양 조사'(미국질병통제센터가 실시한 미국인의 영양과 건강에 관한 대규모 조사−옮긴이) 데이터를 분석했을 때도 인슐린 저항이 높은 노인들은 인지 기능이 손상되어 있었다.[38]

아예샤는 당장 바버라의 설탕 섭취를 크게 줄여야겠다고 판단했다. 바버라는 자신의 식단이 매우 불량했다는 이야기를 듣고 충격을 받았다. 그리고 검사 결과에 겁을 먹었다. 경도인지장애인 상태에서 식단 조절이 제대로 될지도 걱정이었다. 아예샤는 실천하기 쉬운 계획을 만들면 되므로 걱정할 필요 없다고 바버라를 안심시켰다.

　아예샤는 바버라에게 두 가지 중요한 과제를 내주었다. 첫 번째 과제는 매 끼니마다 채소를 먹는 것이었다. 채소를 많이 먹으면 2형 당뇨의 위험이 감소한다. 특히 섬유질은 포도당 대사 조절과 혈당 균형에 중요하다. 섬유질은 또한 몸 전체에서 염증을 낮추어 주는 것으로 나타났다. 앞서 소개했던 '간호사 건강 연구'와 '의료인 추가 연구'에서도 가공되지 않은 식물성 식품을 많이 섭취한 사람들은 당뇨 위험이 20퍼센트 낮았다. 바버라의 일일 채소 섭취량을 늘림으로써 설탕이 많은 식사로 인한 피해를 회복할 수 있을 것으로 아예샤는 기대했다. 두 번째 과제는 정제 설탕을 단계적으로 줄여 나가는 것이었다. 목표는 간단했다. 교환 방식(이것을 먹고 저것을 먹지 않는 것)을 이용해 최대한 많은 설탕을 줄이는 것이었다. 바버라에게 주어진 구체적인 지시 사항은 다음과 같았다.

- **오렌지 주스를 피할 것**: 설탕 28그램이 제거됨. 대신 물, 커피, 녹차를 마실 것

- **커피에 설탕을 넣지 말 것**
  : 설탕 5그램이 제거됨. 대신 스테비아나 에리스리톨을 사용할 것

- **오트밀에 흑설탕을 넣지 말 것**
  : 설탕 3그램이 제거됨. 대신 베리류나 바나나를 사용할 것

- **시판 샐러드드레싱을 피할 것**
  : 설탕 4.6그램이 제거됨. 대신 레몬이나 올리브오일을 사용할 것

- **그래놀라바를 피할 것**
  : 설탕 5그램이 제거됨. 대신 소금을 넣지 않은 견과류를 한 줌 먹을 것

- **과일 요구르트를 피할 것**

  : 설탕 17그램이 제거됨. 대신 바나나, 블루베리를 먹을 것

- **'건강' 쿠키를 피할 것**

  : 설탕 17그램이 제거됨. 대신 사과 1개를 먹을 것

- **시판 파스타소스를 피할 것**

  : 설탕 5그램이 제거됨. 대신 소스를 집에서 만들어 먹을 것

- **소스를 얹은 중국 음식을 피할 것**

  : 설탕 10~14그램이 제거됨. 흰쌀밥 대신 현미밥을 달라고 하고 두부, 채소 볶음 등을 주문할 것. 소스가 필요하면 레몬, 간장소스, 무설탕 핫소스 등을 사용할 것

- **디저트와 케이크는 최대한 피할 것**

  : 설탕 12~40그램이 제거됨. 대신 과일을 먹을 것

대신 다음 음식이 더해졌다.

- **견과류 1/4컵**: 항산화제, 건강한 지방, 비타민
- **베리류 1~2컵**: 항산화제, 비타민, 폴리페놀
- **사과 1개 또는 바나나 1개**: 항산화제, 비타민, 폴리페놀

추가로 이런 음식이 제거되었다.

- **포화지방**: 디저트, 쿠키
- **소금**: 샐러드드레싱, 파스타소스, 중국 요리 소스

이렇게 하면 바버라의 첨가당 섭취는 거의 제로에 가까워질 터였다. 바버라는 아예샤가 지시한 대로 실천하리라 결심은 했으나 제

대로 할 수 있을지 걱정이 많았다. 처음 이틀간은 아무런 차이를 느끼지 못했다. 셋째 날, 바버라에게 두통이 왔다. 공연히 짜증이 나고 몸이 떨렸다. 그날 오후 브레인 포그가 참을 수 없을 만큼 심해졌다. 바버라는 아예샤에게 전화해서 그만두겠다고 했다. 아예샤는 지금 일어나는 상황에 대해 설명했다. 바버라의 몸은 금단 증상을 거치는 중이었다. 신체 치유 과정에서 흔히 일어나는 현상이다. 사람에 따라서 하루 만에 사라지기도 하고 1주일까지도 지속된다. 아예샤는 바버라에게 타이레놀을 먹고, 물을 많이 마시고, 일찍 자도록 했다. 4일차, 5일차 역시 똑같았다. 바버라는 잘 참아 내는 것 같았다.

7일째가 되던 날은 달랐다. 두통이 갑자기 사라졌다. 기분이 상쾌했고 정신이 맑아진 기분이었다. 집중력도 좋아진 것 같았다. 이상한 느낌이었다. 키보드를 두드릴 때 팔찌 짤랑거리는 소리가 들려왔다. 일할 때 늘 났던 소린데 지금에야 알아챈 것이다.

그런데 예기치 않은 일이 일어났다. 7일차부터 20일차까지 바버라와 전화 통화가 되지 않았다. 아예샤가 날마다 메시지를 남겼지만 연락이 닿지 않았다. 아예샤는 환자를 너무 밀어붙인 것이 아닌지 걱정이 되었다. 갑작스러운 식단 변화가 바버라에게 과중했던 걸까? 바버라는 동기 부여가 되어 있었지만 한편으로 자신감이 없고 두려워했다. 아예샤는 낙담했다. 바버라는 포기한 것이다. 실패다.

그때 전화벨이 울렸다. 바버라였다. 그녀의 목소리에서 활력이 느껴졌다. "주변에서 일어나는 일이 새롭게 느껴져요." 바버라가 말했다. "모든 것이 선명하고 오후에 피곤하지도 않아요." 그리고 이야기와 이름을 기억해 내는 데는 아직 어려움이 있지만, 잠시 일을 멈추고 최대한 집중하면 잊어버린 것이 기억나는 수가 있다고 했다.

그러던 어느 주말 바버라는 롱비치에 있는 부티크샵에서 주인이 인도에서 수입했다는 예쁜 숄을 구경하며 이야기를 나누었다. 그날 밤 그녀는 남편에게 그 가게에 다녀온 이야기를 들려주었다. 몇 주 전만 하더라도 불가능했던 일이었다. 상점 주인의 이름까지 기억이 났다. 남편도 놀랐다. 밤이면 디저트 생각이 간절하긴 했지만 단것을 먹지 않으면서부터 이전보다 잠을 더 잘 자고 있었다. 늦은 밤에 먹는 설탕이 숙면을 방해하고 있었던 것이다. 가공식품을 끊자 20년간 고생하던 변비마저 개선되었다.

두 달 후 실시한 정밀 검사에서 호전 양상이 뚜렷하게 보였다. 공복 혈당이 124에서 93으로 떨어졌다. 중성지방은 189에서 154로, 혈압은 145/95에서 130/79로 떨어졌다. 체중은 8파운드(약 4킬로그램)가 줄었다. 체중 감량이 목표는 아니었지만 식단 개선으로 얻은 부수적인 효과였다. 다시 실시한 몬트리올 인지 평가에서 바버라는 단어 5개를 모두 기억했다. 더 중요한 점은 직장에서 한결 편안해졌다는 것이었다. 그녀의 상사가 프로젝트 하나를 더 맡겼는데 그녀는 흔쾌히 그 일을 받았다. 이런 긍정적인 변화로 인해 의욕이 생겨서 그녀는 설탕 끊기 이외에 다른 것들을 시작했다. 집에서 직접 요리를 했고 명상 강좌를 들었다.

1년 후 아예샤는 바버라의 인지 능력을 다시 측정했다. 몇 가지 분야가 개선되었다. 특히 계획력, 판단력, 문제 해결력 등 실행력이 좋아졌다. 기억력 테스트 점수는 힌트 없는 경우와 있는 경우 모두에서 각각 65퍼센트와 75퍼센트 증가했다. 바버라는 증상을 되돌

릴 수 있었다. 일반적인 경도인지장애 환자들의 1년 예후와는 정반
대 결과였다. 뇌실 주변의 흰 반점들이 여전히 남아 있었지만 더 커
지지는 않았고 뇌의 크기 역시 그대로 유지되었다. 대개 경도인지
장애 환자들의 뇌는 계속 수축되고 흰 반점들은 계속 커진다. 아예
샤와 바버라는 운동과 사회 활동이 포함된 더 종합적인 생활 개선
계획을 만들었다. 아예샤는 매년 바버라의 기억력 상태를 체크하고
있다.

두뇌의 포도당 요구량

뇌는 포도당을 연료로 사용한다. 우리의 뇌는 얼마나 많은 포도당이 필요할
까? 정상적인 인지 기능을 위해 인간의 뇌는 하루에 3컵 정도의 복합탄수화
물이 필요하다. 복합탄수화물은 섬유질이 있는 자연 탄수화물이다. 이런 탄
수화물은 천천히 소화되어 혈당을 급격히 올리지 않는다. 반면에 정제 설탕
은 빨리 흡수되어 혈당을 급격히 치솟게 하며 뇌를 손상시킨다.

건강한 복합탄수화물

- 통곡물: 귀리, 퀴노아, 보리 등
- 섬유질이 많은 채소: 잎채소, 호박, 피망 등
- 과일: 특히 베리류
- 뿌리채소: 고구마, 당근 등

불량 탄수화물

- 정제당: 백설탕, 액상 과당 등
- 과일주스: 과일주스는 과일에서 섬유질을 뺀 설탕물이다.
- 자연당: 아가베, 꿀, 메이플 시럽 등. 정제당보다는 혈당지수가 낮지만 뇌에
  미치는 영향은 정제당과 비슷하다.

영양에 관한 잘못된 믿음

코코넛오일은 뇌에 좋다

코코넛오일은 포화지방이 많다. 코코넛오일의 잠재적 혜택에 대한 연구가 진행 중이지만 현재까지 알려진 바로는 피하는 것이 좋다.

탄수화물은 나쁘다

복합탄수화물은 몸에 필요하며 특히 포도당을 연료로 하는 뇌에는 필수적이다. 설탕 같은 단순당은 위험한 에너지 과부하를 일으키지만 채소, 콩, 견과류, 통곡물에 들어 있는 복합탄수화물은 뇌 건강에 좋다.

식물성이면 무조건 좋다

가공된 콩 식품, 감자칩, 정제 탄수화물을 먹고 있다면 건강하지 않다. 중국과 인도의 데이터를 보면 정제 식용유, 튀긴 음식, 설탕을 많이 먹으면 채식의 효과를 무력화할 뿐 아니라 심각한 위험을 초래할 수도 있다.

과일에는 당분이 너무 많다

과일에 든 당분은 섬유질에 묶여 있어서 몸 안으로 천천히 풀려 들어간다. 원형 그대로의 과일은 섬유질, 비타민, 미네랄, 항산화제의 보고다. 반대로 과일주스는 섬유질이 제거되어 정제 설탕과 마찬가지다. 어떤 과일은 자연적으로 당분이 많고(망고, 포도), 어떤 과일은 당분이 적다(베리류, 레몬, 라임)는 것을 기억해 두자.

지방은 뇌에 나쁘다

모든 지방이 나쁜 것은 아니다. 어디에서 왔느냐에 따라 다르다. 동물성 지방은 거의 전적으로 유해한 포화지방으로 되어 있다. 반면에 올리브오일, 견과류, 아보카도에 들어 있는 지방은 뇌 기능에 필수적이다.

요구르트와 시리얼은 건강에 좋다

시판되는 요구르트와 시리얼에는 설탕, 포화지방, 방부제가 들어 있는 경우가 많다. 요구르트와 시리얼을 섞은 제품 중에 합성 색소가 들어 있는 것이 확인되기도 했다. 합성 색소는 과잉행동장애, 주의력결핍장애와 관련이 있다.

지방 없는 샐러드드레싱은 건강하다

샐러드드레싱에 속으면 안 된다. 일반적으로 샐러드드레싱에는 설탕과 지방이 들어 있어 칼로리가 높다. 지방이 없는 샐러드드레싱도 나쁘기는 매한가지다. 이런 제품은 보통 물, 설탕, 전분, 합성 색소, 합성 착향료로 만들어진다. 설탕과 첨가제는 뇌에 부정적인 영향을 준다. 특히 집중력에 좋지 않다.

하루쯤 안 지켜도 문제없다. 적당히 절제하면 된다

적당하다는 것은 주관적인 표현이다. 만약 당신이 하루에 피자를 5번 먹다가 3번으로 줄였다면 적당히 절제한 것이다. 그러나 하루 3번의 피자는 여전히 당신을 심하게 병들게 할 것이다. 우리는 아이스크림을 일주일에 한두 번 정도로 줄이고 고기를 좀 덜 먹는 것으로 적당히 잘 하고 있다고 생각하는 경향이 있다. 그러나 적당한 절제를 논하기 이전에 뇌에 건강한 식단이 정확히 어떤 것인지 명확히 알 필요가 있다.

비만과 인지 건강

비만과 인지력 감퇴는 어느 정도로 긴밀한 관계에 있을까? 2016년 《노화 신경생물학Neurobiology of Aging》에 발표된 논문에 따르면 비만인 사람들은 뇌의 백질 부피가 감소하는 것으로 나타났다.[39] 백질은 뇌의 고속도로다. 백질이 감소하면 신호 전달과 처리 속도가 떨어져 인지력 감퇴의 원인이 된다. 비만인 사람들의 뇌 백질 부피는 10년 더 나이 든 마른 사람들의 뇌 백질 부피와 같았다. 비만은 뇌와 몸에 스트레스를 주어 인지력 감퇴를 가속화하는 것으로 보인다.

그런데 노화기에 접어들면 비만은 반직관적 패턴을 보인다. 알츠하이머와 관련된 뇌의 변화는 증상이 발현되기 20, 30년 전에 시작되는데 가장 먼저 영향을 받는 부위는 식욕과 관련된 곳이다. 결과적으로 중년기에 비만이었던 사람도 알츠하이머 전 단계로 진입하면서 보통 증상이 나타나기 10년 전부터 체중이 감소하기 시작한다. 후기 알츠하이머 환자 중 비만인 사람은 거의 없다. 이 시점의 환자는 음식에 관심이 없다. 체질량지수가 낮으면 심장병, 당뇨 같은 만성 질환에 도움이 된다. 하지만 불행하게도 알츠하이머로 인한 체중 감소의 기저 원인은 염증, 산화, 혈관질환, 신경 퇴행이므로 체중 감소로 인한 혜택이 있다 하더라도 이를 잠식하고도 남는다.

영양제의 함정

토머스는 알츠하이머와 싸울 만반의 준비가 되어 있었다. 처음 아예샤와 상담하던 날 그는 큼직한 비타민 약봉지를 들고 들어왔다. 인지력 감퇴와 싸우기 위해 매일 먹고 있다는 비타민이었다. 토머스는 64세였고 그의 아버지는 65세에 알츠하이머 진단을 받았다. 그는 기억력에는 문제가 없으나 건망증이 좀 있고 전에는 잘 되던 멀티태스킹이 안 된다고 했다. 회의실에 안경이나 펜을 두고 나오는 일이 빈번했다. 휴대폰을 화장실에 두고 나오거나 웃옷을 사무실 의자에 걸어 두고 집에 오는 경우도 있었다. 그는 사람들 이름을 잘 기억하지 못했다. 회사 직원들은 우스개 삼아 그를 "띄엄띄엄 톰" "뒤죽박죽 아저씨"라고 불렀다. 토머스는 이런 농담을 잘 받아 주었으나 최근 들어 정말로 문제가 생겼다고 믿게 되었다. 이러다가 아버지처럼 되는 것은 아닌지 두려워졌다.

불안해진 그는 인터넷을 뒤져서 기억력 강화에 도움이 된다는 영양 보조제들을 쇼핑했다. 최소한 몸에 해롭지는 않을 것이므로 시도해 볼 가치는 충분하다고 판단했다. 보조제마다 '연구'를 근거로 개발되었다고 적혀 있었으나 더 찾아보지는 않았다. 그래서 그는 비타민 A, B, C, D, E, K에다 철분, 구리 등 미네랄에 더해 트립토판, 엘카르니틴, 포스파티딜콜린 같은 이른바 기억력 강화 자연 항산화제까지 먹게 되었다. 한 친구가 TV 광고에 나왔다는 어떤 보조제를 추천해 주었다. 부유층이 애용한다는 '혁명적인' 두뇌 강화제로 남미산 슈퍼푸드를 주원료로 하고 있었다. 이것도 먹기로 했다. 처음에는 에너지가 생기고 집중력도 좋아지는 듯했으나 한 달 후부터는 점점 더 초조해졌다. 잠들기가 더 어려워졌고, 한밤중에 일어나 화장실에 가는 날이 많아졌다. 소화불량이 생겼고 복통이 있었다. 그나마 조금 회복되었던 집중력마저 흩어지고 있었다.

토머스가 처음 클리닉을 방문한 날, 아예샤가 보기에 그는 지나치게 불안해했다. 토머스는 아버지 건으로 병원과 의사를 믿지 못하게 되었다고 말했다. 의사들은 아버지에게 아무것도 해 주지 못했다. 토머스는 자신 역시 그런 상황에 놓일까 봐 두려웠다. 아예샤는 그의 증상이 무엇 때문인지 최선을 다해 파악해 보겠다고 말하며 안심시키려 애썼다.

혈액 검사 결과 콜레스테롤이 높긴 했지만 정상 범위 안에 있었다. 그러나 C 반응성 단백질과 호모시스테인이 유난히 높았다. 혈압은 이전 검사 대비 12포인트나 올라가 있었다. 신경심리학 검사에서 그는 정상이었다. 하지만 집중력과 복잡한 실행력에서는 가까스로 정상이었다. 그리고 토머스는 위궤양이 있었다.

아예샤는 토머스가 복용하는 '혁명적'이라는 그 보조제에 대해 조사했다. 주성분은 커피 다섯 잔 분량의 카페인이었다. 그리고 다량의 징코빌로바가 들어 있었다. 토머스의 초조함, 불면, 복통은 거의 확실히 카페인 때문이었다. 아예샤는 토머스에게 보조제를 끊고 대신에 식단을 개선할 것을 강력히 권고했다.

아예샤는 토머스에게 올바른 식사를 하면 몸에 더 잘 맞는 항산화제를 섭취할 수 있을 뿐 아니라 약을 먹을 필요가 없을 정도로 콜레스테롤이 내려갈 것이라고 설명했다. 그리고 비타민에 대한 최근 연구들에 대해 알려 주었다. 몇몇 규모가 작은 연구에서 비타민을 비롯한 미량영양소 보충제가 잠재적인 효과를 보여 주기는 했으나, 메타분석(비슷한 주제에 대한 여러 실험 연구들을 망라해 종합적 결론에 도달하는 통계적 연구 방식−옮긴이)에서는 그 어떤 비타민 알약이나 보충제도 경도인지장애와 치매에 의미 있는 효과를 주지 못했다. 아예샤는 토머스가 비타민 독성 문제를 겪고 있을 가능성을 의심했다. 어떤 비타민이나 보충제는 오히려 해로울 수 있다. 예를 들어 비타민 E를 과다 복용하면 근력 감소, 피로, 메스꺼움, 복통, 드물게는 출혈과 뇌졸중이 올 수 있다. 녹차는 뇌 건강에 좋지만 녹차 추출물은 간암의 위험을 높인다. 비타민 A는 현기증, 두통, 복시, 짜증, 심한 경우 착란을 유발할 수 있다. 검사를 더 진행해 보니 토머스는 비타민 D 수치가 지나치게 올라가 있었다. 이런 경우 혈액 내 칼슘 농도가 증가하고 메스꺼움, 구토, 식욕 부진이 올 수 있다. 토머스는 비타민 A 수치도 높았다. 그런데 비타민 B12는 되레 충분하지 않았다.

아예샤는 일단 토머스에게 비타민 B12와 오메가−3 지방산을 처방해 주었다. 두 영양소는 함께 쓰였을 때 뇌 건강에 도움이 되는 상승 작용을 하는 것이 확인되었다. 최근 수행된 한 연구에서 경도인지장애 266명을 두 그룹으로 나누어 비타민 B와 가짜약을 2년간 투여했다. 오메가−3 지방산 수치가 낮은 참가자들은 비타민 B 섭취가 인지력 감퇴를 막지 못했다. 그러나 오메가−3 지방산 수치가 정상 범위 상단부에 있던 사람들은 비타민 B 섭취로 인지력 감퇴가 둔화되었다. 이 연구에서 미량영양소들은 서로 협동했다. 오메가−3 지방산은 비타민 B의 효과를 상승시켰다. 하지만 모든 영양소들이 서로 상승 작용을 하는 것은 아니다. 미량영양소들이 서로 흡수를 저해하는 경우 또한 있다. 예를 들어 망간은 조금만 과잉이어도 철분 결핍을 초래한다. 미량영양소들은 너무나 복잡하다. 그것들이 어떻게 흡수되어 어떻게 두뇌에서 사용되는지 우리는 아직 잘 모른다. 그러나 미량영양소를 정확하게 섭취하는 법은 알고 있다. 영양소의 자연적인 조합을 이용하는 것이다. 온전한 자연식품은 비타민 알약보다 훨씬 더 효과적으로 미량영양소를 공급해 준다. 뇌에 필요한 미량영양소를 섭취하는 가장 좋은 방법은 자연식물식이다.

아예샤는 또한 병원에서 처방해 주는 약이 인지 건강에 부정적인 영향을 미치는 경우에 대해 설명해 주었다. 예를 들어 프로톤펌프 억제제는 위장의 산도를 낮추기 때문에 위궤양, 소화불량, 위염, 위산 역류 등의 치료제로 널리 쓰인다. 그런데 프로톤펌프 억제제는 치매 위험을 40퍼센트 높이는 것으로 보고되었다.[40] 그 이유로 연구자들은 프로톤펌프 억제제와 베타-아밀로이드 사이의 관련성을 의심하고 있다. 이것이 사실이든 아니든 위장 환경에 영향을 주는 약은 영양소 흡수에 영향을 미쳐서 궁극적으로 뇌 기능에 지장을 줄 수밖에 없다.

LDL 콜레스테롤을 낮추어 주는 약물인 스타틴은 미국인 40퍼센트 이상이 복용하고 있는데 이 역시 두뇌에 해를 끼칠 수 있다.[41] 스타틴이 인지력 감퇴와 관련 있다는 증거는 아직 불충분하다는 것이 학계의 지배적인 의견이다. 하지만 몇몇 연구에서는 스타틴이 단기 및 장기 복용 모두에서 인지력 감퇴와 관련이 있는 것으로 나타났다. 스타틴은 콜레스테롤 수치를 낮춤으로써 심혈관질환을 예방

한다고 알려져 있지만, 콜레스테롤을 낮추는 과정에서 뇌에 큰 문제를 가져올 수 있다. 콜레스테롤은 수초의 형성에 필수적이다. 수초는 뉴런을 감싸는 얇은 막으로 신경 신호의 전달을 돕는다. 스타틴은 콜레스테롤 합성을 감소시킴으로써 수초의 형성을 방해한다. 혈관질환 위험이 높은 환자들은 스타틴이 혈관질환의 위험을 감소시켜 결과적으로 알츠하이머 위험을 경감할 수 있다. 그러나 혈관질환의 위험이 그다지 크지 않은 일반인은 식이요법만으로 콜레스테롤을 낮출 수 있으므로 약보다는 라이프스타일 개선을 택하는 편이 좋다. 한편 전립선암 치료법인 남성호르몬박탈요법Androgen Deprivation Therapy은 알츠하이머 위험을 높이고,[42] 항불안제와 수면제로 쓰이는 벤조디아제핀은 치매 위험과 밀접한 관련이 있다고[43] 밝혀졌다.

토머스는 그동안 먹었던 보충제들 중에서 인지력 향상에 도움이 된다고 입증된 것은 단 하나도 없다는 이야기를 주의 깊게 들었다. 아예샤의 지시에 따라 그는 비타민 B12와 오메가-3 보충제를 제외한 모든 약을 끊기로 했다.

토머스의 식단을 바꾸는 일은 쉽지 않았다. 그는 기본적으로 요리할 시간이 없었고 요리를 해 본 적도 없었다. 그는 델리 샌드위치와 스파게티를 즐겨 먹었다. 마카로니 치즈를 좋아했고 고기를 넣은 파스타는 모두 잘 먹었다. 그가 규칙적으로 먹는 음식들은 몇 가지밖에 안 되었다. 샌드위치, 감자칩, 탄산음료, 파스타, 피자였다. 토머스는 이 음식들이 건강하지 않다는 것은 인정했지만 바꾸는 것은 내켜하지 않았다.

아예샤는 토머스가 선호하는 음식의 목록을 만들었다. 그녀의 목표는 입이 짧은 토머스의 음식 지평을 넓히는 것이었다. 그녀는 "피자가 안 된다면 무엇을 먹을래요?" 하고 묻는 식으로 토머스가 일주일에 3번 이상 먹을 수 있는 음식들을 찾아냈다. 대안이 될 음식은 조리가 간단하고 양이 푸짐해야 했다. 그가 좋아하는 피자, 파스타 같은 음식들의 건강한 버전은 특수한 음식점에나 가야 구할 수 있다. 그러나 조금만 연습을 하면 집에서 음식을 조리하는 편이 더 쉽고 효과적이다. 아예샤와 토머스는 세 가지 대안 요리로 결론을 보았다. 모두 열 가지 이내의 재료가 사용되는 간단한 것들이었다.

- **피자 대신 '콩 칠리'**
  콩, 칠리소스, 토마토소스만 있으면 준비 끝이다(저염, 저설탕).

- **델리 샌드위치 대신 '두뇌 파워 시저 샐러드'**
  항산화제가 풍부한 케일과 시금치를 주재료로 사용한 샐러드다. 인스턴트 드레싱 대신 캐슈넛, 타히니(참깨를 으깬 반죽-옮긴이), 마늘, 레몬즙, 케이퍼(지중해 연안에 널리 자생하고 있는 식물로 꽃봉오리를 향신료로 이용한다-옮긴이)를 섞어서 직접 드레싱을 만들어 먹도록 했다. 단백질 함량을 높이기 위해 크루톤(샐러드에 곁들이는 정육면체의 빵 조각-옮긴이) 대신 병아리콩을 일주일에 한 번 삶아 놓았다가 넣도록 했다.

- **마카로니 치즈 대신 '마카로니 콩'**
  토머스 같은 치즈 애호가에게도 흰강낭콩은 훌륭한 치즈 대용 식품이 된다. 30분 이내에 쉽게 조리할 수 있다.

아예샤는 토머스에게 자세한 장보기 목록을 적어 주고 일주일에 한 번씩 필요한 식재료들을 쇼핑하도록 했다. 또 요리법을 직접

비디오로 촬영해 토머스에게 주었다. 토머스는 일단 한번 시도해 보기로 했다.

몇 달 후 토머스가 클리닉을 재방문했다. 처음에는 레시피를 따라 요리하는 데 30분 이상 걸렸으나 몇 주 후부터는 20분 이내로 만들 수 있었다고 했다. 토머스는 맛있는 음식을 요리하려면 특별한 도구와 많은 시간이 필요할 거라 여겼다. 아예샤의 레시피는 그 생각을 바꾸어 놓았다. 아예사가 가르쳐 준 대로 뚝딱 만든 음식은 생각보다 맛있었고 덕분에 고기와 유제품 위주의 식생활에서 벗어날 수 있었다. 토머스의 염증 수치는 정상으로 돌아와 있었다. 3개월 시점부터는 콜레스테롤 약을 절반으로 줄일 수 있었고 6개월 이후에는 완전히 끊을 수 있었다. 인지 건강 면에서는 직장에서 집중력이 크게 좋아졌고 약물 부작용들 또한 완전히 사라졌다. 그는 6개월 전에는 상상도 못 했던 새로운 마케팅 프로젝트를 맡아서 수행 중이었다. 신경심리학 검사에서 토머스의 집중력과 실행력 점수는 크게 개선되었다. 식단 개선으로 집중력이 이렇게 뚜렷하게 좋아진 사례는 토머스가 처음이었다. 포화지방과 설탕을 탈피해 온전한 자연식품 쪽으로 방향을 잡고 보조제를 최적화함으로써 토머스는 신경퇴행성질환의 시작을 피할 수 있었다.

많은 사람들에게 먹거리는 대단히 혼란스러운 문제다. 하지만 음식은 알츠하이머와 벌이는 전쟁에서 꺼내 쓸 수 있는 가장 큰 무기고다. 자연식물식이 우리 두뇌를 퇴화와 질병으로부터 보호한다는 것이 반복해서 증명되고 있다. 뿐만 아니라 자연식물식은 몸 전체를 위해서도 좋다. 식단을 개선할 때 가장 중요한 조치는 설탕을 끊는 것이다. 그리고 어떤 영양제도 불량한 식사를 대신하지 못한다는 것을 명심해야 한다. 결심하고 노력하면 누구나 뇌 건강에 좋은 방식으로 먹을 수 있다.

프로바이오틱스와 뇌

락토바실러스균이 풍부한 발효 요구르트가 뇌 건강에 미치는 영향에 대해 최근 이란에서 논문 하나가 발표되었다. 이 논문에서 연구자들은 1년간에 걸쳐 요구르트를 마신 사람들이 인지력 감퇴가 느려진다는 것을 발견했다.[44] 이 논문의 내용은 아직 정확히 입증되지는 않았지만 장내 세균이 두뇌에 직접 영향을 준다는 것은 전혀 놀랍지 않다. 몸의 건강은 뇌의 건강을 지배하기 때문이다. 장내 세균과 뇌 건강의 관계는 매우 중요하므로 우리는 더 정확한 연구가 나오기를 기다리고 있다.

현재까지 연구 결과를 종합해 보면 프로바이오틱스Probiotics(유산균 등 건강에 이로운 균을 총칭하는 말-옮긴이)에 대해서도 약보다는 자연식품에 초점을 맞추는 것이 좋다.[45] 채소가 많은 식단을 먹으면 풍부한 섬유질로 인해 자연스럽게 건강한 장내 세균이 증가한다. 김치를 비롯한 발효 채소 역시 요구르트의 포화지방과 설탕은 피하면서 자연의 프로바이오틱스를 섭취할 수 있는 훌륭한 식품이다.

개인맞춤형
영양
프로그램

영양은 라이프스타일 가운데 가장 중요한 요인이다. 지금 소개하는 프로그램은 여러분에게 개인맞춤형 뇌 건강 식단을 설계하는 방법과 식단 개선에 성공하는 전략을 안내할 것이다. 아래 나오는 자가진단을 먼저 실시한 후 여러분의 목표, 문제점, 증상을 고려해 프로그램을 진행하면 된다.

자가진단

식단을 개선하려는 목적, 목적을 이루는 데 도움이 되는 강점, 방해가 되는 약점을 명확히 한다.

목적⋯뇌 건강을 위한 이상적인 식단은 무엇인가? 새로운 식단으로 어떤 증상을 완화하려 하는가? 새로운 식단의 결과로 무엇을 얻으려 하는가? 가장 끊기 어려운 음식은 무엇이며 그것을 제거함으로써 무엇을 얻을 것인가?

강점⋯목적을 성취하도록 도와줄 당신의 강점과 자원은 무엇인가?

약점⋯목적을 성취하는 데 방해가 되는 장애물은 어떤 것들이 있는가?

1. 영양을 개선함으로써 무엇을 얻을 것인가?

예: 혈압을 낮출 것이다. 콜레스테롤과 혈당을 낮출 것이다. 단기 기억력을 개선할 것이다. 집중력이 좋아질 것이다. 기력이 보강될 것이다.

2. 가장 집중적으로 노력할 대상은 무엇인가?

예: 기름에 튀긴 음식을 제거하고 싶다. 채소와 과일을 더 많이 먹고 싶다. 냉장고를 건강한 음식으로 채워 넣고 싶다. 건강한 레시피가 필요하다. 외식과 회식 자리에서 건강하게 먹을 대책이 필요하다. 직장에서 점심을 건강하게 먹고 싶다.

3. 건강하게 먹는 데 방해가 될 장애물은 무엇인가?

예: 남편이/아내가 늘 아이스크림을 냉장고에 넣어 두고 먹는다. 출장이 잦아 일주일에 서너 차례 이상 외식을 해야 한다. 외근 중에 급히 식사를 해결하는 경우가 많아서 건강한 음식을 선택하기 어렵다. 회식과 술자리를 거절하기 어렵다. 집 근처에 통곡물과 채소를 파는 식품점이 없다.

4. 건강하게 먹는 데 도움이 될 강점과 자원은 무엇인가?

예: 전날 밤에 아침 식사를 미리 준비해 놓을 수 있다. 남편이/아내가 마트에 함께 가서 건강한 식품을 고르도록 도와줄 수 있다. 직장에 도시락 싸 갈 수 있다. 채소를 갖고 다니면서 식사 때마다 먹을 수 있다. 집 근처에 신선한 농산물을 싸게 파는 곳이 있다.

5. 당신을 도와줄 사람은 누구며 어떻게 도움을 줄 수 있는가?

예: 남편이/아내가 열심히 도와줄 것이다. 건강하게 먹는 데 관심이 많은 직장 동료들이 있다. 교회에 건강한 식단을 지키는 모임이 있다. 나와 비슷한 사람들이 레시피와 경험을 공유하는 인터넷 카페에 가입하려 한다.

6. 언제 시작할 것인가?

우리의 추천: 최대한 빨리 시작하라. 하지만 반드시 준비가 된 후 시작하라. 예를 들어 냉장고에 건강한 음식을 채운 후, 도시락을 싸 가지고 갈 준비가 된 후에 시작하라. 명절, 휴가, 기념일 같은 것이 없을 때 시작하라. 이런 이벤트들은 커다란 방해 요소가 된다.

냉장고와 찬장 청소하기

■ 제거할 것들

단것

단것들은 모두 제거한다. 설탕이 든 시럽, 탄산음료, 가공 과일주스, 아이스크림, 과자 등을 치운다. ⋯ 에리스리톨, 스테비아, 과일을 준비한다.

가공식품

가공식품은 제조 과정에서 유익한 성분이 최소화되고 대신 유해한 성분이 첨가된다. 가공식품은 보통 소금, 설탕, 포화지방 함량이 높다. 마이클 폴란이 말한 것처럼 "자연에서 온 것을 먹고 공장에서 만든 것은 먹지 마라." ⋯ 견과류, 신선한 과일, 채소를 잘라서 간식으로 먹을 수 있도록 준비한다.

시리얼

한 번 먹을 분량에 6그램 이상의 설탕이 든 시리얼은 모두 버린다. ⋯ 오트밀, 아마란스 죽 등으로 대체한다.

쿠키, 케이크, 초코바

이런 식품들은 다량의 당분, 소금, 포화지방이 들어 있다. 칼로리는 높은 반면 섬유질과 영양소는 부족하다. ····▶ 블루베리, 딸기 등 당분이 적은 과일로 대체한다.

감자칩, 크래커, 그 외 짠맛 나는 과자류

소금과 건강하지 않은 지방이 많다. ····▶ 저지방 채소칩(케일칩, 플렌테인칩 등), 구운 과일칩 등으로 대체한다.

버터 팝콘

많은 양의 소금과 포화지방이 들어 있다. ····▶ 소금과 버터를 넣지 않고 말린 파슬리와 마늘가루 등으로 맛을 낸 팝콘으로 대체한다.

밀가루 빵

100퍼센트 통밀 또는 100퍼센트 통곡물이 아닌 정제 밀가루와 정제 곡물로 만든 빵들은 모두 치워야 한다. 통밀은 도정과 정제 과정을 거치지 않아서 비타민, 미네랄, 섬유질 등 영양소를 두루 함유한 내배유, 겨 같은 부분을 모두 가지고 있는 상태를 말한다. "100퍼센트 통곡물"은 쌀, 보리, 귀리 같은 곡물을 정제하지 않았다는 뜻이다. 이런 곡물은 건강하다. 빵 포장지에 "100퍼센트 밀"이라고 되어 있다면 주의해야 한다. 정제 밀가루를 사용했을 가능성이 높기 때문이다. "잡곡"이라는 말에도 주의해야 한다. 여러 가지 곡물을 사용했다는 뜻으로 그것들이 정제 곡물인지 통곡물인지는 알 수 없다. "심장에 좋은"이라는 말은 보통 포화지방과 나트륨 함량이 낮다는 뜻으로 그 제품이 정제 밀가루를 사용했는지 여부는 알려 주지 않는다. ····▶ 100퍼센트 통밀 빵으로 대체한다.

유제품, 달걀

우유, 크림, 요구르트, 치즈, 달걀, 버터, 버터스프레드, 마요네즈를 과감히 치워야 한다. ····▶ 무가당 두유, 넛밀크, 넛치즈, 두부로 대체한다.

육류, 가공육, 가금류

포화지방과 질산염이 많은 이런 식품들은 냉장고에서 치워야 한다. 단백질을 위해서라면 육류보다는 생선이 낫다. 하지만 양식 어류와 큰 포식성 어류는 수은, 폴리염화바이페닐 등 독성 물질에 오염되어 있을 수 있으므로 피하는 것이 좋다. 생선을 먹어야 한다면 참치, 농어, 청새치 같은 대형 어류 대신 멸치, 정어리, 꽁치 같은 작은 자연산 생선을 먹는 것이 좋다. ···▶ 콩, 두부, 템페, 밀고기 등으로 대체한다.

알코올

와인이 인지 건강에 도움이 된다는 연구들이 있긴 하지만 이런 주장은 다소 과장된 것이다. 와인을 마시는 사람들이 인지 기능이 더 좋은 것은 와인의 레스베라트롤 성분 때문이 아니라 음주가 사회 활동의 맥락에서 이루어지므로 대화를 위해 뇌를 많이 사용하게 하고 스트레스를 줄여 주기 때문이다. 일반적으로 알코올은 뇌에 해롭다. 어떤 상황에서도 과음해서는 안 되며 지속적으로 마셔서도 안 된다. 경험상 일주일에 와인 두 잔 정도는 괜찮지만, 기억력에 문제를 느끼고 있다면 알코올은 완전히 끊어야 한다. ···▶ 허브티, 녹차, 과일수로 대체한다.

통조림 수프, 라면

1인분에 하루치의 나트륨이 들어 있다. 과감하게 포기해야 한다. 꼭 통조림 수프를 먹어야 한다면 소금이 300밀리그램 이하인 것으로 선택해야 한다(건강한 통조림은 구하기 어려우므로 통조림은 무조건 피하는 것이 좋다-옮긴이).

열대 오일(코코넛오일, 팜유)

이런 기름은 포화지방이 높다. 코코넛오일은 92퍼센트가 포화지방이고 팜유는 50퍼센트가 포화지방이다. ···▶ 엑스트라버진 올리브오일, 홍화씨오일로 대체한다(들기름, 참기름도 좋다-옮긴이).

➕ 추가할 것들

모든 종류의 채소 ···▶ 아치초크, 아스파라거스, 피망, 브로콜리, 꽃양배추, 양배추, 당근, 콜리플라워, 콜라드, 겨잣잎, 무순, 오이, 가지, 마늘, 생강, 허브(고수, 파슬리, 로즈마리, 박하, 차이브), 케일, 버섯, 양파, 완두콩, 샐러드용 채소, 시금치, 단호박, 고구마, 토마토, 얌, 주키니

신선 또는 냉동 과일

냉동 과일은 충분히 익은 후 수확되고, 보존제를 뿌리지 않으며, 오래 보관할 수 있으므로 잘 이용할 필요가 있다. 아래의 과일 리스트는 당도가 낮은 순서대로 배열되어 있다. 당뇨나 고혈압이 있는 경우 당분이 적은 과일을 선택하는 것이 좋다. ···▶ 아

보카도, 모든 베리류(특히 어두운 색깔의 블루베리, 오디), 레몬, 라임, 파파야, 수박, 복숭아, 넥타린, 사과, 자두, 오렌지, 키위, 배, 파인애플, 포도, 바나나, 망고

콩

통조림일 경우 소금이 적은 것이 좋고 그보다는 신선한 것이 좋다. ⋯ 검정콩, 검은눈완두콩, 카넬리니콩, 병아리콩, 잠두, 강낭콩, 렌틸콩, 흰강낭콩

통조림 ⋯ 아치초크(물에 재운 것, 저염), 토마토소스(저염), 마름, 토마토

무설탕 식물성 우유 ⋯ 아몬드밀크, 캐슈넛밀크, 햄프시드밀크, 귀리밀크, 두유

100퍼센트 통밀 빵

파스타 ⋯ 현미, 퀴노아, 100퍼센트 통밀

유기농 콩나물

100퍼센트 통곡물 시리얼 ⋯ 벌거(으깬 밀), 그릿츠(굵게 빻은 옥수수), 롤러로 으깬 귀리

통곡물 ⋯ 보리, 현미, 퀴노아, 카무트, 귀리, 밀알

씨앗 ⋯ 치아씨, 아마씨, 호박씨, 해바라기씨

견과류(무염) ⋯ 아몬드, 브라질넛, 캐슈넛, 헤이즐넛, 마카다미아, 피칸, 피스타치오, 호두

기름(소량만 사용, 정제하지 않은 압착 식물성 기름)
⋯ 아보카도오일, 카놀라유, 포도씨유, 올리브오일, 해바라기씨유

저칼로리 식물성 감미료 ⋯ 대추야자가루, 스테비아, 에리스리톨

일반적으로 구성 성분이 많은 식품은 피하는 것이 좋다. 특히 성분표에 어려운 단어들이 많은 식품은 먹지 않는 것이 좋다. 최대한 자연 식품을 먹어야 한다.

장보기 팁

❶ **쇼핑 목록을 준비하라** 쇼핑 목록 없이 마트에 들어가서는 안 된다.

❷ **곧바로 나오라** 오래 머물지 마라. 오래 있을수록 나쁜 음식의 유혹에 빠지기 쉽다. 케이크 한 조각 먹는다고 죽기야 하겠어 하는 식으로 합리화할 시간을 주면 안된다. 목록에 있는 것들만 빠르게 구입한 후 바로 빠져나오라.

❸ **공복에 장 보지 마라** 배가 고프면 지방, 설탕, 소금이 많은 식품의 유혹에 빠지기 쉽다.

❹ **친구와 같이 가라** 절제하도록 도와줄 친구와 함께 가라.

❺ **농산물 코너에 먼저 들러라** 카트가 다채로운 채소와 과일로 차 있으면 정크푸드를 사지 않게 된다.

❻ **과자 코너 쪽으로는 절대 가지 마라** 보이지 않으면 유혹에 빠지지도 않는다.

식당에서 안전하게 먹는 법

- **음료는 생수, 설탕을 넣지 않은 차, 블랙커피를 마실 것.**

- **구운 채소, 콩을 주재료로 한 요리, 샐러드 등 채소가 많이 들어간 메뉴를 선택할 것.** 고기 요리는 절대로 피하고 두부, 버섯, 콩 같은 대체품을 요청할 것.

- **음식에 치즈를 넣지 말라고 부탁할 것.**

- **샐러드드레싱은 올리브오일, 식초, 레몬즙 같은 것을 달라고 할 것.** 만약 이런 것이 없다면 드레싱을 따로 달라고 요구할 것. 드레싱을 따로 받으면 훨씬 덜 먹게 됨.

- 크림소스, 고기 육수로 만든 음식은 피할 것.

- 튀긴 것은 금물. 찌거나, 굽거나, 끓인 음식을 선택할 것.

- **흰쌀밥 대신 현미밥, 일반 파스타 대신 통밀 파스타를 선택할 것.** 마찬가지로 통밀 빵, 통밀 토르티야를 선택할 것.

- **메인 메뉴가 고기뿐이라면 사이드 메뉴 두세 가지로 배를 채울 수도 있음.**

- **디저트로는 신선한 과일을 택할 것.** 과일에 설탕을 뿌리지 말라고 부탁할 것.

- **식당에 미리 전화해 볼 것.** 어떤 기름을 쓰는지, 포화지방이 사용되지 않은 메뉴가 있는지, 조리법을 변경할 수 있는지 물어볼 것. 대부분의 식당은 버터 대신 올리브오일을 사용하는 데 어려움이 없음.

옮긴이의 추천

한국에서는 일반 한식당, 두부전문점, 쌈밥전문점이 가장 좋은 선택지다. 청국장, 된장, 비빔밥, 콩비지, 순두부, 쌈밥, 콩나물국밥, 보리밥 등이 추천 메뉴다. 보리밥에 각종 나물을 비벼 먹는 산채정식이라면 최고의 외식 메뉴다. 단 동반 메뉴인 제육볶음과 바싹불고기의 유혹은 피해야 한다. 이런 것들은 고기도 문제지만 양념에 설탕을 많이 넣는다. 일식집에서는 채소가 많은 회덮밥이 선택 가능한 메뉴다. 중식, 분식, 치킨, 삼겹살, 고깃집은 절대로 피해야 한다. 일반적으로 한식뷔페는 좋지 않은데 정제 식용유를 사용하고 나물 반찬에도 설탕을 많이 넣는 데다가 달콤한 디저트류가 많기 때문이다. 한정식은 전통에서 변질되어 아무것에나 설탕을 넣고 있으므로 피해야 한다. 패밀리 레스토랑, 외국계 체인 레스토랑도 비추천이다. 다행히 우리에게는 어디서나 밥과 김치라는 긴급 대안이 있다. 삼겹살집에서 회식을 하는 경우 상추쌈, 마늘, 김치, 파절임(맛을 보고 너무 달면 피한다)과 밥을 먹으면 된다.

간식

- **가장 좋은 간식은 과일과 채소다.** 먹기 좋게 자른 과일과 채소를 밀폐 용기에 담아 늘 냉장고에 넣어 두자.

- 자른 채소에 후무스, 콩소스, 채소를 갈아 만든 드레싱을 올리면 더 맛있다.

- 설탕을 넣지 않은 커피나 녹차는 규칙적으로 마셔도 좋다.

- 견과류 한 줌.

여행 중 건강하게 먹기

- **냉장고나 부엌이 있는 호텔을 예약한다.** 호텔 냉장고를 과일, 채소, 넛밀크, 후무스로 채워 둔다. 견과류, 미숫가루도 미리 준비한다.

- 조식은 오트밀, 베리류, 바나나로 간단히 먹는다.

- 점심, 저녁 식사는 호텔에서 미숫가루, 샐러드 채소로 간단히 해결할 수 있다.

- 여행 중 간식은 공항이나 주유소에서 구입 가능한 견과류, 과일, 당근을 먹으면 된다.

- **먹어도 될지 의심이 가는 것들은 일단 먹지 않는다.** 고기, 설탕, 가공식품은 무조건 피해야 한다. 무엇을 먹을지 최대한 미리 계획하는 것이 좋다.

흔한 장애물

- **건강한 음식이 없는 경우**: 미리 준비한다. 건강한 먹거리가 없는 상태에서 배고 파지면 안 된다. 샐러리 자른 것, 미니당근, 사과, 견과류 같은 것은 가지고 다니기 쉽다.

- **건강한 음식은 요리하기 불편하다는 고정관념**: 건강한 음식은 생각보다 조리하기 쉽다. 식재료가 많을 필요도 없다. 신선한 채소, 콩, 통곡물 정도만 있으면 다양하고 맛있는 요리를 만들 수 있다.

- **유혹**: 식단 변경은 쉽지 않다. 하지만 미리 계획하는 사람들은 성공한다. 유혹은 계획이 없을 때 생긴다. 건강한 음식을 늘 가까이에 두도록 한다. 직장에 도시락을 싸 가는 것처럼 미리 준비하면 성공에 이를 수 있다.

- **광고**: 만병통치약처럼 광고하는 가짜 건강식품, 유행하는 식이요법에 넘어가지 말아야 한다. 건강하게 먹는 것이 재미난 생활습관이 되도록 하자.

우리 부부가 건강하게 먹는 법

우리는 편리함을 추구한다

우리의 모토는 첫째도 계획, 둘째도 계획, 셋째도 계획이다. 우리 부부의 잘 먹는 하루를 소개한다.

전날 밤 하루의 일과는 그 전날 밤부터 시작한다. 아이를 재우고 나서 우리는 항상 부엌으로 향한다. 직장에서 우리의 일과는 매우 바쁘다. 그래서 다음 날 아침과 점심을 미리 준비해 놓는다. 다음 날 무엇을 먹을지는 저녁 식사를 마치고 생각한다.

배고플 때 계획하면 건강하지 못한 선택을 할 수도 있다.

아침 식사 전날 미리 준비해 둔 오트밀을 데워 먹는다. 오트밀에 블루베리와 약간의 아몬드 버터를 섞는다. 치아 베리 소스를 얹은 쌀보리 팬케이크, 통밀 블루베리 머핀을 먹는 날도 있다.

오전 간식 견과류 약간, 또는 과일을 먹는다. 병원의 바쁜 오전 시간에 간단한 간식은 큰 힘이 된다.

점심 식사 전날 밤 준비한 병아리콩 샌드위치를 먹는다. 간편하고 맛있다. 상추쌈 검정콩 버거, 시저 샐러드를 먹는 날도 있다.

오후 간식 사과 1개 또는 후무스를 바른 당근을 먹는다. 전에는 오후 간식을 먹지 않을 때도 많았는데 그런 날은 퇴근길에 건강하지 않은 식당으로 향하는 경우가 있었다. 오후 3시에 약간의 간식을 먹자 이 문제를 해결할 수 있었다.

퇴근 후 일이 끝나면 배고프고 지친다. 치명적으로 약해지는 시간이다. 준비되어 있지 않으면, 집에 건강한 음식이 없으면 먹고 후회할 것을 먹게 된다. 각자 자신이 약해지는 순간을 잘 알아야 하는데, 우리가 약해지는 순간은 퇴근 직후였다. 그래서 우리는 집 냉장고에 토마토, 오이, 양파, 피망을 썰어서 넣어 둔다. 딘은 샐러드를 싫어했는데 상춧잎이 너무 컸기 때문이란 것을 알고 채를 썰어 주자 채소를 잘 먹게 되었다. 이런 작은 디테일이 큰 차이를 만든다. 퇴근 직후 우리 부부는 커다란 샐러드 볼을 같이 즐긴다.

저녁 식사 약 2시간 후 온 가족이 모여 저녁을 먹는다. 음식을 함께 준비하고, 이야기를 나누고, 가끔은 비디오를 보고 토론을 한다. 우리에게 저녁 식사는 긴장을 풀고 함께하는 시간이며 가족 모두를 건강한 식생활로 이끄는 지렛대다.

디저트 잠들기 3시간 전부터는 아무것도 먹지 않는다. 디저트를 먹고 싶을 때면 신선한 베리 몇 개나 다크초콜릿 한 조각 정도를 먹는다.

옮긴이의 추천

아침 식사: 통귀리를 기름을 두르지 않은 프라이팬에 잘 볶아서 절구에 찧거나 믹서로 갈면 맛있는 오트밀이 된다. 간단하지만 신선하고 맛있다. 시중에서 파는 오트밀은 가공한 지 오래되어 맛이 없다. 고구마와 단호박을 쪄 두고 아침 식사나 간식으로 먹어도 좋다.

저녁 식사: 현미밥과 쌈 채소, 나물 반찬을 기본으로 청국장, 된장국, 들깨 미역국 등 건강한 국을 끓이면 훌륭한 저녁 식사가 된다. 현미밥을 먹기 어려우면 검정콩, 강낭콩, 완두콩 등을 푸짐하게 얹어서 콩밥을 지어 먹으면 좋다. 무엇보다도 우리에게는 샐러드를 능가하는 '나물'이라는 귀중한 유산이 있다. 익혀도 좋고 생으로도 좋다. 말려도 되고 신선해도 된다. 산나물도 좋고 들나물도 좋다. 푸짐한 나물 반찬을 늘 식탁에 올리자.

특별한 날의 유혹에서 살아남기

나쁜 음식의 유혹이 가장 크고 또 굴복하기 쉬운 때는 바로 명절, 기념일 같은 특별한 날이다. 특히 명절에 갖는 가족 모임은 평소보다 과도한 감정들을 유발하기 쉬운데, 이런 격한 감정들은 그것이 긍정적이든 부정적이든 나쁜 음식을 먹게 될 위험을 높인다. 우리 부부는 풍성하게 차린 음식을 배불리 먹는 가족 식사의 전통 속에서 자랐다. 딘의 가족은 버지니아 샬러츠빌 외곽의 농가에 살면서 명절이면 사슴고기, 토끼고기 같은 사냥한 고기, 크림과 고기 육수를 넣은 으깬 감자, 갓 구운 흰빵, 설탕에 절인 크랜베리, 치즈 플래터를 먹었다. 아예샤 가족의 명절 음식은 단것이 중심이었다. 케이크, 버터크림, 캔디 그리고 특히 초콜릿이었다. 가족과 함께 이런 달콤하고 기름진 음식을 먹었던 경험은 매우 강력한 기억으로 남는다. 이런 감각적 기억을 극복하기 위해서는 치밀한 계획이 필수다. 명절 음식에서 살아남는 우리의 비법을 소개한다.

가기 전에 먹는다 배가 차 있으면 식탐을 통제하기가 훨씬 수월하다.

도움을 받는다 우리는 서로에게 의지한다. 아예샤는 딘 옆에 있다가 딘이 치즈 라자냐를 가져가려 하면 뇌 건강 식단을 잊지 말라고 살짝 말해 준다. 케이크와 쿠키가 나타나면 딘은 아예샤에게 경고해 준다.

다 같이 먹을 수 있는 건강하고 맛있는 요리를 가져간다 우리는 언제나 채식 요리를 한두 가지 준비해 간다. 식탁에 건강한 음식이 최소한 한 가지는 놓이게 된다. 우리 부부는 가족 문화가 점차 바람직하게 변해 가는 것을 유쾌하게 지켜보고 있다. 명절 음식은 여전히 쾌락적이지만 채소 요리와 과일이 많이 늘었다. 전통적인 가족 요리를 누가 더 건강하게 만드는지를 두고 경쟁하기도 한다.

모이는 이유는 가족 때문이다 명절 음식을 푸짐하게 만들고 같이 먹는 이유는 가족이 함께 시간을 보내기 위해서임을 우리는 기억하려 애쓴다.

▌뉴로 플랜 영양 스펙트럼

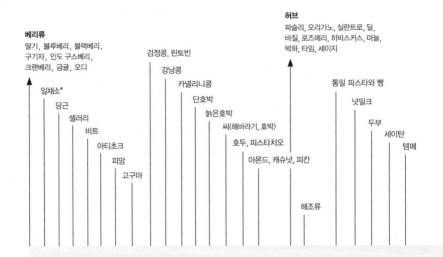

베리류
딸기, 블루베리, 블랙베리,
구기자, 인도 구스베리,
크랜베리, 금귤, 오디

허브
파슬리, 오리가노, 실란트로, 딜,
바질, 로즈메리, 히비스커스, 마늘,
박하, 타임, 세이지

잎채소*
당근
셀러리
비트
아티초크
피망
고구마

검정콩, 핀토빈
강낭콩
카넬리니콩
단호박
늙은호박
씨(해바라기, 호박)
호두, 피스타치오
아몬드, 캐슈넛, 피칸

통밀 파스타와 빵
넛밀크
두부
세이탄
템페

해조류

유익한 식품

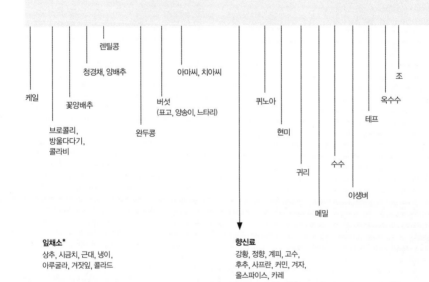

렌틸콩

청경채, 양배추

아마씨, 치아씨

조

케일

꽃양배추

버섯
(표고, 양송이, 느타리)

퀴노아

옥수수

브로콜리,
방울다다기,
콜라비

완두콩

현미

테프

귀리

수수

야생벼

메밀

잎채소*
상추, 시금치, 근대, 냉이,
아루굴라, 겨잣잎, 콜라드

향신료
강황, 정향, 계피, 고수,
후추, 사프란, 커민, 겨자,
올스파이스, 카레

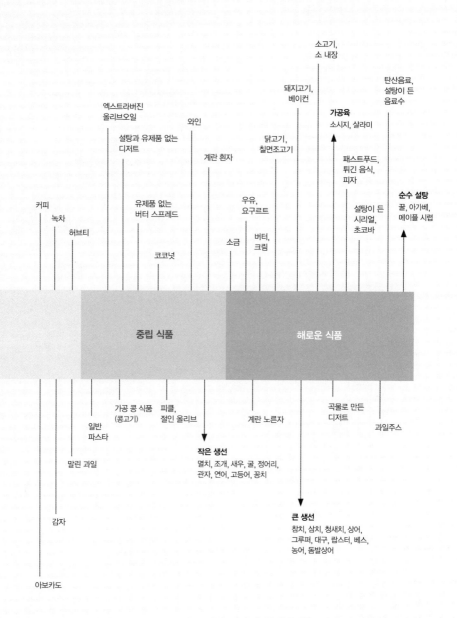

소고기,
소 내장

돼지고기,
베이컨

탄산음료,
설탕이 든
음료수

엑스트라버진
올리브오일

와인

가공육
소시지, 살라미

설탕과 유제품 없는
디저트

계란 흰자

닭고기,
칠면조고기

패스트푸드,
튀긴 음식,
피자

순수 설탕
꿀, 아가베,
메이플 시럽

커피

유제품 없는
버터 스프레드

우유,
요구르트

설탕이 든
시리얼,
초코바

녹차

허브티

소금

버터,
크림

코코넛

중립 식품

해로운 식품

가공 콩 식품
(콩고기)

피클,
절인 올리브

곡물로 만든
디저트

일반
파스타

계란 노른자

과일주스

말린 과일

작은 생선
멸치, 조개, 새우, 굴, 정어리,
관자, 연어, 고등어, 꽁치

감자

큰 생선
참치, 삼치, 청새치, 상어,
그루퍼, 대구, 랍스터, 베스,
농어, 돔발상어

아보카도

운동

우리 몸의 본능 역이용하기

제리는 두 손을 무릎에 가지런히 올려놓은 채 딘과 마주하고 앉아 있었다. 그의 아내 로즈는 작은 노트를 보며 제리의 긴 병력을 설명했다. 로즈의 설명이 끝나자 딘은 제리에게 나이가 몇 살인지 물었다. 제리는 질문을 듣지 못했다는 듯 눈을 가늘게 뜨고 딘을 응시했다. 그리고 한참 뜸을 들인 후에야 대답을 시작했다.

제리는 54세의 아프리카계 미국인으로 과체중이었다. 그는 혈관성 치매라는 진단을 받고 나서 우리 클리닉을 찾았다. 제리와 로즈의 얼굴에는 근심이 역력했다. 제리는 보험 회사 직원으로 하루 종일 책상에 앉아서 일하는 사무직이었다. 업무는 반복적이었으며 같은 일을 아주 오래 해서 사고력이 필요하지 않았다. 제리와 로즈는 모두 직장이 멀어 출퇴근 시간이 길었다. 그래서 집에서는 거의 음식을 해 먹지 않았다. 일주일에 한 번 이상은 꼭 패스트푸드를 먹었고 어쩌다 집에서 요리할 때면 항상 고기를 먹었다. 두 사람 모두 운동은 하고 있지 않았다.

로즈는 남편이 몇 달 전부터 머리 쓰는 일을 점점 더 힘겨워했다고 말했다. 이름을 기억해 내고 질문에 답하는 데 애를 먹었다. 그리고 멍하니 허공을 바라보았다. 그날 아침 진료실에서도 제리는 같은 양상을 보였다. 제리는 아내가 자신의 증상을 설명하자 경직되었다. 그는 애써 증상의 심각성을 부인하려 했지만 변화가 있었다는 것은 인정했다.

"그냥 좀 느린 것뿐입니다." 제리가 말했다. "모든 게 느려요. 몸을 움직이는 것도요." 제리는 시간이 부지불식간에 지나가 버린다고 말했다. 몇 시간이 훌쩍 지났는데 그동안 무엇을 했는지 어디에 있었는지 기억나지 않을 때가 있다고 했다. 이것은 초기 치매 환자들에게 흔한 증상이다. 두뇌의 처리 센터로 가는 정보 전달이 늦어서 인지 지체가 발생하고 있는 것이다. 이런 지체 현상은 제리의 경우처럼 혈압과 콜레스테롤이 높은 혈관성 환자들에게는 더 악화되어 나타난다. 제리는 친구들과 카드 게임을 하다가 문제를 처음 느꼈다. 어떤 패를 내야 할지 결정하는 데 친구들보다 시간이 오래 걸렸고 친구들은 굼뜨다며 그를 놀렸다. 그도 최근에는 이 문제를 자각하기 시작했다. 초기 치매 증상이 있는 많은 사람들이 이런 인지 지체로 인해 대인관계에서 불협화음을 겪고 사회적으로 위축된다.

제리의 체질량지수는 35, 임상적으로 비만이었다. MRI 검사를 실시했다. 제리의 뇌 백질에 이상이 있었다. 제리가 장기간에 걸쳐 고혈압 또는 고콜레스테롤이었음을 의미했다. 그리고 작은 뇌졸중의 흔적인 열공들이 보였다. PET(양전자 단층 촬영) 검사를 추가로 실시했다. 불소화포도당을 이용해 손상된 조직을 찾아내는 검사다. 제리의 뇌에는 포도당 대사가 감소된 부분들이 있었다. 기억 및 인지 처리 속도와 관련이 있는 전방 해마 그리고 피질하영역이었다. 종합하면 제리는 경도의 혈관성 치매였다. 인지력을 떨어뜨릴 수 있는 다른 요인인 갑상선질환이나 비타민 결핍의 증거는 없었다. 과거에 높았던 혈압과 콜레스테롤은 약물로 치료해 어느 정도 잡힌 후였다. 그럼에도 인지력은 계속 나빠지고 있었다. 딘은 제리의 가장 큰 문제는 생활습관일 것이라고 판단했다.

"약이 있을까요?" 상담이 절반쯤 진행되었을 때 제리가 물었다. 딘은 있다고 대답했다. 두뇌의 면역 시스템을 강화해 뇌에서 기억력을 담당하는 부분이 커지도록 해 주는 약, 뇌신경성장인자를 증가시켜 새로운 뇌세포가 자라도록 해 주는 약, 뇌세포 사이의 연결을 강화시켜 주는 약이 있다. 그 약은 불안과 우울을 줄여 주고, 체질량지수를 낮추어 주고, 당뇨 위험을 줄여 주고, 심지어 잠도 잘 오게 한다. 제리는 의자 등받이에 기댔던 몸을 앞쪽으로 일으키며 희망이 담긴 표정을 지었다. 딘은 계속 말을 이어 갔다. 이 약은 뇌척수액의 아밀로이드를 줄여서 알츠하이머 위험까지 줄여 준다. 그리고 효과가 즉시 나타난다.

"그래서 그 약이 뭔가요?" 제리가 물었다. 로즈는 노트의 새로운 면을 펼쳤다.

"운동입니다" 딘이 대답했다. 제리는 고개를 떨구었다. 그는 다시 의자 뒤쪽으로 몸을 묻었다. 우리 클리닉의 많은 환자들이 그런 것처럼 제리도 처방약에 길들여져 있었다. 운동은 건강한 것이지만 그것이 인지력 문제와 어떤 관계가 있다는 것인지 제리는 납득하지 못했다.

"운동은 우리 몸의 모든 기관에 필수적입니다." 딘이 말했다. "특히 뇌에는 더 중요합니다. 인간은 하루 종일 앉아서 살도록 디자인되지 않았습니다. 우리는 움직여야 합니다. 그것도 아주 많이요."

현대인은 대부분 운동이 결여된 삶을 살아간다. 우리 클리닉에 오는 환자들 대다수가 너무 오랫동안 운동을 하지 않아서 운동하는 법을 잘 모른다. 그들이 일하는 직장, 그들이 살고 있는 도시, 그들에게 부여된 임무로 인해 운동이 우선순위에서 밀렸기 때문이다. 그래서 운동을 다시 하려고 하면 수많은 선택지에 압도당하고 자연스럽게 수행할 수 있는 것들이 어렵게 느껴진다. 우리가 제리에게 가르쳐 주고 싶은 것, 그리고 모든 사람이 알았으면 하는 것은 운동이 짐이 되어서는 안 된다는 사실이다. 운동은 쉽고 즐거워야 한다. 당신이 할 일은 그저 자기에게 적합한 운동을 배우는 것이다.

운동과 같은 라이프스타일 개선 프로그램을 시작할 때 유념해야 할 점 한 가지가 있다. 우리 뇌가 수백만 년을 진화해 왔다는 사실이다. 뇌가 진화해 온 거의 모든 기간 동안 우리 행위를 추동하는 동기들은 대부분 즉시적인 것이었다. 장기 계획은 우리에게 맞는 옷이 아니었다. 스트레스, 위험, 욕망을 느낄 때는 특히 더 그랬다. 우리 뇌는 가까운 나무 뒤에 숨어 있는 검치호랑이를 걱정하도록 디자인되었지, 어떻게 조직적으로 5년간에 걸쳐 지역 내의 모든 검치호랑이를 소탕할 것인가를 계획하도록 디자인되지는 않았다. 그래서 아침에 일어나 피곤하면, 잠을 더 자고 싶은 욕구가 운동을 해야 한다는 최선의 계획을 압도해 버린다. 이러한 까닭에 건강한 생활습관을 형성하는 일은 쉽지 않다.

그래서 필요한 것이 우리 뇌의 이런 즉시성을 역이용하는 트릭이다. 운동 계획을 세울 때 뇌가 원하는 즉각적 이득이 주어지도록 하는 것이다. 즉각적 이득은 개인적으로 타당하고, 측정 가능해야 하며, 시각적이어야 한다. 이것은 진행 상황을 집 안 잘 보이는 곳에 붙여 놓고 추적할 수 있어야 한다는 것을 의미한다. 일일 목표와 성취는 운동 프로그램을 지속하는 동기를 부여한다. 또한 이런 즉각적 이득과 장기 목표 사이에 명확한 관계가 있어야 한다. 우리는 환자들이 장기 목표를 성취 가능한 작은 단계들로 나누도록 한다. 6개월 이내에 5마일(약 8킬로미터)을 달리겠다는 목표를 세웠다면 첫 달에는 목표의 10분의 1인 0.5마일을 달리는 것으로 시작해야 한다. 0.5마일에 성공하면 그 다음부터는 날마다 몇 마일을 더 달렸는지 시각적으로 표시해 가면서 거리를 더해 나가면 된다.

정서적 연결고리를 찾는 것도 새로운 생활습관을 강화하는 데 도움이 된다. 제리는 젊은 시절 운동선수였다. 대학 농구팀에서 선수로 뛰었지만 졸업 후 스포츠를 모두 그만두었다. 그 후로 점점 더 체중이 불었고 갈수록 더 움직이지 않게 되었다. 딘은 제리의 회의적인 태도 이면에 다시 날렵해지고자 하는 욕망이 숨어 있음을 느꼈다. 제리는 강인한 몸이 주는 기쁨을 기억하고 있었다. 이 긍정적인 기억은 제리의 도파민 회로를 활성화해 그가 운동으로 돌아가도록 격려하는 자극제가 될 것이다. 제리의 경우처럼 개인사를 토대로 세워진 개선 계획은 성공에 더 가까이 다가설 수 있다.

"정말로 지금 운동을 시작해도 되나요?" 딘이 운동 계획을 이야기하자 제리가 물었다. 그는 운동을 하기엔 이미 너무 늦은 것이 아닌지 걱정했다. 운동은 평생에 걸쳐 하는 것이 좋지만 노년기에 시작해도 상당한 도움이 된다는 증거가 있다. 어린이나 노인이나 운동을 하면 실행력이 좋아지고 뇌 용적이 커진다. 젊어서 운동을 시작한 사람들은 인지력 감퇴를 덜 경험하며, 나이가 들어서 운동을 시작한 사람들은 운동을 아예 안 하는 사람보다 정신적으로 훨씬 더 건강하다. 운동을 시작하는 데 너무 늦은 나이란 없다.

딘은 자신이 캘리포니아대학교 샌디에이고캠퍼스에서 만났던 한 환자에 대한 이야기를 제리에게 들려주었다. 그는 50대에 처음 마라톤을 시작해 90세까지 계속한 참전 용사였다. 선명한 장기 목표 아래 단계적인 작은 목표들을 잘 관리해 나가면 어떤 운동이든 가능하다.

하지만 딘은 제리가 가진 특별한 제한 사항들 역시 염두에 두었다. 제리는 운동에 쓸 시간이 많지 않았고, 균형 감각에 문제가 있었으며, 과체중으로 무릎 통증이 있었다. 밤에는 늘 피곤했고 안락의자에 기대어 TV를 보는 오래된 습관이 있었다. 이런 것들은 언제든 운동을 그만두게 할 위험 요인이었다. 만약 제리가 운동을 중도에 그만둔다면 라이프스타일 개선으로부터 한동안 멀어질 것이 분명했다. 아마 다시는 생활습관 개선을 시도하지 않게 될 지도 모른다. 수십 년간 지속된 나쁜 생활습관은 바꾸기 힘들다. 그래서 생활 습관 개선 프로토콜은 거기에 맞추어 디자인해야 한다. 생활습관 개선 프로그램이 효과적이려면 환자 개개인의 능력, 자원, 힘, 한계를 잘 고려해야 한다. 대부분의 의사들은 식이요법이나 운동요법을 추천할 때 환자 개인의 특성을 고려하지 않는다. 그리고 추천한 식이요법과 운동요법을 지속할 비법을 환자들에게 제공하지 못한다. 따라서 대부분의 환자들은 불가피하게 실패하고 만다. 우리는 다른 방식으로 일하기로 했다. 우리는 환자 개인의 삶에 적합하게 맞춤으로써 반드시 성공할 수 있는 프로그램을 디자인하는 데 주력했다. 그리고 프로그램의 모든 단계에서 환자들을 적극 지원했다.

제리의 개인맞춤형 운동 계획은 이랬다. 딘은 제리 부부에게 리컴번트 실내자전거(누워서 페달을 돌리는 자전거 헬스 기구-옮긴이)를 구입해 거실에 놓도록 했다. 제리는 밤에 거실에서 TV를 본다. 안락의자를 자전거로 바꿀 수 있다면 TV 시청 시간을 곧바로 운동 시간으로 치환할 수 있다. 딘은 실내자전거 안장을 안락의자와 비슷하게 꾸며서 제리의 기존 습관과 최대한 가깝도록 했다. 로즈는 거실에 운동 기구를 들여놓는 것을 마땅치 않아 했다. 그러나 딘은 누워서 타는 실내자전거가 제리의 생명줄이라며 그녀를 설득했다. 이어서 딘은 제리의 일일 운동 시간표를 촘촘하게 짰다. 매일 2시간씩 TV를 보면서 페달을 천천히 돌리도록 했다. 그리고 하루에 2번씩 5분간 빠른 속도로 페달을 돌리도록 했다. 또 페달을 빨리 돌리는 시간을 1주에 1분씩 증가시키도록 했다. 제리가 운동량 증가를 직접 보고 성공을 느끼는 것이 중요했다. 그래서 거실에 화이트보드를 걸고 눈에 잘 보이게 성과를 기록하도록 했다. 그리고 작은 노트에 매일 운동한 느낌을 기록하도록 했다. 진도를 기록함으로써 제리는 자신의 노력을 느끼게 된다. 또 그 기록을 딘과 공유함으로써 제리는 책임감을 갖게 된다. 책임감은 행동 변화의 또 다른 열쇠다. 딘은 제리와 3개월 후 다시 만나기로 했다.

유산소 운동이
뇌에 가장 좋다

운동과 뇌 건강 사이의 관계를 가장 선명하게 보여 주는 예는 혈류다. 유산소 운동을 할 때의 느낌을 떠올려 보라. 계단을 오르거나 조깅을 하면 심장이 고동쳐 혈액이 혈관을 타고 흐르면서 온몸이 살아나는 느낌을 받는다. 유산소 운동은 심장뿐 아니라 뇌에도 필수적이다. 혈관 경화, 동맥 속 플라크, 높은 콜레스테롤, 오랜 운동 부족 등 혈류를 감소시키는 것은 무엇이든지 인지 기능을 감소시킨다.[1] 반대로 유산소 운동처럼 혈액이 순환하도록 하는 것들은 뇌 건강에 도움을 준다. 많은 연구에서 유산소 운동(일주일에 150분 이상 빠르게 걷기 같은 중간 강도의 운동을 하는 것으로 정의된다)을 하면 심혈관질환, 당뇨, 고혈압, 고지혈증, 우울증, 비만의 위험을 줄일 수 있으며 인지력 감퇴의 모든 위험 요인이 감소한다는 사실이 확인되었다.[2]

유산소 운동과 인지 건강 사이의 직접적인 관계를 밝힌 연구들도 다수 있다. 15개 연구와 3만 4000명의 데이터를 메타분석한 연구 결과에서 높은 수준의 신체 활동을 유지한 사람들은 인지 감퇴 위험이 38퍼센트 낮았다.[3] 강도가 좀 더 낮은 형태의 운동을 한 사람들도 여전히 인지력 손상 위험이 35퍼센트 낮았다. 리스본대학교 연구자들은 노인 639명을 대상으로 운동 효과를 측정했다.[4] 연구진은 3년마다 연구 대상자들의 인지 기능과 혈관 건강을 검사했다. 운동을 규칙적으로 한 사람들은 치매와 인지력 손상의 위험이 40퍼센트 낮았고 혈관성 치매 위험은 60퍼센트나 낮았다. 2010년 '프레이밍햄 연구'는 날마다 빠르게 걷기 운동을 하면 알츠하이머를 비롯해 모든 형태의 치매 위험이 40퍼센트 감소한다는 것을 발견했다.[5] 여성 1만 8000명을 대상으로 실시한 하버드대학교의 연구에서도 하루에 15분, 일주일에 90분 이상 빠르게 걷기 운동을 하면 알츠하이머 위험을 상당 부분 줄일 수 있음이 확인되었다.[6] 피츠버그대학교 연구진 역시 규칙적으로 걷기 운동을 하는 노인들은 뇌 용적이 더 크고 인지 기능이 더 좋다는 것을 발견했다.[7]

2016년 유산소 운동이 뇌에 미치는 효과에 대해 추가 사실들이 밝혀졌다. 웨이크포리스트대학교 연구자들은 경도인지장애가 있는 사람들을 두 그룹으로 나누어 6개월에 걸쳐 일주일에 4일, 하루 45분간 스트레칭과 고강도 운동을 각각 실시해 결과를 비교했다.[8] 고강도 운동은 최대 심박수의 70~80퍼센트에 이르는 운동으로 정의했다. 결과는 놀라웠다. 고강도 운동을 한 그룹은 전두엽(대뇌반구의 앞쪽 부분으로 기억력, 사고력 등을 주관한다)에 혈류가 증가했고, 뇌 용적이 커졌으며, 수행력이 개선되었고, 유전적으로 알츠하이머 위험이 높음에도 인지력 감퇴로부터 보호되었다(중년기 고혈압은 이후의 인지력 감퇴와 명백한 관련이 있다[9]). 반대로 스트레칭을 한 그룹은 일반적인 치매 진행 패턴과 일치하는 뇌 위축과 수행력 저하를 보였다. 연구자들이 내린 결론은 이랬다. "운동이 인지력 보호 효과가 있으려면 유산소 운동이어야 하고 고강도여야 한다." 보통 속도로 걷거나 집안일을 하는 정도로는 효과를 보기 어렵다. 고강도 유산소 운동만이 이런 놀라운 효과를 보인다는 것은 위스콘신대학교 알츠하이머연구센터에서도 재차 확인되었다. 여기서는 조사 대상자들의 평생에 걸친 여가 활동을 분석했다.[10] 그 결과 직업 활동이나 집안일은 알츠하이머 개선에 아무런 효과가 없는 데 반해, 조깅과 수영은 알츠하이머로 인한 뇌 변화를 완화하는 것으로 조사되었다. 유산소 운동은 인지 건강과 알츠하이머 예방에서 매우 중요할 뿐 아니라 다음과 같은 다른 많은 긍정적인 효과가 있는 것으로 입증되었다.

두뇌 연결 향상

나이가 들면 뉴런의 개수가 감소하고 뉴런 사이의 연결도 개수가 줄거나 약화된다. 그러나 유산소 운동을 하면 뉴런 사이의 연결이 증가되고 강화된다는 증거가 있다.[11] 이런 효과는 심지어 90대에도 나타난다. 뉴런 사이의 연결이 증가하면 인지 기능이 좋아지고 치매 예방에 도움이 된다. 좋았던 여행의 기억을 예로 들어 보자. 가령 당신이 나폴리에서 아주 맛있는 피자를 먹었던 경험이 있다고 치자. 당신의 뇌는 이 기억 파일로 가는 몇 개의 연결을 만들어 놓았다. 하지만 나이가 들면서 이 연결 중 하나가 미세혈관 병변에 의해 끊어졌다. 다른 연결 하나는 아밀로이드 플라크에 의해 끊어졌다. 이제

하나만 더 끊어지면 당신은 이 기억을 영영 잃어버리게 된다. 이것이 복수 연결이 중요한 이유다. 유산소 운동은 연결의 개수뿐 아니라 연결의 강도까지 증가시키는 것으로 보인다.

백질의 완전성 개선

뇌에는 뇌의 여러 부분을 연결하는 통로, 정보의 고속도로들이 있다. 기억 센터인 해마와 감정 센터인 편도체를 연결하는 통로, 해마와 편도체를 전두엽에 연결하는 통로 등이다. 이들 통로는 수백만에서 수천만의 백질 섬유로 구성되어 있다. 알츠하이머의 병리적 특

백질질환

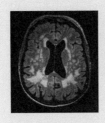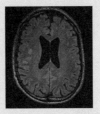

이 두 사진은 백질질환 뇌(왼쪽)와 정상 뇌(오른쪽) 사이의 차이를 설명해 준다. 왼쪽 사진은 뇌 안쪽이 하얗게 변한 것을 볼 수 있는데, 백질이 손상되었음을 가리킨다. 백질 손상은 당뇨와 흡연 같은 라이프스타일 위험 요인 때문에 일어난다. 당뇨와 흡연 등은 혈관질환과 염증을 촉진할 뿐 아니라, 뇌에 영양과 산소를 공급하는 미세혈관들이 상하는 고혈압 또한 촉진한다. 백질질환은 혈관성 또는 다른 유형의 치매와 관련이 있다. 운동은 백질질환 위험을 감소시키며 일부 경우에는 정상으로 되돌리기까지 한다.

징인 아밀로이드 플라크가 백질을 손상하는 것으로 보인다. 그러나 유산소 운동을 하면 혈류가 증가해 백질의 완전성이 개선되는 것으로 보고되었다. 결과적으로 뇌의 여러 부분 간에 더 빠른 커뮤니케이션이 이루어질 수 있다.

뇌세포 성장 촉진

지난 100여 년간 과학자들은 성인의 뇌에서는 새로운 뉴런이 만들어지지 않는다고 믿었다. 사람은 일정한 숫자의 뉴런을 가지고 태어나며 나이가 들면서 뉴런이 점차 감소한다는 것이 정설이었다. 심장 역시 마찬가지라고 생각되었다. 그러나 심장이 세포를 재생할 수 있음이 발견되었고, 뇌에서도 새로운 뇌세포가 생성된다는 것이 1990년대의 연구들을 통해 확인되었다. 유산소 운동은 해마 같은 중요한 기억력 기관에서 신경 발생을 촉진한다. 반대로 침대에 누워 지내는 환자들은 해마의 신경 발생이 억제되는 징후를 보인다. 새로운 뇌세포 생성에서 가장 중요한 라이프스타일 요인이 바로 운동이다.

뇌신경성장인자 생산

뇌신경성장인자는 기존 뇌세포를 자극하고, 뇌세포가 성장하도록 촉진하며, 성숙한 뉴런을 건강하게 유지시켜 주는 단백질이다. 뉴런의 영양제라고 생각하면 된다. 유산소 운동은 뇌에서 뇌신경성장인자의 합성을 증가시킨다.[12] 뇌신경성장인자 생성을 3배나 증가시켰다는 보고도 있다. 유산소 운동으로 증가하는 다른 인자로는 과산화물제거효소SOD, 혈관내피산화질소합성효소eNOS, 인슐린유사성장인자IGF-1, 혈관내피성장인자VEGF 등이 있다.[13] 이들 인자는 신경 가소성(뇌세포 수리)과 신경 발생(새로운 뇌세포 형성)을 촉진한다.

염증 완화

켄트대학교 연구자들이 1995년부터 2012년까지 발표된 43개 연구를 체계적으로 검토한 결과 잘 짜인 운동 프로그램은 혈액의 염증 바이오마커를 크게 낮추는 것으로 확인되었다. 이 극적인 결과는 운동 프로그램 실시 후 단 4주 만에 나타났다.[14]

클로토 수준 증가

클로토는 수명 연장, 인지력 보호와 관련된 항노화호르몬이다. 클로토 유전자를 가진 사람들은 인지력 테스트에서 더 나은 성적을 거두었다.[15] 건강한 성인들은 단 20분간의 강도 높은 유산소 운동만으로 클로토 호르몬 수준이 높아진다.[16]

근력 운동의 효능

유산소 운동에 연구가 집중되기는 했으나 근력 운동(무게를 이용해 근력을 키우는 운동) 역시 뇌 기능에 긍정적인 효과가 있는 것으로 보인다. 근력 운동은 젊은이들이 보기 좋은 몸을 만들기 위해 하는 것이란 인식이 강하지만 나이가 들수록 근력 운동은 더 중요하다. 근력 운동은 골손실(골다공증) 방지, 근육 보전, 균형 감각 향상, 낙상 방지에 도움이 된다. 낙상은 치매 노인들에게 큰 위협이다. 연구에 따르면 다리 근육의 힘이 강한 사람들은 인지력이 더 좋았다. 강한 다리 근육이 뇌에 혈액이 잘 흐르도록 돕기 때문이다. 근력 운동이라고 해서 꼭 바벨 스쿼트 같은 것을 할 필요는 없다. 의자를 잡고 부분적인 스쿼트를 해도 상당한 효과가 있다. 근력 운동의 긍정적인 효과를 뒷받침하는 증거들은 다음과 같다.

백질 개선

브리티시컬럼비아대학교 연구진은 52주간 일주일에 2번씩 근력 운동을 한 노년의 여성들에게서 백질 병변이 감소하고 주의력이 좋아졌다고 보고했다.[17]

뇌신경성장인자 증가

플로리다대학교 연구진은 근력 운동을 실시한 참가자들이 운동 직후 뇌신경성장인자가 98퍼센트 증가한 것을 관찰했다.[18]

전두엽 기능 개선

브리티시컬럼비아대학교 실험에서 근력 운동 그룹은 스트레칭 그룹보다 더 나은 인지 능력을 보여 주었다. 근력 운동은 기억력보다는 전두엽의 기능인 사고력과 주의력에 더 영향을 미치는 듯하다.[19]

혈관 건강 개선

근력 운동은 몸 전체의 혈관 건강을 개선하며 운동이 끝난 후 오랫동안 효과가 지속된다. 근력 운동은 콜레스테롤 플라크 형성을 감소시켜서 뇌로 가는 혈행을 개선한다.

염증 완화

노년층에게 6개월간 근력 운동을 하게 하자 혈관에 손상과 염증을 일으키는 혈청 호모시스테인이 감소한 것이 관찰되었다.[20]

여러 최신 연구 결과들은 근력 운동이 어떻게 인지력을 보호하는지 이해의 폭을 넓혀 주고 있다. 《미국노인병학회저널Journal of the American Geriatrics Society》에 실린 한 연구는 경도인지장애가 있는 노인들을 대상으로 6개월간에 걸쳐 일주일에 2~3회의 근력 운동을 실시한 결과 참가자 중 47퍼센트가 인지력 테스트에서 정상 점수를 받았다고 보고했다.[21] 다리 근력을 강화하면 인지력 개선에 큰 효과가 있었으며 운동 효과는 18개월간 지속되었다. 같은 학회지에 실린 다른 연구에 따르면 유산소 운동과 근력 운동을 함께 실시한 그룹은 유산소 운동만 실시한 그룹에 비해 뇌 기능이 더 좋았다.[22]

지금까지 살펴본 연구들과 우리가 클리닉에서 직접 목격한 결과들을 보면 운동이 뇌를 세포 단계에서부터 치유하고, 회복력을 강화하며, 알츠하이머 없는 여생을 얻는 매우 강력한 방법임을 알 수 있다. 당신 또는 당신이 사랑하는 누군가가 인지력 손상으로 고통받고 있다면 운동 프로그램을 실시해 보라. 즉각적인 효과를 거두게 될 것이다.

운동의 또 다른 혜택

어떤 운동이든 거기에 다양한 인식 양태가 포함되면 효과가 더 커진다. 이 주제는 7장에서 더 자세히 다룰 예정인데, 기본 개념은 복잡한 활동을 함으로써 두뇌의 여러 부분을 동시에 활성화시켜 연결과 회복력을 더욱 강화하는 것이다. 단순한 러닝머신 걷기와 배구를 비교해 보자. 배구는 반사 반응, 균형 감각, 눈손 협응, 기억력 등이 필요하다. 공 던지는 동작도 단순해 보이지만 공간 지각과 운동 제어가 필요하다. 요가는 특정 근육에 대한 지각, 균형, 호흡, 주의력을 요한다. 복잡한 운동일수록 뇌 보호 효과는 더 커진다. 궁극적인 목표는 당신을 활동적으로 만들어 주고, 뇌를 자극하며, 그리고 그 과정에서 당신을 더 행복하게 해 주는 운동을 찾는 것이다.

운동은 두 가지 흥미로운 방식으로 뇌에 긍정적인 영향을 준다. 첫째로 운동은 우울증의 효과적인 치료 수단이다. 2장에서 살펴본 것처럼 우울증은 알츠하이머와 관련이 있는 질병이다. 우울증은 뇌의 집중력 센터와 세로토닌 같은 중요한 신경전달물질의 작용에 부정적인 효과를 준다. 운동은 엔도르핀을 분비하게 해서 기분을 좋게 해 준다. 운동은 건강과 행복감을 높여 주는 놀라운 힘이 있다. 하면 할수록 몸의 느낌이 좋아진다. 몸의 느낌이 좋아질수록 마음의 느낌도 좋아진다. 마음의 느낌이 좋아질수록 운동을 더 챙기게 되고, 나아가 음식과 수면 같은 다른 라이프스타일 요인까지 더 챙기게 된다. 가능하면 라이프스타일 개선 프로젝트는 운동으로 먼저 시작할 것을 권한다. 기분에 미치는 효과가 즉각적이기 때문이다.

운동이 주는 두 번째 효과는 규율을 생성한다는 것이다. 생활에서 운동을 실시하려면 계획 능력, 체력, 게으름에 빠지지 않는 능력이 필요한데, 이런 이유로 규칙적인 운동은 전두엽(계획)과 대뇌변연계(본능과 기분) 그리고 기저핵(운동 제어와 습관 형성)을 연결하는 경로를 강화한다. 그래서 운동을 하는 사람은 습관 형성을 잘한다. 그리고 규칙적으로 운동을 할 정도로 규율이 잘 잡힌 사람은 몸을 함부로 하지 않는다. 운동을 하는 청소년은 마약이나 알코올의 유혹에 쉽게 빠지지 않는다. 어른들도 마찬가지다.

부상이나 신체적 제한이 있을 때

50대 또는 60대를 넘긴 사람들에게 운동은 어려운 도전일 수 있다. 무릎이나 허리가 안 좋은 사람들은 심박수를 높이려면 어떻게 해야 할까? 65세 이상 인구 3명 중 1명은 발목이나 무릎, 좌골 등에 문제가 있고 거의 대부분은 허리가 불편하다. 무거운 것을 들 수 없거나 조깅을 할 수 없는 사람들도 있다. 그러나 이런 사람들에게도 선택 가능한 운동법은 많다. 일립티컬(발로 페달을 밟으면서 손잡이를 앞뒤로 움직이는 운동 기구-옮긴이)과 리컴번트 실내자전거는 관절이 받는 압력을 줄여 준다. 골다공증이나 관절염이 있어 다리를 쓰기 어려우면 상체 운동에 집중하면 된다. 페달을 밟는 기구들은 팔운동 기구로도 쓸 수 있다. 이런 기구들은 집에서 TV를 보면서 할 수 있다.

유산소 운동과 근력 운동 외에 수영, 태극권, 댄스, 요가 같은 운동 또한 인지력 보호 효과가 있음을 보여 주는 연구들이 나와 있다. 2016년 태국에서 실시한 연구를 보면 일주일에 3번 이상 태극권을 실시한 경도인지장애 환자들은 예후가 더 좋았고,[23] 2012년 실시한 다른 연구에서는 40주간 태극권을 실시한 환자들의 두뇌 용적이 증가했다.[24] 태극권의 명상적 측면이 인지 건강에 특히 긍정적이었던 것으로 보인다. 2016년 필리핀의 한 병원에서는 노인들을 대상으로 볼룸댄스의 효과를 실험했는데 12개월 후 참가자들은 실행력과 인지 기능이 좋아졌다.[25]

부상이나 관절질환이 있는 사람들에게는 수영이 특히 좋다. 물의 부력이 관절에 주는 스트레스를 줄여 주므로 더 안전하게 운동할 수 있다. 물속에서 발차기를 하거나 앞뒤로 걷는 운동을 통해 다리 근육을 강화할 수 있고, 패들링으로 팔다리 운동을 할 수 있다. 근접성과 편이성은 운동 프로그램을 장기간 지속하는 데 필수적이다. 그래서 우리 환자들 중에는 2.5미터 길이의 작은 수영장을 집에 설치하고 유산소 운동과 근력 운동을 하는 사람들도 있다.

운동에 대한 잘못된 믿음

달리기를 하지 않으면 운동이 아니다

집에서 낮은 의자를 오르내리거나 직장에서 계단을 이용하는 것으로도 심박수를 올릴 수 있다.

다리를 사용하지 않으면 운동 효과가 없다
상체 운동만으로도 몸의 모든 부분이 혜택을 경험할 수 있다.

하루 20분만 운동하고 나머지 시간은 쉬어도 된다
앉거나 누워 보내는 시간이 길어지면 하루 20~30분 정도의 운동으로는 효과가 없다.

고통이 없으면 얻는 것도 없다
고통이 심하면 운동을 지속하기 힘들다. 하지만 약간의 고통은 목표를 향해 나아가고 있다는 느낌을 주므로 긍정적이다. '약간의 고통으로 장기적인 이득을 얻자'가 맞는 표현이다.

부상을 딛고 운동해야 한다
부상이 있는 상태에서 운동하면 안 된다. 부상이 영구화되기 때문이다. 부상이 없는 다른 부분을 운동하도록 한다.

단백질 보충제와 보조제를 먹어야 근육이 붙는다
정상적인 식사만으로 충분한 단백질을 섭취할 수 있다.

젊어서 안 하다가 나이 들어 운동하면 위험하다
운동을 시작하기에 늦은 나이란 없다. 누구나 나이에 관계없이 운동으로 효과를 볼 수 있다. 다만 천천히 시작해서 주의 깊게 진행하되 부상과 신체적 한계를 유념하면 된다.

집보다 헬스클럽이 낫다

집에서 운동하는 것이 더 낫다. 운동 프로그램은 쉽고 편리해야 한다. 저녁에 집에서 TV를 보며 하는 유산소 운동과 이른 아침 차를 타고 헬스클럽에 가서 하는 러닝머신 중에 무엇이 더 쉬운가? 헬스클럽이나 기타 야외 활동은 집에서 하는 운동에 더해 추가로 실시하는 것이라고 생각해야 한다.

평행우주로부터 돌아오기

제리가 후속 검진을 받으러 왔다. 3개월 전 슬로 모션으로 움직이던 그 제리가 아니었다. 집중력이 살아났고 활력이 있어 보였다. 이야기를 나누어 보니 인지 반응 속도가 전보다 좋아졌음을 알 수 있었다. 제리는 자랑스럽게 딘에게 자신의 운동 일지를 꺼내 보였다. 제리는 매우 규칙적으로 운동하고 있었다. 매일 집에 돌아오면 저녁을 먹고 리컴번트 자전거를 타면서 TV를 시청했다. 6주차에 접어들자 페달을 빠르게 돌리는 강도 높은 실내자전거 운동을 15분이나 하게 되었다. 운동을 하고 나면 기분이 아주 좋았고 그 덕에 운동을 점점 더 많이 하게 되었다. 3개월 차에 접어든 당시 제리는 고강도 실내자전거 운동을 쉬지 않고 25분이나 하고 있었다. 이런 운동을 일주일에 5~6일씩 실행했다.

다시 3개월이 지났다. 제리의 주의력, 집중력, 사고력은 정상으로 돌아왔다. 일반적으로 치매 환자들은 지속적으로 인지력이 감퇴

한다는 점을 고려하면 제리가 보여 준 결과는 매우 놀라운 일이었다. 우리가 제시한 길을 따라서 제리는 스스로를 구한 것이다. 알츠하이머 판정이 임박한 제리와 같은 상태의 환자들이 많이 온다. 라이프스타일 요인 가운데 하나만 고쳤을 뿐인데 제리는 알츠하이머 진단을 피할 수 있었고 훨씬 더 행복한 삶을 살 수 있게 되었다. 알츠하이머만이 아니었다. 심장질환과 당뇨 같은 곧 들이닥칠 만성 질환들로부터도 멀리 달아날 수 있었다. 제리는 이제 아침 일찍 일어나 자전거를 타고 동네를 한 바퀴씩 돌았다. 도로용 자전거를 새로 한 대 샀다. 자전거는 즐거운 습관이 되었고 이런 긍정적인 변화를 기반으로 제리는 식단과 수면 역시 차차 개선해 나갈 수 있었다.

1년 후 딘은 제리의 MRI 검사를 다시 실시했다. 백질 병변은 여전히 그 자리에 있었으나 눈에 띄게 줄어 있었다. 반가운 변화였고 운동이 제리의 뇌에 미친 강력한 증거였다. MRI에서 이런 변화가 나타난 사례는 몇 년 전까지는 전혀 없었다. 그러나 요즘 우리는 운동을 비롯한 라이프스타일 개선의 결과로 뇌에 구조적 변화가 생기는 사례를 계속 목도하고 있다. 신경심리학 검사에서 제리는 실행력과 사고 속도가 크게 개선된 것으로 나타났다. 혈압도 낮아졌다. 제리는 자기가 정상보다 더 좋아졌다고 믿고 있었다. 로즈도 같은 생각이었다. 그녀는 남편을 따라서 실내자전거를 탔고 식단을 바꾸었다. 그들은 차츰 더 활동적으로 변했다. 아령을 거실에 들여놓았고 함께 산책을 했다. 그들은 이렇게 에너지가 넘쳤던 적이 없었다고 말했다. "운동은 나를 되돌려 놓았어요." 제리가 딘에게 말했다. "나는 평행우주에 갇혀 있었지만 지금은 돌아왔어요."

움직이도록 디자인되다
: 비활동성 생활의 문제

마이클은 튼튼한 어깨, 군살 없는 상체, 뛰어난 유산소성 체력을 가지고 있었다. 그는 거의 매일 30분 이상 헬스클럽에서 운동했고 설탕이 적고 채소가 많은 식생활을 유지하고 있었다. 그런데 얼마 전부터 피로, 현기증, 집중력 부족을 느끼기 시작했다. 마이클은 회계사였다. 그는 하루에 10시간 이상 책상에 앉아서 일했다. 업무 강도가 높아서 거의 일어날 기회가 없었고 휴식 시간도 없었다.

우리와 가진 첫 상담에서 마이클은 업무 능력의 건재함을 자랑했다. 근래 들어 몇 가지 작은 계산상의 실수가 있긴 했지만 여전히 40년 전 일까지 잘 기억할 수 있다고 말했다. 그리고 이렇게 말을 이었다. "단지 아침에 무엇을 먹었는지 기억하기 힘들 뿐입니다." 불행히도 이런 단기 기억 손상은 종종 알츠하이머로 진행된다. 우리는 최대한 빨리 마이클의 생활에 개입할 필요가 있다고 판단했다.

제리의 사례에서 보았듯이 운동량 증가는 뇌 건강에 긍정적인 영향을 미친다. 그러나 최근의 연구 결과들을 보면 하루 종일 앉아서 일한 뒤 30분 운동하는 정도로는 인지력 감퇴를 막기에 충분치 않다는 것을 알 수 있다. 최근 의학계는 주로 앉아서 시간을 보내는 비활동성 라이프스타일이 암, 당뇨, 인지력 감퇴의 중요한 위험 요인임을 확인하고 있다. 샌프란시스코의 연구자들은 TV 시청 시간과 인지 건강 사이의 관련성을 조사했다. 당연히 TV를 보는 시간이 많은 사람들은 알츠하이머 위험이 높았다.[26] 다른 연구에서도 주로 앉아서 생활하는 사람들은 회백질 용적이 줄어 있었다.[27] 이것은 신체 활동 부족이 뇌 기능 손상과 바람직하지 않은 구조적 변화를 야기할 수 있음을 의미한다.

종일 앉아서 보내는 긴 시간을 고작 몇십 분의 운동으로 만회할 수는 없다. 생물종으로서 인간은 앉아서 시간을 보낸 적이 없었다. 인간이 이토록 많은 시간을 앉아서 보내게 된 것은 아주 최근의 일이며 심장병, 당뇨, 자가면역질환, 치매 같은 비전염성 질환이 급작스럽게 많아진 것도 아주 최근의 일이다. 많은 사람들이 하루에 얼마나 많은 시간을 운동했느냐에 관심을 두고 있다. 운동이 중요한 것은 사실이지만 마찬가지로 중요한 것이 앉아서 보내는 시간을 줄이는 일이다. 최신 연구 결과에 따르면 앉아서 보내는 시간의 길이가 운동하는 시간의 길이보다 뇌 건강에 미치는 영향이 더 큰 것으로 보인다. 앉아서 보내는 시간으로 미래의 인지력 감퇴를 예측할 수 있다. 우리는 마이클이 앉아서 보내는 시간이 그가 열심히 운동한 효과를 상쇄하고 있음을 곧바로 알 수 있었다. 우리는 이런 경우를 자주 보았다. 의자에서 일어나 짧게라도 걷는 일 없이 얼마나 오랫동안 책상에 앉아 있는가? 얼마나 오랫동안 TV 앞에 또는 자동차 안에 앉아 있는가?

연구에 따르면 하루 4~5시간 앉아서 생활하는 사람들은 정규 운동은 하지 않지만 자주 움직이는 생활을 하는 사람에 비해 훨씬 더 치매에 취약하다. 몸과 뇌가 필요로 하는 것은 짧지만 자주 몸을 움직여 주는 생활이다. 이상적으로는 1시간에 1번씩 강한 움직임이 필요하다. 예를 들어 매 시간마다 강렬한 유산소 운동 세션이 포함된 실내자전거 타기를 10분씩 하는 것이다. 이것은 우리 인류가 수천 년 동안 해 왔던 운동 패턴을 아주 정확하게 모방한 것이다. 먹을 것을 찾아 헤매고, 농사일을 하고, 사냥감을 쫓던 조상들의 일과를 말이다. 그런데 직장에서 어떻게 짧지만 강렬한 운동을 자주 할 수 있을까? 우리 대부분은 책상에 앉아서 일한다. 그리고 거의 매일 교통 체증 속에 꼼짝없이 갇혀 지낸다.

이런 문제를 해결할 창의적인 해결책들이 대거 등장하고 있다. 그리고 많은 회사들이 이 문제를 개선하기 위해 변모하고 있다. 서서 일하는 스탠딩 데스크의 등장이 좋은 예다. 서서 일하면 더 많은 칼로리가 소모되며 다리 근육이 강화된다. 러닝머신 책상을 도입한 회사들도 있다. 러닝머신 책상이 있으면 하루 종일 움직일 수 있고 틈틈이 강렬한 운동을 할 수 있다. 약 30달러면 책상 아래에 놓고 쓰는 페달 운동 기구를 구입할 수 있다. 몇 시간마다 자리에서 일어나 활달하게 걷는 것은 빠른 심박수를 얻는 좋은 방법이다. 틈틈이 스쿼트를 해도 좋다.

집에서도 같은 원칙을 적용할 수 있다. 요가, 필라테스, 칼리스데닉스Calisthenics(맨몸운동) 같은 운동은 거실 공간에서 쉽게 할 수 있다. TV 보는 시간은 운동하는 시간이 되어야 한다. 모든 TV에 실내자전거가 달려 있어서 운동을 해야만 전원이 켜진다면 세상은 크게 달라질 것이다. 실내자전거가 없다면 스텝박스를 이용한 에어로빅 운동을 하면 된다. 관절이 좋지 않아서 스텝박스를 못 한다면 의자를 붙잡고 안전하게 다리 들어올리기를 할 수 있다.

마이클에게 앉아서 생활하는 행동 양식의 문제점을 알려 주자 그는 곧바로 회사에 스탠딩 데스크를 구해 달라고 요청했다. 그는 또 거실에 리컴번트 실내자전거를 들여놓았다. 마이클은 동기 부여가 잘되는 사람이었다. 우리는 그에게 목표 의식을 부여하고 그의 꼼꼼한 성격을 자극해 운동 계획을 세밀하게 짜도록 했다. 그는 사무실에서 매일 2시간 이상 스탠딩 데스크에서 일하고, 밤에는 고강도 실내자전거 세션을 2번씩 하기로 했다.

우리는 마이클이 이렇게 움직임을 늘린다면 인지력과 전신 건강이 크게 개선되리라 확신했다. 우리 역시 이와 같은 효과를 직접 체험했다. 우리는 늘 몸이 엉망이었다. 의과대학의 스트레스와 아이 양육 부담 때문에 운동할 틈이 없었다. 몇 년 전 아예샤는 짧은 계단에서도 숨이 차고 힘들어했다. 아예샤는 달리기를 싫어했다. 딘은 과체중이었고 축구라도 한번 할라치면 힘이 들어 헉헉거렸다. 우리에게는 운동이 필요했다. 그래서 매일 반복되는 일상에 움직임을 더해 보기로 했다.

우리가 처음 한 것은 점심시간을 이용한 빠르게 걷기였다. 점심시간의 걷기는 오후의 활력을 가져왔다. 그 다음엔 병원에서 틈나는 대로 팔굽혀펴기, 윗몸일으키기 같은 운동을 잠깐씩 더 했다. 팔굽혀펴기와 윗몸일으키기는 쉽게 할 수 있는 개수에서 시작해 매주 2퍼센트씩 개수를 늘려 나갔다. 진도를 꼼꼼히 체크해 스스로에게 동기 부여를 했다. 딘은 이런 식으로 잠깐씩 운동하는 것만으로 자기 몸이 크게 달라지는 것을 느끼고 깜짝 놀랐다. 나이 50에 그는 팔굽혀펴기 120개, 스쿼트 70개, 윗몸일으키기 35개를 할 수 있게 되었다. 운동선수였을 때보다 많은 숫자였다. 아예샤는 스쿼트 50개를 할 수 있게 되었고 심지어 장거리 달리기마저 즐기게 되었다.

운동은 이제 우리의 직장 생활과 가족이 함께 보내는 시간에서 중요한 부분이 되었다. 1시간 일하고 1분 윗몸일으키기를 하는 것이 이제는 자연스러워졌다. 사무실에 스탠딩 데스크와 일립티컬을 들여놓았다. 우리는 대부분의 일을 스탠딩 데스크에서 하고 있다. 일립티컬은 메시지를 듣거나 이메일을 쓸 때 좋다. 웨스트헐리우드의 좁은 아파트에 살 때도 집 안에서 운동을 했다. 거실에서 태권도 발차기와 스쿼트를 했다. 그리고 항상 계단을 이용했다. 물론 이런 라이프스타일은 굳은 결심과 정확한 설계가 필요하다. 그러나 우리는 모든 사람이 우리가 하고 있는 것과 비슷한 프로그램을 삶에 도입할 수 있을 것이라고 믿는다. 운동을 위해 헬스클럽 회원권을 구입하거나 개인 트레이너를 고용할 필요는 없다.

3개월 후 마이클이 다시 클리닉을 찾았을 때, 그는 더 이상 기억력이 나빠지지 않는다고 말했다. 그는 하루 2번씩 5분간 운동을 더하는 것만으로 집중력과 명료함을 극적으로 끌어올릴 수 있다는 것에 놀라워했다. 매일 밤 TV를 보면서 실내자전거를 타는 것이 이제는 습관이 되었다. 그는 더 행복해졌다. 인지력 문제가 큰 스트레스였으나 지금은 안심이 되고 일과 휴식 모두 더 편해졌다.

운동은 인지 건강에 필수적이다. 운동은 치매와 알츠하이머를 예방하고, 손상된 기억력 센터를 복구하며, 새로운 뇌세포를 자라나게 한다. 이미 이 분야에는 운동의 가치에 몹시 회의적인 환자들조차 충분히 설득할 수 있는 상당한 양의 연구 결과들이 존재한다. 그러나 운동 프로그램을 시작하는 일은 쉽지 않다. 자신의 강점과 제한 사항들을 잘 이해하고 한 단계씩 차근차근 자기가 정한 목표에 다가가야 한다. 쉽고 편리하며 오래 지속할 수 있는 운동이 가장 좋은 운동이다. 운동을 생활습관화해 인지력의 극적인 개선을 성취하는 것은 충분히 가능하다. 시작하겠다는 결심과 잘 설계된 운동 플랜만 있으면 된다.

개인맞춤형
운동
프로그램

개인화되고 지속 가능한 운동 프로그램은 뇌 건강에 매우 중요하다. 앞에서 보았듯이 유산소 운동과 근력 운동은 뇌의 노화를 막는 데 매우 효과적이며 알츠하이머 관련 증상을 되돌릴 수도 있다. 장시간 앉아서 생활하면 인지력 손상을 비롯한 여러 질환이 초래된다. 그러므로 당신의 목표는 하루 온종일 움직이는 삶을 설계하는 것이다. 당신의 상황이 어떻든 간에 선택할 운동의 종류는 많다. 이제부터 당신에게 꼭 맞는 운동 플랜을 짜는 데 필요한 제반 정보들을 제공할 것이다. 눈에 보이고, 측정 가능하며, 즉각적인 이득을 경험할 때 우리는 가장 성공적으로 변화한다는 사실을 기억하자.

자가진단

운동 플랜의 비전을 분명히 하고, 당신의 노력에 도움이 될 강점과 방해 요인이 될 약점을 평가한다.

비전 … 뇌 건강을 위한 당신의 이상적인 운동 플랜은 무엇인가? 하루에 몇 번 움직일 것인가? 운동을 통해 얻은 에너지로 다른 무엇을 고칠 것인가? 운동으로 어떤 증상을 개선하려는가? 과거에 당신이 즐겼던 운동은 무엇인가?

강점 … 비전을 성취하는 데 도움이 될 강점과 자원은 무엇인가?

약점 … 비전을 성취하는 데 장애가 될 문제들은 무엇인가?

1. 운동 프로그램으로 무엇을 개선할 것인가?

예: 활력이 늘어날 것이다. 혈당을 효과적으로 조절할 것이다. 잠을 더 잘 것이다. 주의력이 높아지고 사고력이 더 날카로워질 것이다. 복잡한 일들이 쉬워질 것이다. 균형을 잘 잡게 되어 낙상을 예방할 것이다.

2. 운동 플랜에서 가장 중점적으로 하려는 것은 무엇인가?

예: 재미있어서 매일 할 수 있는 유산소 운동 프로그램을 개발하고 싶다. 내 어깨 부상을 악화시키지 않는 운동을 하고 싶다. 쉽고 편안한 운동 프로그램이 필요하다. 다리 근육을 강화해 균형을 잘 잡고 싶다.

3. 운동에 지장을 주는 장애물들은 무엇인가?

예: 시간이 없다. 운동이 싫다. 무릎 통증이 있다. 집이 비좁다. 운동 기구를 살 돈이 없다. 운동할 기력이 없다.

4. 당신의 운동을 도와줄 것들은 무엇인가? 당신은 어떤 자원이 있는가?

예: 직장에 운동 시설이 있다. 집에서 뉴스를 보면서 페달 밟기를 할 수 있다. 점심시간에 친구와 함께 산책을 할 수 있다. 수년간 이용하지 않은 자전거가 있다. 거실에 화이트보드가 있다. 4층에 살고 있어서 계단을 이용할 수 있다. 실내자전거를 구입할 수 있다. 직장까지 걸어갈 수 있다. 댄스를 좋아한다.

5. 도움을 줄 수 있는 사람은 누구며 어떤 도움을 줄 수 있는가?

예: 점심시간마다 헬스클럽에 가는 직장 동료가 있다. 아내가 같이 운동하기를 원한다. 자녀들이 웨이트 트레이닝 방법을 가르쳐 줄 수 있다. 이웃에 사는 사람들과 걷기 동호회를 만들겠다. 매일 두 차례씩 개를 산책시키겠다. 교회의 배드민턴 클럽에 가입하겠다. 친구의 오래된 운동 기구를 가져다 쓰겠다.

6. 언제 시작할 것인가?

우리의 추천: 여건이 되는 대로 최대한 빨리 시작할 것을 권한다. 편이성과 효율성이 없는 상태에서 시작한 운동 프로그램은 실패하기 쉽다. 하지만 완벽한 운동 프로그램이 완성될 때까지 기다릴 필요는 없다. 가장 집중하고 싶은 운동부터 먼저 시작한다. 강도가 가장 약한 단계부터 시작하고 점차 강도를 증진시키되 주된 운동과 연계해 다른 운동을 추가해 간다.

시작하기 전에

- **주의 사항:** 운동 프로그램을 시작하기 전에 주치의와 상의하는 것이 필수적이다. 많은 사람들이 심장질환이나 균형감 문제 등 운동 능력에 영향을 줄 수 있는 의학적 요인을 가지고 있다. 이런 경우 의사의 관리 감독 아래 운동을 해야만 한다.

- **뇌 건강을 위한 운동:** 우리의 목표는 뇌 건강을 증진시키고 알츠하이머를 예방하는 것이다. 다음에 제시되는 신체 활동은 체중 감량이나 근력 보강을 위해 디자인된 것이 아니다. 이 프로그램의 결과로 몸무게가 줄고 근육이 늘 수도 있으나 우리의 관심은 인지 건강에 맞춰져 있다.

1단계: 개인 운동 프로그램 디자인하기

성공적인 운동 프로그램의 특성

편리할 것: 운동 프로그램은 쉬워야 한다. 너무 어려우면 좌절할 것이다.

반복하기 쉬울 것: 규칙적으로 반복할 수 있어야 한다. 그러기 위해서는 쉽고 효과적이며 재미있어야 한다.

점진적 성공을 보장할 것: 당신의 성공을 바로 바로 볼 수 있어야 한다. 스쿼트 8개를 9개로 올리고, 페달 밟기를 1분 더 늘리는 것이다.

측정 가능할 것: 얼마나 운동했는지 측정할 수 있어야 하고 항상 진도를 기록해야한다. 화이트보드, 노트북, 스마트폰 앱 등을 이용하라.

경험자의 세 가지 조언

운동 빼먹지 않기: 운동하지 않을 핑계를 찾기는 아주 쉽다. 매일 해야만 하는 일을하나 정해서 운동으로 써 보라. 어떤 운동이든 안 하는 것보다 낫다. 운동을 하고 싶지 않은 날에도 최소한 시작은 하라. 단 5분 만이라도 하자.

습관 형성: 좋아하는 활동 한 가지를 정해서 습관이 될 때까지 집중하자. 당신이 만약운동을 즐기지 않는 유형이라면 가장 편한 것, 가장 싫어하지 않는 것부터 시작한다.

과욕은 실패를 부른다: 작게 시작하라. 당신이 할 수 있는 선보다 약간 더 높은 정도로 시작해 매주 조금씩 늘려 가라. 처음 시작한 운동에서 성과가 있을 경우에는 다른운동을 추가해도 좋다.

나만의 '체육관' 만들기

운동 프로그램의 주된 장소는 당신의 집이어야 한다. 집에서는 언제든운동할 수 있고, 옷을 차려입지 않아도 되며, 돈과 시간도 절약된다. 장비가 없어도 집에서 광범위한 운동을 할 수 있다. 저항을 이용해 심박수를높이고 근력을 강화하는 운동이 우리의 목표다. 팔굽혀펴기, 윗몸일으키기, 플랭크, 스쿼트, 집에 있는 물건을 이용한 이두박근 굽히기, 어깨 들어올리기 등이 있다. 경험이 없는 초보자들은 간단한 장비를 갖추는 것이 도움이 된다.

추천 장비

웨이트: 2.25~4.5킬로그램(5~10파운드) 덤벨, 0.5~1.5킬로그램(1~3파운드) 발목 모래주머니, 저항밴드

매트: 카펫이 없는 경우

실내자전거: 선택 사항이지만 강력 추천

페달 운동 기구: 실내자전거를 놓을 공간이 없는 경우

의자: 균형 운동 시 붙잡기 위해 필요

2단계: 일상적인 목표

➕ 차츰 늘려 갈 것들

- 계단 이용하기
- TV 보면서 운동하기
- 자전거 타기
- 직장에서 페달 운동 기구나 스텝박스 운동하기
- 집에서 요가 또는 댄싱 연습하기
- 집이나 직장에서 스쿼트
- 기회 될 때마다 벽 잡고 팔굽혀펴기
- 집에서 발목 모래주머니 이용한 햄스트링 운동
- 아침에 침대에서 윗몸일으키기

▬ 차츰 줄여 갈 것들

- 책상 앞에 앉아 있는 시간
- 운동하지 않으면서 TV 보는 시간
- 계단 대신 엘리베이터를 이용하는 횟수
- 운동하지 않는 날

✖ 운동의 종류

다음은 우리가 추천하는 운동들이다.

유산소 운동: 다음 중 하나를 선택해 매일 실천한다.

- 빠르게 걷기
- 실내자전거
- 팔벌려뛰기(점핑잭)
- 스텝퍼
- 계단
- 댄스
- 태권도, 킥복싱
- 스텝박스 오르내리기

이 운동을 하면서 가볍게 땀이 나야 하고 다음 문장을 단번에 말하기 어려울 정도로 숨이 차야 한다. "기차가 보스턴 역에 예정보다 1시간 늦게 도착했습니다." 문장 중간에 숨을 쉬기 위해 멈추었다면 적정 강도에 도달한 것이다. 조금 더 과학적으로 측정할 수도 있다. 다음은 나이에 따른 최대심박수를 계산하는 공식이다.

- **최대심박수:** 의사로부터 운동해도 된다는 허락을 받았다면 유산소 운동을 해서 최대심박수에 도달하도록 하자.

  207−(나이×0.7)=최대심박수

  가령 나이가 70세라면 최대심박수는 다음과 같다. ⋯→ 207-(70×0.7)=207-49=158

최대 심박수에 도달하기가 너무 어렵다면 위의 문장을 단숨에 말하기 어려울 정도까지 운동해도 된다.

근력 운동: 다음 운동들은 근력과 안정성을 길러 준다. 하나를 골라 매일 하도록 하자. 바꾸어 가면서 해도 된다.

- 스쿼트
- 런지
- 레그 익스텐션
- 복부 크런치
- 팔굽혀펴기(바닥 또는 벽)
- 플랭크
- 바이셉스 컬
- 트라이셉스 컬
- 숄더 레이즈

균형 훈련: 다음은 균형을 위한 운동들이다. 하나를 골라 매일 하도록 하자. 처음 시작할 때는 의자를 옆에 두도록 한다.

- **발꿈치 발가락 걷기:** 한쪽 발 발꿈치를 다른 발 발가락 앞에 놓으면서 양쪽 발이 서로 닿도록 걷는다. 정면을 보고 직선으로 걷는다. 발을 보면 안 된다.

- **한쪽 다리로 균형 잡기:** 의자를 잡고 한쪽 다리로 선다. 다리를 들어 올려 무릎을 앞쪽으로 내밀고 10~12초 정도 버틴다. 다리를 내리고 반대쪽도 똑같이 한다. 익숙해지면 의자를 놓고 한다.

- **다리 뒤로 들기:** 의자를 잡고 한쪽 다리로 선다. 다리를 들어 올려 뒤로 내밀고 10~12초 정도 버틴다. 다리를 내리고 반대쪽도 똑같이 한다. 익숙해지면 의자를 놓고 한다.

- **다리 옆으로 들기:** 의자를 잡고 한쪽 다리로 선다. 다리를 옆으로 들어 올려 10~12초 정도 버틴다. 다리를 내리고 반대쪽도 똑같이 한다. 익숙해지면 의자를 놓고 한다.

- **요가:** 나무 자세가 균형 증진을 위해 좋다. 벽에 등을 대고 연습해도 된다. 균형감이 좋아지면 벽에서 떨어져 실시한다.

- **태극권:** 양가 8식 태극권이 초보자에게 좋다.

유연성 훈련

스트레칭은 모든 운동 프로그램에서 중요한 부분을 차지한다. 이 훈련은 일상생활에서 유연성을 증가시키며 유산소 운동과 근력 운동을 한 후 실시하면 큰 도움이 된다. 많은 사람들이 인대와 힘줄 염좌를 겪는 이유는 적절한 스트레칭을 하지 않기 때문이다. 이런 작은 부상들은 운동을 하는 데 방해가 된다.

먼저 몇 분 정도 걸어서 워밍업을 한다. 워밍업이 안 된 상태에서 스트레칭을 하면 부상 위험이 있다. 각각의 스트레칭 동작을 3~5회 실시한다. 당기는 느낌이 와야 하지만 고통이 느껴지면 안 된다. 천천히 자세를 취하고 10~30초 정도 정지해 준다. 쉬고, 정상적으로 호흡한 후 반복한다.

매일 실시하면 좋은 유연성 훈련 동작 아홉 가지를 소개한다.

- **목 스트레칭**: 머리를 부드럽게 좌우, 앞뒤로 숙여 준다.

- **어깨 등 스트레칭**: 깍지를 끼고 팔을 머리 위로 들어 올려 손바닥이 천장을 보도록 한다. 팔꿈치를 펴고 팔을 위로 뻗어 올린다.

- **회전근개 스트레칭**: 오른쪽 팔꿈치를 열중 쉬어 자세로 등 뒤에 놓고 손바닥을 뒤쪽으로 향한다. 왼손으로 수건을 잡고 팔을 머리 위로 올린다. 왼팔을 천천히 굽혀 오른손 쪽으로 가져간다. 수건의 양쪽을 단단히 잡는다. 호흡을 하면서 양손을 서로 가깝게 가져가서 스트레칭이 되도록 한다.

- **손목 스트레칭**: 손목을 양방향으로 둥글게 돌려 준다. 한쪽 팔을 뻗고 반대쪽 손으로 손가락을 아래위로 스트레칭 해 준다.

- **허리 스트레칭**: 바닥에 앉아 등을 곧게 펴고 다리를 앞으로 뻗는다. 허리를 천천히 숙여서 손으로 발가락을 터치한다. 훈련을 반복해 복부가 허벅지에 더 가까이 닿도록 노력한다.

- **엉덩이 스트레칭**: 똑바로 선다. 엉덩이를 둥글게 돌려 준다. 이어서 엉덩이는 가만히 두고 상체를 좌우로 돌려 준다.

- **햄스트링 스트레칭**: 똑바로 선다. 허리를 구부려 상체를 허벅지 쪽으로 붙인다. 햄스트링이 너무 조이면 무릎을 구부려 준다. 반복 훈련해 다리가 펴질 수 있도록 한다.

- **무릎 스트레칭**: 무릎을 양방향으로 돌려 준다. 부드럽게 구부렸다가 펴 준다.

- **발목 스트레칭**: 발목을 양방향으로 돌려 준다. 앉은 상태에서 손으로 발을 위, 아래, 좌, 우로 구부려 준다.

흔한 문제들

- **부상**: 부상 부위를 쉬어 준다. 의사의 진찰을 받아서 부상을 치료한다. 다른 부분을 강화하는 데 집중한다.

- **질병**: 심장병, 관절염, 족저근막염 등이 있는 경우 어떤 종류의 운동이 가능한지 반드시 주치의와 상의해야 한다.

- **시간 부족**: 약간의 신체 활동을 할 정도 시간은 누구나 낼 수 있다. 필요하면 일과를 조정하라. 엘리베이터 대신 계단을 이용할 수도 있고, 멀리 주차하고 걸어올 수도 있다. 점심시간에 팔굽혀펴기를 해도 되고 자전거 출퇴근을 생각해 볼 수도 있다. 그중 가장 좋은 것은 집에서 TV 보는 시간에 실내자전거 타기를 하는 것이다.

- **악천후**: 적절한 외투를 착용하고 운동하면 된다. 실내 운동도 좋다.

- **운동이 싫어질 때**: 아마 당신은 운동보다는 알츠하이머가 더 싫을 것이다. 왜 운동을 하는지 되새겨 보라. 운동을 하면 얻게 될 혜택을 생각해 보라. 운동을 만족스러운 정신 활동과 결합해 보라. 가령 운동을 하면서 음악, 오디오북, 팟캐스트를 들어 보라. 운동이 훨씬 즐거워질 것이다.

긴장 이완

스트레스로
뇌가 손상된 환자

톰슨 대령은 깐깐한 70대 초반의 베트남 참전 군인이었다. 우리는 톰슨 대령과 그의 아내 클라라를 로마린다보훈병원에서 처음 만났다. 노부부는 은퇴 생활을 즐기고 있는 것 같았다. 그들은 캘리포니아 해안도로를 자동차로 여행한 일이며 자식들 집을 찾아다니며 손주들을 보는 기쁨 같은 것들을 즐겁게 이야기했다. 하지만 대령의 기억력에 대해서는 걱정이 많았다. 대령은 최근 몇 년간에 걸쳐 점점 기억력이 떨어지고 있었고 그 사실이 그를 화나게 했다.

　"처음엔 이이가 선택적 기억상실인 줄 알았어요," 클라라가 말했다. "하지만 요즘은 전보다 더 잘 잊어버려요. 어떤 때는 하려던 말을 잊어버려서 말을 끝맺지 못해요. 그러고는 화를 내요." 5년 전 그녀는 대령이 주의력결핍장애인 줄 알았다고 했다. 대령도 자신이 집중력에 문제가 있다는 데 동의했다. 그리고 지난 몇 년 사이에 이 것이 훨씬 심해졌다고 했다. 집중력 문제는 자동차 운전과 금융 같은 일상 활동들을 어렵게 만들었다. 그리고 전에 없던 불안감을 느끼고 있었다.

그는 이 모든 문제가 집중력 부족 때문이라고 생각했다. "내 머리가 예전 같지 않아요." 그가 말했다. "그래서 화가 납니다." 상담이 이어지면서 톰슨 대령은 점점 더 괴로워했다. 이따금 눈물을 보이기까지 했다.

신경심리학 검사를 실시할 때 대령은 "이건 잘 알아요. 이런 테스트는 필요 없어요"라면서 질문들을 밀쳐 내기도 했다. 검사 결과 그는 집중력과 기억력 결핍이 있었다. MRI에서는 뇌혈관 손상이 보였고 뇌 전체가 위축되어 있었다. 우리는 그를 경도인지장애로 진단했다. 그는 안정 시 심박수가 96으로 매우 높았고 혈압 역시 160/90과 180/110으로 높았다. 만성 스트레스와 높은 아드레날린 때문인 것 같았다. 우리가 만나 본 많은 환자들처럼 그 역시 집중력 부족이 스트레스를 낳고 그 스트레스가 다시 집중력을 저해하는 악순환의 고리에 갇혀 있었다.

스트레스는 여러 가지 형태로 온다. 기존 의학에서는 스트레스를 두 가지로 나눈다. 급성 스트레스와 만성 스트레스다. 급성 스트레스는 행동에 대비해 몸을 준비시킨다. 예를 들어 청중 앞에서 연설하거나 계단을 올라가는 일 등이다. 이런 스트레스는 시간제한이 있다. 짧게 왔다가 사라진다. 반면에 만성 스트레스는 오래 머문다. 이것은 장기적인 감정 압력에 대한 몸과 마음의 반응이다. 이런 스트레스는 적절히 조절되지 않으면 뇌에 큰 피해를 입힌다.

우리는 스트레스를 좀 더 세밀하게 들여다본다. 스트레스를 급성과 만성으로 나누는 구별법은 유용하지만 그것이 다가 아니다. 급성 스트레스는 항상 도움이 되고 만성 스트레스는 언제나 문제일까? 이것은 우리가 스트레스를 어떻게 조절하느냐에 달려 있다. 급성 스트레스가 과도하면 신체의 여러 시스템에 지장을 준다. 급성 스트레스가 뇌에 피해를 입힐 수 있음이 연구를 통해 입증되었다. 반대로 만성 스트레스가 항상 해로운 것만은 아니다. 예를 들어 박사 학위를 받기 위해 노력하는 것처럼 인생의 중요한 이정표를 향해 꾸준히 정진해 나가는 과정은 힘들지만 이런 목적적 행위는 상당한 인지 예비능cognitive reserve(뇌에 더 많은 시냅스 연결이 생성되어 회복력이 비축되는 것-옮긴이)을 만들어 낸다. 이런 스트레스는 두려워할 필요가 없다. 받아들이고 조절할 수 있다면 이런 스트레스는 오히려 환영해야 한다.

우리가 환자들을 치료할 때 특히 주의를 기울이는 스트레스는 통제 불가능한 스트레스, 즉 선택하지 않은 스트레스다. 이런 스트레스는 목적이나 의미가 없고 끝도 보이지 않는다. 끊임없이 계속되는 통제 불가능한 스트레스는 자율신경계를 과도하게 자극하므로 스트레스 호르몬인 코르티솔이 증가한다. 코르티솔의 기본 기능은 스트레스 상황에서 몸에 에너지를 공급하는 것이다. 코르티솔이 증가하면 혈당이 솟구쳐 오른다. 혈당이 높아지면 위험 상황에서 즉각적으로 힘을 내어 싸우거나 도망치는 데 도움이 된다. 하지만 이런 상황이 장기간 계속되면 불안, 우울, 소화불량, 수면불량, 면역력 약화 등의 피해를 일으킨다. 면역력이 약화되면 우리 몸은 감염이나 암에 더 취약해진다.

장기간에 걸쳐 코르티솔 수준이 높을 경우에는 인슐린 저항이 발생할 수도 있다. 뇌는 이런 생리적 변화에 아주 민감하다. 코르티솔이 증가하면 알츠하이머 위험 역시 높아진다. 또한 코르티솔은 해마의 수축과도 관련이 있다.[1] 통제 불가능한 스트레스와 높은 코르티솔 수준은 심지어 유전자를 켜고 끄는 방법까지 바꿔 놓을 수 있다는 새로운 증거가 나와 있다.[2]

다음은 통제 불가능한 스트레스가 미치는 부정적인 효과들이다.

불안과 우울

통제 불가능한 스트레스는 세로토닌을 비롯한 중요한 신경전달물질의 생산을 방해하며 시냅스 연결을 손상한다. 그 결과 불안과 우울을 겪게 된다. 불안과 우울은 알츠하이머 위험 요인이다.[3]

면역 기능 저하

통제 불가능한 스트레스는 면역 세포의 신호를 저해하고 백혈구 수치를 감소시킨다. 질병을 방어하는 데 취약해지고 낫는 데도 더 오래 걸리게 된다. 뇌에서는 대사 부산물들이 누적되고 시간이 지남에 따라 뇌가 손상을 입게 된다.

주의력 장애

스트레스 호르몬인 코르티솔과 에피네프린이 높으면 전두엽 뉴런 성장이 저해된다.

염증 발생

스트레스는 세포와 혈관의 작용을 방해하는 일련의 화학 작용을 일으켜 신경 조직에 염증을 발생시킬 수 있다.

산화 부산물 증가

스트레스로 인해 발생한 산화 부산물들은 뇌세포와 조직을 심각하게 손상시킬 수 있다.

뇌 위축

스트레스는 말 그대로 뇌를 위축시킨다. 지속적인 스트레스는 뇌세포 생성을 방해하고 생성된 세포를 파괴한다. 맥길대학교에서 실시한 연구에서 코르티솔이 높은 사람은 해마 용적이 14퍼센트나 감소되어 있었다.[4] 해마가 손상되면 스트레스 조절이 어려워진다. 이것은 더 많은 코르티솔 분비로 이어지고 더 많은 세포가 파괴되는 악순환이 발생한다.

베타-아밀로이드 증가

스트레스와 연관된 호르몬인 코르티코트로핀분비인자가 베타-아밀로이드 축적에 기여하는 것으로 밝혀졌다.

유전자 기능 변화

통제 불가능한 스트레스는 유전자 발현에 영향을 준다. 유전자 발현의 변화는 뇌신경성장인자의 수준을 떨어뜨려 새로운 세포의 생성을 억제한다.

체중 증가

통제 불가능한 스트레스가 체중 증가와 관련 있다는 확실한 증거가 있다.[5] 과체중은 심장병, 암, 치매의 위험 요인이다.

고혈압

스트레스 호르몬인 코르티솔과 에피네프린은 심박수와 혈압을 높인다. 심박수와 혈압이 높아지면 혈관 건강에 악영향을 미치며 인지 기능을 감퇴시킬 수 있다.

건강한 라이프스타일 방해

강한 스트레스를 경험하면 감정 조절 능력이 감소한다. 그 결과 쉽게 지치고 피곤해져 건강한 라이프스타일을 잘 지키지 못하게 되는 경우가 많다. 잠을 잘 못 자고, 단것을 먹게 되며, 운동을 하지 않게 된다.

걷기 명상이란 해결책

대령의 증상을 거꾸로 되돌릴 열쇠는 스트레스와 불안을 줄이는 것이었다. 스트레스와 불안이 그의 기억력과 삶의 질에 부정적인 영향을 주고 있었다. 우리는 대령과 가진 첫 대면에서 상당히 많은 정보를 얻을 수 있었다. 그는 약 복용에 저항감이 있었다. 그래서 불안감을 줄여 주는 약 처방은 제외했다. 경력과 태도로 보아 그는 참선이나 요가를 할 유형이 전혀 아니었다. 이런 종류의 명상은 그에게 맞지 않았다. 그러나 모든 종류의 명상이 결가부좌를 하고 가만히 앉아 있어야만 하는 것은 아니다. 마음을 고요하게 하는 명상법은 다양하다. 앉아도 되고, 걸어도 되고, 서도 되고, 누워도 된다.

대령은 하루 종일 앉아서 지내고 있었으므로 우리는 그의 삶에 다른 종류의 활동을 도입하고 싶었다. 우리는 걷기를 제안했다. 걷기 명상은 많은 곳에서 시도되고 효과가 입증된 바 있다. 걷기 명상은 활기를 주고 집중력을 높여 준다. 많은 사람들이 앉아서 하는 명상보다 걷기 명상에서 더 쉽게 이완된다.

대령의 집 주변은 조용하고 걷기에 좋은 곳이었다. 걷기 명상을 시작하기에 최적의 조건이었다. 걷기 명상을 위해서는 안전하고 잘 통제된 환경이 필수다. 우리는 대령에게 이리저리 배회하지 말고 단일 경로를 택하도록 했다. 시작하는 지점과 끝나는 지점이 매일 일정하면 규칙적인 느낌을 준다. 이것은 명상을 위한 기초 작업이다. 매일 일정한 곳을 걸으면 노심초사하는 마음이 휴식에 들어가고 즉시 편안해진다.

우리는 대령에게 이것이 유산소 운동이 아니라는 것을 잘 알려 줄 필요가 있었다. 평소보다 천천히 걷기 시작해 편안함을 느끼는 속도를 찾도록 했다. 편안한 속도를 찾아서 유지할 수 있게 되면 주의력을 안착시키도록 했다. 몸이 걷는 일을 맡고 대령은 발이 땅을 밟는 느낌, 다리 근육이 수축하는 느낌, 팔이 앞뒤로 흔들리는 느낌에 집중해 보라고 했다.

대령이 집중하는 데 도움이 되도록 걸음에 구령을 붙여 보라고 제안했다. 그는 군복무를 하면서 행군을 많이 했고 군대에 대해 좋은 기억을 가지고 있었으므로 그 점을 이용하려고 했다. 우리는 외상 후 스트레스 장애를 겪는 퇴역 군인들에게는 군대와 관련된 활동은 추천하지 않는다. 하지만 대령의 경우는 달랐다. 우리는 걸으면서 '하나' '둘' 구령을 붙여도 된다고 했다. 대령은 '왼발' '오른발'로 하겠다고 대답했다. 이렇게 구령을 붙이는 이유는 피드백 때문이다. 발이 구령과 일치하지 않는다면 주의력이 산만해진 것이다. 만약 걷는 도중 아름답거나 신기한 것을 보았다든가 해서 그쪽으로 주의가 쏠렸다면 멈추어 서야 한다. 그리고 다시 시작해야 한다.

걷기 명상에 대해 설명하자 대령은 큰 관심을 표했다. 약 대신 걷기를 추천해 준 데 감사하며 당장 다음 날부터 걷기 명상을 시작하겠다고 했다.

6개월 후 대령이 다시 왔다. 상담실에 들어가 보니 아주 행복해 보이는 부부가 앉아 있었다. 그들은 그간의 변화를 자세히 이야기하고 싶어서 안달이 난 듯했다. 우리가 채 앉기도 전에 대령은 자신이 하루에 2번씩 꼬박꼬박 걷기 명상을 실천했다고 말했다. 처음엔 집중하는 것이 다소 어려웠지만 지금은 새로 생긴 습관을 좋아하게 되었다고 했다. 클라라는 대령의 집중력이 한결 좋아졌다고 자랑했다. 신경심리학 검사를 실시했다. 대령의 주의력과 기억력이 크게 개선되었다. 더 놀라운 것은 스트레스와 불안이 모두 사라졌다는 것이었다. 균형감도 좋아졌고 허리와 다리 근육도 강해졌다. 체중도 15파운드 줄었다. 걷기 명상을 성실히 수행한 덕분에 그는 약 없이도 불안과 스트레스를 조절할 수 있었다.

인지 건강을 지키는 강력한 도구, 명상

우리가 의대를 다니고 레지던트 과정을 밟던 당시에는 명상이 정신건강에 도움이 된다는 것을 입증할 만한 과학적 연구가 전혀 없었다. 우리는 마음챙김mindfulness 활동들이 평온함을 느끼는 데 도움이 되는 것은 알았지만 그것이 경도인지장애나 치매 환자들에게 치료효과가 있을 것이라고는 보지 않았다. 그리고 우리는 캘리포니아로 이주했다. 이 지역에 사는 우리 환자들 대부분은 어떤 식으로든 명상이나 요가를 한다. 그들은 끊임없이 우리에게 그 효과를 물었다. 우리는 더 깊게 연구할 필요를 느꼈다.

우리는 명상과 뇌파 사이의 연구들을 살펴보았다. 뇌파는 뉴런끼리 커뮤니케이션을 할 때 발생하는 전기 임펄스다. 명상은 세타파를 유도한다. 이것은 편안하게 깨어 있는 상태를 의미한다. 긴장을 푸는 활동들은 모두 두뇌의 각 영역에서 세타파를 증가시킨다. 피아노나 스키 같은 복잡한 활동을 할 때도 그 행위를 경험할 뿐 생각하지 않는 무아지경의 상태에 있을 수 있다. 이것이 '최적 경험optimal experience' 또는 미하이 칙센트미하이가 말한 '몰입flow'이다. 우리는 이런 정신 상태가 집중력 강화와 스트레스 해소에 큰 도움이 된다는 것을 알고 있었다.

사람들은 대부분 각자 서로 매우 다른 정신 상태로 하루를 보낸다. 현대인은 정신 산란한 세상에 살고 있다. 끊임없이 전화가 오고 이메일이 오고 소셜 미디어 알림음이 울린다. 우리는 '다중 작업(멀티태스킹)'이 생산성의 열쇠라고 믿고 있지만, 우리가 실제로 하는 것은 '작업 전환(태스크 스위칭)'이다. 이것은 우리 뇌에 엄청난 피로를 가져온다. 2011년 발표된 한 연구는 다중 작업이 노인들의 기억력에 심한 부담을 준다는 것을 보여 주었다.[6] 연구자들은 참가자들에게 풍경 동영상을 보여 주다가 멈추고 사람의 얼굴 사진을 보여 준 다음 그 사람의 성별과 나이를 추측하게 했다. 그런 다음 앞서 보던 동영상에 대해 질문했다. 나이가 많은 참가자들은 앞서 보던 동영상을 잘 기억해 내지 못했다. 젊은 참가자들은 어렵지 않게 기억해 냈다. 연구자들은 실험 참가자들의 뇌를 MRI로 살펴보았다. 젊은 참가자들은 쉽게 이전 활동으로 돌아갈 수 있었지만 나이 든 참가자들은 불연속 장면으로 활성화된 두뇌 영역이 계속해서 자극되고 있었다. 이 연구는 노인들의 다중 작업이 심각한 기억 분열로 이어질 수 있다고 결론 내렸다.

우리는 쉽게 주의가 산만해지는 요즘 세상에 필요한 해독제로서 명상의 필요성을 인정하기 시작했다. 명상이 집중하는 데 도움을 준다면 스트레스 해소에도 도움이 될 것이다. 명상은 멍하니 있는 것이 아니다. 명상은 집중력을 배양하는 정신 훈련이다. 집중력은 치매가 오면 가장 먼저 나빠지는 능력이다.

우리는 명상이 인지 능력 보호와 스트레스 해소에 주는 효과를 밝힌 연구들을 다수 알게 되었다. 이들 연구 중 명상이 실제로 어떻게 뇌에 영향을 주는지 완벽하게 말해 주는 것은 없었지만, 명상이 인지 건강을 지키는 강력한 도구임은 분명해 보였다. 2014년 존스홉킨스대학교 연구진은 43개의 명상 프로그램에 대한 메타분석을 통해 그룹 명상 프로그램들이 스트레스, 불안, 우울증의 부정적인 효과를 줄이는 데 도움이 된다는 것을 확인했다.[7]

명상은 스트레스 감소를 넘어서 뇌 용적을 증가시키기도 했고 노화에 따른 뇌 용적 감소를 지연시키기도 했다. 하버드메사추세츠종합병원에서는 명상 수련을 해 온 20명의 참가자들을 대상으로 MRI를 사용해 피질 두께를 측정했다.[8] 명상을 하는 사람들은 그렇지 않은 사람들에 비해 주의력과 관련된 뇌 부분의 피질 두께가 더 넓었다. 이런 차이는 나이가 많은 사람들에게서 더 두드러졌다. 이것은 명상이 노화와 관련된 뇌 용적 감소를 방어할 수 있음을 시사한다. 참선 수행을 한 사람들과 일반인들을 비교한 연구에서도 참선 수행이 주의력과 관련된 부분의 용적을 보호하는 것으로 나타났다.[9] 2015년 UCLA에서 실시한 연구에서는 명상과 해마 용적의 관련성이 확인되었다.[10] 피츠버그대학교에서 실시한 연구는 명상으로 편도체와 미상핵 용적이 커진다는 것을 보여 주었다.[11] 편도체와 미상핵은 감정 조절을 담당한다. 마음챙김 수련이 해마 용적을 보호하고 해마와 다른 부분 간의 연결을 증진시켰다는 보고도 있다. 해마 용적과 연결이 증가하면 기억력이 좋아진다.

형식에 얽매이지 마라

딘에게는 모니카라는 환자가 있었다. 그녀는 명상 전문가들을 찾아다니며 수련한 후 10년간이나 실천해 온 명상 애호가였고 성공적인 홍보 회사를 운영하는 열정적인 커리어 우먼이었다. 그녀가 신경과 의사를 찾게 된 것은 기억력 문제 때문이었다.

딘은 모니카의 병력을 체크하고 건강 검진을 실시했다. 신경정신과 검사에서 그녀는 주의력 문제 2개를 틀렸다. 그녀는 검사 도중에도 계속 말을 했다. 도무지 집중하지 못했다. 명상 애호가였지만 주의력은 산만하기 이를 데 없었다. 딘이 보기에 모니카는 전혀 편안해 보이지 않았다.

딘은 모니카에게 해 오던 대로 명상을 계속해도 좋지만 다른 것도 시도해 보라고 제안했다. 딘이 제안한 것은 기도문이나 염주 같은 것 없이 실시하는 아주 단순한 긴장 이완 운동이었다. 그는 모니카에게 눈을 감고 이마에서부터 눈, 목, 어깨 순서로 아래로 내려가면서 몸의 근육을 긴장시켜 보라고 했다. 그런 다음 5초 후에 긴장을 풀고 심호흡을 하도록 했다. 두 사람은 그 자리에서 함께 수차례 이 단순한 긴장 이완 운동을 했다. 긴장과 이완의 차이에 집중하는 훈련이었다.

"긴장이 풀린 것 같아요." 모니카가 눈을 뜨며 말했다. 정말 그래 보였다.

딘은 모니카에게 이 운동을 몇 달간 실시해 보라고 했다. 다음번 정기 검사에서 모니카는 주의력이 개선되었고 불안을 훨씬 덜 느낀다고 보고했다. 모니카는 명상의 절차와 형식에 지나치게 집착해 원하는 결과인 긴장 이완을 놓쳤던 것이다. 명상원이나 수련원이 나쁘다고 말하는 것이 아니다. 실제로 긴장 이완의 효과를 거둘 수 있는 마음챙김 수련 방법을 택하라는 것이다. 명상으로 편안해지지 못하고 집중력이 개선되지 않는다면 기법을 다시 살펴보고 그래도 개선되지 않으면 다른 방법을 고려해 보아야 한다.

긴장 이완에 관한 잘못된 상식

스트레스로 가장 큰 피해를 입는 곳은 심장이다

스트레스는 몸 전체에 피해를 준다. 특히 뇌가 스트레스에 민감하다. 뇌는 심장보다 스트레스에 더 취약하다. 통제 불가능한 스트레스는 뇌세포들 사이의 연결을 파괴해 뇌의 여러 부분에 상당한 손상을 가져올 수 있다.

명상을 할 때는 결가부좌를 하고 앉아야 한다

명상은 서서든, 누워서든, 걸으면서든 할 수 있다. 특히 걷기 명상은 앉아 있기 불편한 사람들에게 좋다.

명상으로 효과를 보려면 장시간 실시해야 한다

명상이나 마음챙김 활동은 잠깐 해도 도움이 된다. 3분 정도의 명상을 하루 몇 번 하는 것만으로 스트레스를 줄이고 뇌를 보호할 수 있다.

명상이 어려운 사람을 위한 대안들

명상을 수행하기 위해서는 주의력을 유지해야 하고 활동의 목적을 기억해야 하므로 일정 수준 이상의 인지 능력이 필요하다. 그러므로 인지 능력이 심하게 감퇴되어 있거나 치매가 있는 사람은 명상을 하기 어렵다. 하지만 명상과 유사한 효과를 주는 대안 활동들도 많다.

걷기

톰슨 대령에게서 보았듯이 집 근처를 걷는 것은 뇌가 쉬고 회복하는 데 도움이 되는 강력한 명상 활동이 될 수 있다. 항상 같은 코스를 걷고 주의 산만과 중단을 최소화하도록 해야 한다. 구령을 붙이며 걷는 것도 좋다.

요가

요가의 인지력 보호 효과에 대해서는 연구 결과가 엇갈리지만, 몇몇 연구로 요가의 긍정적인 측면이 밝혀졌다. 인도의 한 연구에서 3개월간 요가 프로그램을 실시한 참가자들은 코르티솔 수준이 상당히 낮아졌다. 다른 연구에서는 요가가 우울증이 있는 사람들에게 치료 효과가 있었다.[12] 아직 더 많은 연구가 필요하긴 하지만 요가는 강력한 스트레스 해소 활동이다.

음악 듣기

좋아하는 음악을 듣는 것이 스트레스와 싸우는 좋은 방법임을 우리는 경험을 통해 잘 알고 있다. 음악은 코르티솔 수준에 직접 영향을 미친다. 2011년에 발표된 연구에서 수술 도중 음악을 들은 환자들은 코르티솔 수준이 낮았고 마취제가 덜 필요했다.[13]

물리적 환경 단순화하기

주변 환경을 정리정돈하면 뇌가 새로운 정보를 효과적으로 처리하는 데 도움이 된다. 우리는 환경의 산물이며 우리가 조성한 환경은 정신과 감정에 영향을 준다. 사무실과 집 안이 이수신하면 정신과 신체 건강이 나빠질 수 있다. 주의가 산만해지기 쉽고 집중하기 어렵다. 스트레스와 불안 또한 가중된다. 깨끗하고 잘 정돈된 공간은 집중하기가 더 쉽게 만들고 조용한 자기성찰의 분위기를 조성한다. 이 두 가지는 인지력에 긍정적인 영향을 미친다. 거실의 어수선한 잡동사니를 치우로 대신 깔끔한 요가 매트와 덤벨 몇 개를 들여놓자. 스트레스를 주는 것들은 치우고 뇌 건강에 도움이 되는 것들로 주변을 정리해 보자.

건강한 관계 만들기

의미 있는 인간관계는 코르티솔을 낮추고 뇌신경성장인자를 늘리는 것으로 나타났다. 사랑하는 사람이 안아 주거나 손을 잡아 주면 옥시토신이 분비되어 스트레스를 낮추어 준다. 하버드대학교에서 70년 넘게 실시한 '그랜트 연구'(1937년부터 2009년까지 하버드대학교 2학년 268명의 생애를 청년기부터 노년기까지 추적해 심리적 특성, 사회적 요인, 생물학적 변화 과정을 확인함으로써 건강한 노년기를 예측한 연구-옮긴이)에서도 의미 있는 인간관계는 우리를 더 행복하고 더 건강하게 해 주는 것으로 확인되었다.[14]

목적 있는 삶 살기

많은 연구에서 목적 있는 삶을 사는 사람들은 더 오래 살고 더 건강한 것으로 밝혀졌다. 목적의식은 우리 정신을 활동적으로 만들어 주므로 일상적인 스트레스에 덜 취약해진다. 또한 통제 가능한 스트레스를 제공해 인지 예비능을 늘려 준다. '블루 존' 연구는 목적의식과 책임감을 가지고 살면 더 잘 늙을 수 있음을 일관되게 보여 주었다. 2010년 러시대학교에서 실시한 연구는 미국과 일본 노인들의 목적의식을 비교했다.[15] 미국 노인들은 은퇴로 인해 65세 이후부터 목적의식이 현저히 떨어졌다. 반면에 일본 노인들은 나이가 들어서도 강한 목적의식을 유지했다. 만약 당신이 은퇴자라면 봉사 활동이나 공동체 활동을 고려해 보라. 정신 건강과 신체 건강을 유지하는 데 도움이 될 것이다.

스트레스 조절은 뇌 건강에 매우 중요한 데 비해 흔히 과소평가되는 경향이 있다. 건강한 스트레스는 장기적인 목표를 성취하고 삶을 헤쳐 나가는 데 유용하다. 반면에 통제 불가능한 스트레스는 뇌에 부담이 되는 호르몬의 폭포를 발생시킨다. 이것은 뇌세포를 파괴하고 뇌 용적을 줄이는 등 뇌 구조까지 변화시킨다. 명상을 삶의 일부분으로 포함시키면 통제 불가능한 스트레스의 피해를 현저히 줄일 수 있고 집중력을 향상시킬 수 있다.

긴장 이완은 다른 라이프스타일과 마찬가지로 당신의 장점과 관심에 맞게 개인화되어야 한다. 명상은 앉아서도 가능하고, 기도문을 외워도 되고, 집 주변을 걸어도 되고, 주위 환경을 깔끔히 정돈하는 것으로도 된다. 어떤 종류의 명상이든 간단하고, 편리하고, 무엇보다 긴장을 풀어 줄 수 있어야 한다.

개인맞춤형
스트레스 관리
프로그램

스트레스 조절은 인지 건강에 반드시 필요한 라이프스타일 요인이다. 스트레스는 개개인에 따라 다른 방식으로 영향을 주지만 우리 모두는 통제 불가능한 스트레스에 취약하다. 치매의 단계나 위험 수준에 관계없이 스트레스 조절은 행복과 건강에 도움이 된다. 명상이 취향에 맞지 않는다면 긴장을 이완시켜 주는 다른 즐거운 활동들도 많다. 당신의 개인맞춤형 긴장 이완 프로그램을 구성하기 위해 다음의 가이드라인을 활용하기 바란다.

자가진단

스트레스 조절 플랜의 비전을 분명히 하고 당신의 노력을 도와줄 강점과 방해 요인이 될 약점을 평가한다.

비전 … 당신의 이상적인 스트레스 해소 계획은 무엇인가? 어떤 활동이 당신을 진정시키고 이완시켜 주는가? 이런 활동을 얼마나 자주 즐기는가? 이런 활동을 더 자주 할 수 있는가? 앞에서 소개한 명상 방법 중 어떤 것에 끌리는가? 당신의 삶에서 가장 통제하기 힘든 스트레스는 무엇인가?

강점 ··· 비전을 성취하는 데 도움이 될 당신의 강점은 무엇인가?

약점 ··· 비전에 걸림돌이 되는 약점은 무엇인가?

1. 스트레스를 줄여서 어떤 혜택을 누릴 것인가?

예: 집중력과 주의력을 향상시키겠다. 불안과 우울을 덜 느끼겠다. 잠을 잘 자겠다. 운동이 쉬워지고 건강한 음식을 먹게 될 것이다. 삶을 최대한 누리겠다.

2. 가장 중점적으로 추진할 것은 무엇인가?

예: 하루 20분을 긴장 이완 활동에 쓰겠다. 다른 방식의 명상 활동을 찾아 낼 것이다. 친구와 명상 워크숍에 나가겠다. 걷기 명상을 시작하겠다.

3. 스트레스 조절에 방해가 되는 걸림돌은 무엇인가?

예: 내 직업은 스트레스가 많다. 명상할 시간이 없다. 마음챙김 활동을 해본 적이 없어서 어떻게 시작해야 할지 모르겠다. 나는 평생 스트레스를 받으며 살았는데 지금 와서 바뀔지 모르겠다. 명상 수련을 할 조용한 장소가 없다.

4. 스트레스 조절을 도와줄 것들은 무엇인가? 당신에게는 어떤 자원이 있는가?

예: 긴장 이완 기법을 배울 수 있다. 긴장 이완 활동에 매일 시간을 낼 수 있다. 명상을 위한 조용하고 편안한 장소가 있다.

5. 도움을 줄 수 있는 사람은 누구며 어떤 도움을 줄 수 있는가?

예: 아내가/남편이 긴장 이완 활동을 할 시간임을 알려 줄 수 있다. 친구

와 요가 수업에 갈 수 있다. 가족과 함께 집을 정리정돈할 수 있다. 친구가 정신과 의사여서 긴장 이완 기법을 배울 수 있다.

6. 언제 시작할 것인가?

우리의 추천: 조용한 곳과 시간이 확보되는 대로 최대한 빨리 시작할 것을 권한다. 모든 조건이 완벽하게 갖추어질 때까지 기다릴 필요는 없다. 일주일에 3일 정도로 시작해 점차 늘려 나가라. 3분 정도의 짧은 세션으로 시작해 20~30분 정도까지 늘려 가라.

명상 수련

명상에 익숙해지기 위해 다음 수련을 시도해 보라.

마음챙김 호흡

- 방해받지 않을 편안한 장소를 찾는다.
- 허리를 펴고 똑바로 앉는다. 등을 벽에 기대도 좋다.
- 눈을 감는다.
- 천천히 깊게 코로 숨을 들이쉰다.
- 숨을 내쉬어야 할 지점에 이르면 자연스럽게 천천히 숨을 내뱉는다.
- 리듬감 있게 숨을 쉬게 되면 주변의 소리에 집중한다. 분석하거나 기억하려 하지 마라. 그냥 듣고 있으라.
- 다른 생각에 빠지지 마라. 잡념은 그냥 스쳐가도록 하고 듣는 소리에만 집중하라.
- 이 수련을 하루에 10분씩 하라. 익숙해지면 시간을 늘려 가라.

마음챙김 호흡의 변형

감각: 몸의 다른 감각에 집중해 본다. 바닥의 느낌이나 코로 들어오는 공기의 느낌 등.

점진적 근육 이완: 몸의 맨 위쪽에서 시작해 아래쪽으로 내려오면서 모든 근육을 긴장시킨다. 이마, 눈, 턱, 어깨, 등, 팔, 손, 배, 엉덩이, 허벅지, 종아리, 발 순서다. 긴장을 최소 5초간 유지한다. 그런 다음 숨을 깊게 들이쉬었다가 내쉬면서 모든 긴장을 한꺼번에 푼다. 심호흡을 몇 번 더 한다. 긴장된 몸과 이완된 몸의 차이를 느껴 본다.

시각화: 당신이 강독에 있다고 상상해 본다. 당신의 생각들이 왼쪽에서 오른쪽으로 강물을 따라 떠내려가고 있다. 어떤 상념이 들면 그냥 그 상념이 강물에 떠내려가 시야에서 사라지는 것을 지켜본다.

전통적인 명상의 대안들

다음 활동들은 이미 인지력 감퇴를 겪고 있는 사람들에게 적합하다.

걷기: 매일 같은 코스를 걷는다. 이렇게 하면 당신의 뇌가 편히 쉬면서 몸의 감각에 집중하게 된다. 유산소 운동이 목적이 아니므로 편안하고 자연스러운 속도를 찾아서 그 속도를 계속 유지한다.

요가: 취향과 운동 필요량에 맞추어 적당한 방식의 요가를 선택할 수 있다. 전문가와 상의하라.

생활 단순화하기: 깨끗하고 잘 정돈된 집에서 살도록 한다. 일 역시 목적에 맞게 잘 정리된 방식으로 추진한다.

의미 있는 관계: 당신 주위를 친구들과 사랑하는 사람들로 채워라. 스트레스가 자연스럽게 줄어들 것이다.

음악 듣기: 긴장을 푸는 가장 쉬운 방법이다. 최대한 음악을 많이 들어라. 잠들기 전 긴장을 푸는 용도로 음악을 사용해도 좋다.

➕ 늘려 갈 것들

- 심호흡
- 자연에서 보내는 시간
- 잘 정돈된 집에서 보내는 시간
- 명상
- 전자 기기 없이 조용히 보내는 시간

➖ 줄여 갈 것들

- 스트레스를 주는 상황
- 스트레스를 주는 인간관계
- 휴대폰, 컴퓨터, TV 등으로 인해 끊임없이 주의가 산만해지는 상황
- 조용히 쉴 만한 곳이 없는 거주 공간

흔한 문제들

- **명상법을 모른다:** 이 프로그램에서 설명한 대로 시도해 보라. 간단하며, 쉽고, 효과적이다. 명상법을 가르쳐 주는 동영상 등 인터넷에도 많은 정보가 있다.

- **조용한 장소가 없다:** 명상을 시작하기 위해 수련원에 갈 필요는 없다. 잠에서 깬 직후, 잠들기 직전에 침실에서 잠깐씩 마음챙김 호흡을 시도해 보라. 공원 벤치나 전철역에서도 할 수 있다. 집중하기만 하면 된다.

- **일상적으로 스트레스가 많다:** 하루 3분의 명상으로도 스트레스를 상당히 줄일 수 있다. 마음챙김 활동을 짐으로 여기지 말고 지금 당장 겪고 있는 스트레스를 해결하는 수단으로 사용해 보라.

- **함께 할 사람이 없다:** 명상은 혼자 자기만의 공간에서도 충분히 할 수 있다. 지역 문화 센터의 명상 모임이나 수업에 참여하거나 인터넷 커뮤니티에 가입하는 것도 좋은 방법이다.

- **쉽게 긴장이 풀어지지 않는 과잉행동형이다:** 반드시 장시간 명상해야 하는 것은 아니다. 3분 정도의 짧은 세션을 실시해도 좋다. 이런 짧은 세션을 하루에 여러 차례 실시해 보라. 그러면서 점차 지속 시간을 늘려 나가라.

우리의 긴장 이완법

- 우리 가족은 한 주 동안 활동을 추적해 건강에 필요한 활동은 늘리고 해로운 활동은 줄이기 위해 구글 태스크GOOGLE TASKS 앱을 사용한다. 우리는 4인 가족으로 다들 매우 바쁘지만 일정을 빡빡하게 잡지 않으려고 노력한다. 일이 많은 날에는 반드시 저녁 약속을 취소해 여유 시간을 갖는다. 연구 보고서의 마감 날이 다가오면 그것을 끝내는 데만 집중한다. 장거리 출장을 갈 때는 반드시 출근 하루 전에 돌아와 휴식을 취한다. 일상의 바쁜 일과로 돌아가기 전에 잘 먹고, 운동하고, 잠을 잘 자 둔다.

- 우리는 5~10분 정도의 마음챙김 호흡을 하루에 4번씩 실시하고 있다.

- 점심시간에 병원 주변을 매일 같은 코스로 걷고 있다. 운동도 되고 긴장 이완도 된다.

- 우리가 가장 좋아하는 긴장 이완 활동은 베토벤의 〈월광 소나타〉를 듣는 것이다. 딸 소피가 자동차 뒷좌석에서 부르는 노래를 듣는 것도 좋아한다. 소피는 성악을 배웠고 아들 알렉스는 피아노를 배웠다. 집에서 클래식 음악을 낮게 틀어놓기도 한다. 소피나 알렉스가 피아노로 댄스 음악을 연주하면 온 식구가 함께 춤을 추는 것이 우리 집 규칙이다. 당연히 스트레스 해소에 큰 도움이 된다.

6장

회복 수면

수면은
가장 중요한 해독제다

신경과 레지던트 시절 우리는 일주일에 3~4일을 뇌졸중 팀에서 근무했다. 24시간 내내 쉬지 않고 환자 옆을 지키며 어떤 치료를 할지판단하는 일을 했다. 이따금 10분쯤 쪽잠을 잘 때도 있었지만 이런경우는 쉽지 않았다. 24시간 근무가 끝나면 환자의 파일을 업데이트하기 위해 6~8시간 더 일했다. 당시에 우리는 잠을 자지 않는 것으로는 거의 예술적 경지에 올라 있었다. 엄청난 양의 커피를 마셨고 실수를 하지 않기 위해 치밀한 체크리스트를 만들어 사용했다. 의료 교육의 이런 측면이 우리를 더 강하고 똑똑하게 만들어 준다고 믿었다. 우리는 스스로 무적이라고 생각했다.

그러나 수면 부족으로 인해 우리는 연구 능력, 창의력, 가족 관계 등에서 타격을 입고 있었다. 몸이 만신창이였다. 머리는 데이터를 처리하느라 낑낑대는 과부하 걸린 컴퓨터 같았다. 이따금 극심한 피로가 몰려왔다. 어느 날 아예샤는 24시간 근무 직후 의식을 잃었고 자기가 어디에 있었는지도 기억하지 못했다. 담당 교수는 아예샤가 돌보던 환자의 차트를 넘겨받고는 그녀를 집으로 돌려보냈다. 병원에는 잠을 못 자서 운전이 위험한 레지던트를 위한 특별 운송 서비스가 있었다.

1984년 레지던트들의 이런 근무 행태가 사회적으로 큰 이슈가 되었다. 이 문제는 18세 소녀 리비 자이언Libby Zion이 발열과 근육 경련으로 뉴욕의 한 병원에 입원한 사건을 계기로 표면화되었다. 리비를 처음 진찰한 의사는 초과 근무를 하던 2명의 레지던트였는데 이들은 다른 환자들로 너무 바빠서 밤사이 리비의 체온을 체크하는 것을 잊어버리고 말았다. 다음 날 아침 리비는 체온이 너무 올라 심정지에 빠졌다. 그녀는 소생하지 못했다. 리비의 아버지는《뉴욕타임스》의 권위 있는 저널리스트였던 시드니 자이언Sidney Zion이었다. 그는 자기 딸을 진료한 전공의들이 36시간을 잠 못 자고 연속 근무했다는 사실을 알고는 병원을 고소했고 나중에는 의료 시스템 문제 전반을 개선하기 위해 싸웠다. 그의 노력으로 1989년 뉴욕 주는 전공의들의 근무 시간을 규제한 첫 번째 주가 되었다. 그리고 2003년 의과대학원 교육인증위원회는 전공의들의 근무 시간이 연속해서 최대 24시간, 주간 80시간을 넘지 않도록 권고했다. 하버드대학교에서 실시한 후속 연구를 보면 주간 80시간을 일한 레지던트들은 63

시간을 일한 레지던트들에 비해 실수가 36퍼센트 많았고 심각한 의료 실수는 22퍼센트 더 많았다.[1]

우리는 임상 경험을 통해 회복 수면이 인지 기능과 삶의 질에서 매우 중요하다는 것을 거듭 확인할 수 있었다. 잠을 잘 자야 건강이 좋아진다. 요즘 로스앤젤레스에서는 해독주스가 유행이다. 그러나 사람들은 가장 중요한 해독제를 잊고 있다. 수면이다. 하루 7~8시간의 수면은 그 어떤 해독주스나 디톡스요법보다 효과적으로 독소와 산화 부산물과 아밀로이드를 제거해 준다. 게다가 잠은 부정적인 생각과 기억까지 없애 줄 수 있다.

잠은 뇌를 위한 것이다.[2] 몸은 깨어 있는 상태와 수동적인 휴식 상태 사이를 반복한다. 하지만 뇌는 잠을 잘 때 완전히 다른 상태로 진입한다. 이때 뇌는 두 가지 중요한 기능을 촉진한다. 하나는 아밀로이드와 산화 부산물을 청소하는 해독 작용이다. 다른 하나는 단기 기억이 장기 기억으로 변환되고, 쓸모없는 기억은 제거되며, 생각이 체계적으로 정리되는 기억과 사고의 통합 작용이다.

회복 수면을 취하지 못하면 사고력과 집중력이 떨어진다. 그 결과는 브레인 포그다. 수면이 부족하면 인지 기능이 떨어지고 하루 주기 리듬circadian rhythm(지구 생명체의 생화학적·생리학적·행동학적 변화가 하루 24시간을 주기로 일어나는 것-옮긴이)이 교란된다. 그래서 낮에는 더 피곤하고 밤에는 더 못 자는 악순환에 빠지기 쉽다. 이런 상태는 누구에게나 고통스러우며 특히 인지력 감퇴를 겪고 있는 사람들에게는 큰 좌절감으로 다가온다. 그러나 수면의 질을 개선하는 많은 기법이 있다. 이 장 제목 '회복 수면'이라는 말은 밤에 잘 자는 것을 뛰어넘는 개념으로 건강한 수면 패턴, 수면 전 긴장 이완, 빛과 소음 통제, 회복 수면을 촉진하는 음식 섭취를 포괄한다.

의료계는 수면 부족이 부정적인 생리적·신경학적 결과를 가져 온다는 것을 수십 년 전부터 알고 있었다. 최근에는 수면의 질과 양이 만성적으로 부족하면 문제 해결과 기억에 관계되는 신경 네트워크에 이상이 생긴다는 것이 밝혀졌다. 수면이 부족한 사람들에게 수학과 언어 문제를 풀게 하면서 이 사람들의 뇌를 fMRI(기능적 자기 공명 영상)로 스캔해 보았더니 뇌 활성이 떨어졌다는 보고가 있다. 지난 10년간 수차례의 연구에서 수면장애는 치매 위험과 관련이 있음이 확인되었다. 임상적인 관점에서 수면은 인지 건강에 필수적인 요소다. 수면 습관의 변화는 종종 신경퇴행성질환의 초기 증상이기도 하다. 그런데 놀랍게도 경도인지장애, 치매, 알츠하이머 환자를 위한 공식적인 수면 가이드라인이 존재하지 않는다. 그러나 우리는 수면을 뇌 건강을 위한 라이프스타일 개선 계획에서 필수적인 부분으로 본다.

잠이 작동하는 방식

잠은 살아 있는 거의 모든 유기체에 반드시 필요한 생물학적 기능이다. 비단뱀과 주머니쥐는 하루에 18시간을 잔다. 돌고래는 10시간, 말은 3시간을 잔다. 심지어 물고기나 초파리도 잠을 잔다. 사람은 인생의 3분의 1을 잠으로 보낸다. 하지만 잠의 목적이 무엇인지 정확히 아는 사람은 거의 없다. 잠은 뇌가 하루 일과를 정리하고 노폐물을 청소하며 기억과 생각을 재조직하고 통합하는 시간이다. 깨어 있을 때에 비해 잠을 잘 때 뇌는 더 조용한 것은 사실이지만 그렇다고 절대로 가만히 있는 것은 아니다.

인간의 수면은 두 가지 유형으로 구별된다. 비렘수면nonrapid eye movement sleep, NREM(비급속 안구 운동 수면)과 렘수면rapid eye movement sleep, REM(급속 안구 운동 수면)이다. 비렘수면은 다시 세 단계로 나뉜다.

1단계(N1)

가볍게 잠이 든 상태로 1분에서 7분 정도 지속된다. 각성과 수면 사이의 과도기 단계로 쉽게 깨울 수 있다.

2단계(N2)

10분에서 20분 정도 지속되는 단계로 잠을 깨우기가 좀 더 어렵고 심박수와 체온이 떨어진다. 단기 기억이 장기 기억으로 통합되기 시작한다.

3단계(N3)

가장 깊게 잠드는 단계로 서파수면slow wave sleep(느린 파형 수면)을 경험한다. 외부 자극에 잘 반응하지 않는다. 신경전달물질인 노르에피네프린, 세로토닌, 아세틸콜린, 히스타민이 감소하고 성장호르몬이 크게 증가한다. 전날의 기억이 처리되어 세포에서 세포로 전달되고 장기 기억으로 변환된다. 낮에 쌓였던 아밀로이드가 이 단계에서 청소된다. 한 연구는 가상현실에서 목적지로 가는 길을 익힌 피실험자들의 뇌를 잠자는 동안 PET로 촬영했다. 관찰 결과 피실험자들은 길 찾기 과업을 수행할 때 활성화되었던 것과 동일한 뇌 영역이 비렘수면 3단계에서 활성화되었다. 그리고 잠잘 때 뇌가 더 활성화되었던 피실험자들이 가상현실에서 길을 더 잘 찾았다. 연구자들은 서파수면 동안 뇌가 낮에 인코딩된 정보를 '리플레이'하는 것으로 결론 내렸다.

수면의 두 번째 유형인 렘수면은 한 번에 20~40분 지속된다. 근육이 마비되고 각성 수준을 통제하는 뇌의 망상활성계(그물체활성화계)가 억제된다. 연구자들은 렘수면 동안 뇌가 정보를 조직하고 구조화한다고 믿는다. 이것은 하드디스크 조각 모음처럼 기억이 더 큰 신경 네트워크로 통합되는 과정이다. 이 단계에서 아세틸콜린과 코르티솔이 증가하는데 이것은 서술 기억을 처리하는 것과 관련이 있다.

수면은 다음과 같은 순서에 따라 약 90분 주기로 진행된다.

N1 단계 → N2 단계 → N3 단계 → 렘 단계 → N1 단계로 복귀

밤마다 우리는 이런 수면 주기를 평균 4~6회 정도 반복한다. 잠자는 시간의 75~80퍼센트는 비렘수면이 차지한다. 렘수면은 잠자는 시간의 20~25퍼센트다. 비렘수면의 3단계인 서파수면이 밤의 전반부 대부분을 차지하며 렘수면은 밤의 후반부에 증가한다.

수면 주기는 몸과 정신을 회복시키는 정교하고 효과적인 과정이다. 수면-각성 주기는 몸속 시계인 바이오리듬(생체리듬)에 좌우된다. 바이오리듬은 자립 시스템이지만 빛과 온도 같은 환경에도 영향을 받는다. 몸이 햇빛을 받으면 중간뇌 바로 위에 있는 솔방울샘에서 멜라토닌을 생산하기 시작한다. 멜라토닌은 졸음을 느끼게 하는 호르몬이다. 해가 넘어가고 밤 9시 무렵이 되면 솔방울샘은 생산된 멜라토닌을 방출한다. 멜라토닌 수준은 밤 9시부터 아침 9시까지 대략 12시간 동안 높게 유지되며 우리가 깊은 잠을 자도록 한다. 아침 9시가 되면 멜라토닌 수준이 급격히 떨어지고 우리는 깨어나 활동하게 된다.

몸이 빛에 노출되는 리듬에 혼란이 오면 바이오리듬이 깨진다. 야간 근무를 오래 한 근로자들은 멜라토닌 생산이 억제되어 인지력 손상 위험이 증가한다.[3] 2001년 자오선을 넘어가는 비행 노선의 항공기 승무원들을 연구한 보고에 따르면 이런 승무원들은 우측 측두엽 크기가 작았고 인지력이 손상되어 있었다.[4] 장기간에 걸쳐 바이오리듬이 교란되어 생긴 문제였다. 다른 연구들에서는 종양괴사인자TNF(일반적으로 잠이 들 때 증가하는 면역세포 단백질)가 수면 교란과 부족에 반응해 치솟는다는 사실이 밝혀졌다.[5] 이러한 비정상적인 종양괴사인자 수준은 시차증에서 두드러지게 나타나는 특징인 피로와 혼미를 초래한다.

바이오리듬은 몸속 생화학적 변화에도 영향을 받는다. 불안과 우울증은 바이오리듬에 악영향을 준다는 증거가 있다. 그리고 바이오리듬이 교란된 사람들은 불안과 우울증에 더 취약하다. 기분장애를 가지고 있는 사람들은 수면 문제와 기분장애 사이에 직접적인 연결고리가 있다는 것을 잘 모른다.

수면 주기를 교란하면 심각한 문제가 생기지만 반대로 수면 주기를 정상화하면 엄청난 혜택이 돌아온다. 만약 당신이 단기 기억장애나 인지력 감퇴를 겪고 있다면 업무 일정을 평가해 보거나 기분장애가 있는지 검사해 보라. 몸에 최적인 것이 뇌에도 최선이다. 몸의 리듬이 교란되면 뇌 역시 고통받는다.

얼마나 자야 충분한가

우리는 하루에 몇 시간을 자야 할까? 그것은 잠을 어떻게 자느냐에 달려 있다. 대다수의 사람들은 최소한 하루 7시간을 자야 한다. 그러나 이보다 더 잔다고 더 좋은 것은 아니다. 하루 9시간을 자는 사람들은 인지력 검사에서 점수가 더 낮은 경향이 있다.[6] 6시간을 자는 사람들 역시 점수가 낮다. 하지만 6시간을 자면서 인지력에 문제가 없는 사람들도 있다. 연구에 따르면 이런 사람들은 각 수면 주기와 단계를 더 짧은 시간에 통과하며 충분히 휴식한 상태로 깨어난다. 많은 저명한 과학자들이 이런 경우였다. 이들은 조금 자면서도 에너지가 넘쳤고 성공적이었다. 그러나 일반적으로 만성 수면 부족은 일상생활에 지장을 주는지 여부와 상관없이 장기적으로 인지 건강에 악영향을 미친다.

수면 습관에 관한 연구들을 보면 하루 3시간 정도밖에 못 잔다고 불평하는 사람들이 사실은 하루에 6시간 가까이 자고 있는 경우가 많다. 하루 3시간 이하로 자는 사람들은 사실 극히 드물며 이런 사람들에 대한 장기적인 데이터는 전혀 없다. 다만 우리가 확실히 알고 있는 사실은 하루에 최소 6시간, 평균 7시간의 수면을 취하면 인지 건강에 매우 좋다는 것이다. 이런 이유로 우리는 하루 6시간 이하로 자는 것은 반드시 피해야 한다고 말한다. 궁극적으로는 수면의 질이 가장 중요하다. 회복을 주는 수면이어야 하고 자고 나서 상쾌해야 한다. 만약 당신이 7시간 이하로 자고 있지만 생활에 활력이 넘친다면 회복 수면을 취하고 있을 가능성이 높다. 만약 당신이 잠을 줄이면서 카페인에 의존하고 있다면 당신은 대단히 위험한 상태에 있는 것이다.

수면 요구량은 개인에 따라 크게 다르다. 아예샤는 잠을 많이 자야 한다. 7~8시간을 자야 하며 그러지 못하면 다음 날 몹시 힘들어한다. 딘은 평균 6시간 30분을 잔다. 그리고 일주일에 이틀 정도는 5시간 30분을 자도 아무렇지 않다. 딘은 5~6시간 정도로 매우 깊은 수면에 이른다. 반대로 8~9시간을 자면 머리가 아프다. 당신의 적절한 수면 요구량을 알고 존중하는 것이 중요하다. 아침에 깨어날 때 어떤 느낌인지 정확하게 평가해 보라. 상쾌한 느낌인가, 아니면 곧바로 커피를 찾는가? 하루 종일 활력이 넘치는가, 아니면 오후나 저녁 무렵에 지치는 느낌이 오는가?

회복 수면의 힘

수면과 뇌 건강 사이의 관련성을 밝혀 주는 다수의 연구들이 존재한다. 밤에 잠을 자는 동안 뇌신경성장인자가 작용해 뇌가 보수되며 뉴런과 뉴런을 지지하는 신경아교세포가 재생된다. 2009년 세인트루이스 워싱턴대학교에서 수행한 연구를 보면, 수면이 부족한 사람들은 뇌 속에 아밀로이드 플라크가 많았으며 이로 인해 알츠하이머에 걸릴 위험성이 높았다.[7] 4년 후 오리건건강과학대학교에서 수행한 연구에서는 잠을 자는 동안 뇌에서 독소가 청소된다는 것이 밝혀졌다.[8] 다른 대규모 연구에서도 잠을 덜 자는 사람들은 뇌의 중요한 기억력 센터가 위축되며 뇌 용량이 작아진다는 것이 발견되었다.

다음은 회복 수면이 인지 건강에 미치는 영향들이다.

전신 건강

잠을 잘 자는 사람들은 병원에 덜 간다. 한 연구에 따르면 수면을 적절히 취하는 사람들은 의료비 지출이 11퍼센트 적었다.[9] 수면장애가 있는 사람들은 심장병, 뇌졸중, 당뇨 등도 많다. 잠을 잘 자면 다른 질병의 위험이 감소한다.

면역

잠을 잘 자면 감기를 비롯한 감염 질환에 잘 걸리지 않으며 발암 위험성도 줄어든다.[10] 또한 회복 수면은 몸의 염증 반응과 깊은 관련이 있는 것으로 보인다. 잠을 잘 자면 C 반응성 단백질, 호모시스테인 같은 염증 바이오마커들이 감소한다. 염증이 낮아지면 뇌 속의 아밀로이드가 감소하고 이에 따라 알츠하이머 위험이 감소한다.

기분

적절한 수면을 취하는 사람들은 더 행복하다. 회복 수면은 행복의 양적·질적 척도와 직접적인 관련이 있다.[11] 충분한 수면은 기분, 사회생활, 통찰력, 전반적인 삶의 질을 높인다. 건강한 수면 습관을 가진 대학생들은 신체적·심리적 건강 상태가 더 좋고 성적 역시 더 좋았다.[12] 잠을 잘 자면 감정을 더 잘 조절할 수 있어서 부정적인 감정에 대한 저항력이 높아진다. 캘리포니아대학교 버클리캠퍼스와 브라운대학교에서 수행한 연구에서 수면의 질이 낮으면 부정적인 감정을 처리하고 조절하는 능력이 손상된다는 것이 확인되었다.[13]

집중력과 주의력

집중력과 주의력은 인지 기능(기억 처리뿐 아니라 시각공간 기술과 운동 기술 같은 모든 종류의 기능)의 토대다. 수면장애가 있으면 집중력과 주의력이 불균형적으로 저하된다. 반대로 적절한 수면을 취하면 집중력과 주의력은 크게 개선된다. 잠이 부족하면 특히 실행 주의력이 떨어진다.[14]

학습

잠을 잘 자는 사람들은 단기 및 장기 기억, 처리 속도, 회상, 공간 지각, 운전, 운동 능력이 더 좋다.[15]

조정력

잠이 부족하면 주변 환경에 대한 반응이 둔화되어 물건을 떨어뜨린다거나 다소 복잡한 행동을 잘 못 할 수 있다.[16] 노인 환자들은 잠이 조금만 부족해도 눈손 협응력이 떨어지는 것을 볼 수 있다. 이런 경우 낙상이나 교통사고로 이어질 위험이 커진다.

판단 능력

잠을 잘 자는 사람들은 금전과 관련해 오판을 덜 하는 경향이 있다. 반대로 잠을 못 자는 사람들은 위험을 감수하는 쪽으로 판단이 기우는 경향이 있다. 수면이 부족하면 전두엽이 억제되어 다각적 사고보다는 즉각적이고 본능적인 판단을 하기 때문이다.

알코올과 약물 오남용

잠을 잘 자는 사람들은 알코올이나 약물 오남용에 잘 빠지지 않는다.[17] 이것도 이성적인 판단을 하는 전두엽의 작용과 관련이 있다. 나이에 관계없이 충분한 수면을 취하면 인지 능력에 지장을 주는 약물과 알코올 오남용의 위험성이 낮아진다.

당뇨

잠을 잘 못 자는 사람들은 2형 당뇨에 걸리기 쉽다. 수면과 인슐린 조절 능력 사이에는 직접적인 관계가 있다. 하루에 7~8시간을 자는 사람들은 6시간을 자는 사람들에 비해 당뇨 위험이 1.7배 낮았다. 그리고 5시간밖에 자지 않는 사람들은 7시간을 자는 사람들에 비해 당뇨 위험이 2.5배나 높았다.[18] 당뇨는 인지 능력 감퇴와 깊은 관련이 있다.

뇌졸중

수면이 부족하면 뇌졸중 위험이 커진다.[19] 이것은 여러 연구에서 반복적으로 입증되었다. 수면은 혈관 건강에 필수적이다.

두통

잠을 잘 자는 사람들에게는 편두통과 긴장성 두통이 훨씬 드물게 나타난다. 이 사실은 수면 위생 기법으로 수면 습관을 개선한 43명의 여성을 대상으로 한 연구에서 밝혀졌다.[20] 1명을 제외한 모든 참가자가 두통이 줄었고, 장기적으로는 대다수가 두통이 사라졌다. 잠은 너무 적게 자도, 너무 많이 자도 편두통을 유발할 수 있다.

체중 조절

500명의 개인을 13년간 조사한 연구에서 거의 매일 7시간 이하로 수면한 사람들은 과체중이 될 가능성이 7.5배나 높았다.[21] 수면 부족은 체중 증가에 큰 영향을 미친다. 여기에는 많은 이유가 있다. 잠이 부족한 사람들은 전두엽이 억제되므로 식욕 앞에서 쉽게 무너진다. 비정상적인 하루 주기 리듬 역시 체중 증가에 기여한다. 포만감과 배고픔을 주관하는 부분인 시상하부 또한 마찬가지다. 잠이 모자라면 지방과 당분이 많은 음식을 갈망하게 되고 식욕을 올리는 호르몬인 렙틴과 그렐린이 분비된다. 또 수면 부족은 군것질을 유발한다.

성욕

잠을 충분히 자는 사람들은 성생활이 활발하고 테스토스테론 수준이 높다. 반대로 잠이 부족하면 테스토스테론 수준이 낮아진다. 성욕이 낮으면 우울증이 오고 삶의 질이 떨어지는데 이런 경우 인지력 감퇴로 이어진다. 내분비장애나 약물 복용으로 테스토스테론 수준이 낮은 사람들은 알츠하이머 위험이 높아진다.

뇌 위축

2017년 발표된 연구에 따르면 수면 부족은 활성미세아교세포(뇌에서 노폐물을 청소하는 세포)가 건강한 뉴런을 파괴하도록 유도한다.[22] 활성미세아교세포는 타고난 디톡스 시스템인데 잠이 부족하면 노폐물을 청소하는 것이 아니라 보존해야 할 세포를 공격한다. 이렇게 발생한 피해는 장기적으로 뇌 안에 쌓이게 된다. 이것은 장기간에 걸쳐 수면이 부족한 사람들의 뇌가 위축되는 현상을 잘 설명해준다.

모자라면 병이 생긴다

잠이 건강의 여러 측면에서 매우 중요함에도 많은 사람들이 충분한 수면을 취하지 못하고 있다. 미국질병통제예방센터는 수면을 공중보건의 중요한 고려 사항으로 보고 있으며 미국인의 30퍼센트가 만성 수면 부족에 시달리고 있다고 추산한다. 무려 4000만 명에 이르는 숫자다. 야근 노동자, 특히 교통 기관이나 의료 기관에서 일하는 사람들은 적절한 수면을 취하지 못할 위험성이 크다. 너무 많이 자는 것도 문제다. 잠을 많이 자는 사람은 뇌가 활동할 시간이 부족하기 때문이며, 잠을 너무 많이 자는 것은 빈혈이나 심장병 같은 다른 기저 질환 탓인 경우가 많기 때문이다.

수면장애는 특히 노인들에게 심각한 영향을 끼친다. 나이가 들면 수면 주기의 첫 단계인 비렘수면 1단계가 길어진다. 이것은 3, 4단계의 더 깊고 더 회복력 있는 수면이 짧아진다는 것을 의미한다. 나이가 들면서 햇빛을 흡수하는 능력이 감소하기 때문인 것으로 추정된다. 60대가 지나면 망막을 통해 뇌의 시각중추로 흡수되는 햇빛의 40퍼센트가 감소한다. 시각중추에는 외측시각전핵이라고 부르는 부분이 있는데, 이것은 뇌의 하루 주기를 결정하는 수면 스위치다. 중년 이후에는 이 부분에서 세포가 많이 죽기 시작한다.

노년층의 50~70퍼센트는 어느 정도 수면장애를 가지고 있다. 잘 자지 못하는 밤이 계속되면 낮에 졸음이 오게 된다. 낮에 졸음이 오는 현상이 3년 이상 지속되면 치매 위험이 높아진다. 최근 연구에 따르면 수면 시간 감소는 치매 위험을 75퍼센트, 알츠하이머 위험을 50퍼센트 높인다. 경도인지장애, 치매, 알츠하이머가 있는 사람들은 수면 부족의 영향을 더 심하게 받는다.

잠에 관한 잘못된 믿음

한두 시간 잠을 덜 자는 것은 문제가 되지 않는다

잠을 덜 자면 기억, 처리 속도, 기분에 문제가 생긴다. 한두 시간에 불과하더라도 잠을 덜 자는 것은 장기적으로 매우 해롭다.

잠을 잘 때 뇌는 휴식한다

수면 중인 뇌는 믿기 어려울 만큼 활동적이다. 기억을 통합하고 낮에 쌓인 노폐물을 청소한다.

코골이는 흔하며 걱정할 필요가 없다

코골이는 수면무호흡증이 있다는 신호일 수 있다. 수면무호흡증이 의심되는 경우에는 반드시 수면 검사를 받아 보아야 한다.

노인은 잠을 덜 자도 된다

노인도 젊은 사람과 똑같은 양의 수면이 요구된다. 하루 7시간에서 8시간을 자야 한다. 노화와 함께 일어나는 뇌의 변화 때문에 잠을 자기 어려워질 뿐이다.

주중에 적게 잔 잠은 주말에 보충하면 된다

놓친 잠을 나중에 보충하는 것은 가능하지만 규칙적인 수면에 비할 바는 아니다. 인지 건강을 위해서는 매일 규칙적으로 충분히 자야 한다.

수면제의 위험성

수면제는 수면장애를 가진 사람들이 선택하는 손쉬운 해결책이다. 많은 사람들이 수면제를 먹고 잠들더라도 수면의 질에는 차이가 없으며 똑같이 원기를 회복시켜 줄 것이라 생각한다.[23] 그러나 수면제는 수면 주기에 악영향을 미친다. 대부분의 수면제는 수면을 유도하기는 하지만 수면 주기의 3, 4단계에 이르지 못하게 방해한다. 뇌를 회복시키는 깊은 잠은 자지 못하는 것이다. 그래서 수면제를 복용한 경우엔 7~8시간을 잤더라도 깨어났을 때 피곤함을 느낀다. 수면제는 인지력 문제를 개선하지 못하며, 복용 기간이 길어질수록 일상에서 수면을 방해하는 요인들이 무엇이었는지 가려내기가 더 어려워진다.

우리는 나이 든 환자들이 편히 쉬기 위해 어쩔 수 없이 수면제를 복용하는 경우를 흔히 본다. 시간이 경과하면 수면제에 내성이 쌓이고 더 많은 약을 복용해야 한다. 캐서리나도 그런 환자였다. 그녀는 60대였고 알츠하이머로 남편을 잃었다. 남편이 사망한 이후로 그녀는 잠을 부쩍 못 자게 되었다. 캐서리나가 우리를 찾아왔을 무렵에는 매일 밤 두 종류의 수면제를 정량의 3배나 먹을 정도로 상태가 악화되어 있었다. 수면제 덕분에 일정한 시간에 잠들고는 있었으나 점점 더 머릿속이 뿌옇게 안개 긴 것처럼 느껴졌다. 사람들과 대화를 하는 데 어려움을 느끼고 있었고, 하려던 말을 잊기도 했으며, 새로 사귄 사람들의 이름이 잘 떠오르지 않았다. 교우관계는 그녀의 자랑이었다. 이것이 잘 안 되기 시작하자 그녀는 불안감에 휩싸였다. 캐서리나는 수면제가 문제일 수 있다고 생각했다. 그러나 그것

없이는 잠을 이룰 수가 없었다. 그녀는 어찌할 바를 몰랐다.

캐서리나의 혈액 검사 결과는 양호했다. MRI에도 문제가 없었다. 수면제가 주된 문제임이 분명했다. 수면 재활 치료를 통해 수면제 복용량을 천천히 줄여 나가는 것밖에 방법이 없었다. 상담을 해보니 캐서리나의 수면장애는 남편을 잃은 비통함과 연결되어 있었다. 우리는 일단 캐서리나가 8주 정도 인지행동치료cognitive behavioral therapy, CBT를 받도록 했다. 수면장애를 바로잡기 위한 첫 번째 조치였다.

아울러 캐서리나에게 매일 수면 일지를 적도록 했다. 잠든 시각과 깨어난 시각, 그리고 정신이 맑은 정도와 몸이 느낀 에너지를 자세히 기록하도록 했다. 낮잠이 밤잠을 방해할 수 있었으므로 낮에 자지 않도록 일렀다. 이런 조치들이 처음에는 피곤함을 주는 듯했으나 몇 주 후부터는 한밤중에 깨지 않고 아침까지 잘 수 있게 되었다. 근 10여 년 만에 처음 있는 일이었다.

캐서리나가 조금 편안해지자 우리는 수면 위생 기법을 도입했다. 이것은 잠들기 전 습관과 낮 시간 활동을 최적화해 양질의 수면을 유도하는 것이다. 수면 위생 기법은 이른 아침에 햇빛을 쏘인다거나 침실 벽지를 차분한 색으로 꾸미는 일처럼 간단한 것들이 많다. 잠자기 전에 음식을 섭취하지 않으면 뇌가 스스로를 치유하는 데 사용할 에너지가 더 많아진다. 오후 늦게 마시는 카페인을 끊으면 수면의 질을 향상시키는 데 도움이 될 수 있다. 운동, 약, 실내 온도 등도 마찬가지다. 수면 위생 기법의 자세한 내용은 이 장의 뒷부분 '개인맞춤형 수면 관리 프로그램'에서 확인할 수 있다.

수면 위생 기법 중에서 두세 가지만 적용하면 큰 효과를 볼 수 있다. 캐서리나에게는 운동과 햇빛 노출을 위한 아침 산책, 오후 2시 이후 커피 금지, 잠자기 30분 전 모든 전자 기기 *끄기*를 실시하도록 일렀다. 캐서리나의 수면 상태는 계속 개선되었고 우리는 그녀가 복용하는 수면제를 천천히 줄여 가기 시작했다. 첫 달에는 복용량의 25퍼센트를 줄일 수 있었다. 금단 증상이 없음을 확인한 후, 두 번째 달에는 추가로 25퍼센트를 더 줄였다. 복용량이 줄자 캐서리나는 잠드는 데 어려움을 겪었고 이 문제로 우리에게 전화를 했다. 우리는 캐서리나에게 적응할 시간을 한 달 더 주기로 했다. 그리고 세 번째 달이 끝나 갈 무렵 수면제를 추가로 25퍼센트 더 줄였다. 그녀는 이 복용량으로 몇 달을 더 지냈다. 그녀의 몸이 건강한 수면 습관을 재형성하는 시간이었다. 흔한 실수는 수면제를 급하게 줄이는 것이다. 그럴 경우 두통, 불안, 우울증 같은 부작용이 올 수 있다. 수면제를 줄여 나갈 때는 미리 계획된 일정을 고수하기보다는 환자의 각오, 병력, 새로운 습관에 적응하는 정도에 따라 유연하게 대처해야 한다. 전 과정은 몇 달에서 1년 이상 걸리기도 한다.

우리의 치료는 캐서리나의 인지 건강을 성공적으로 변화시켰다. 아직 약간의 수면제를 필요로 하긴 하지만 기억력과 처리 속도가 크게 개선되었다. 다른 환자들처럼 캐서리나 역시 긍정적인 변화를 경험하면서 생활습관을 바꾸겠다는 결심이 더 굳어졌다. 수면제의 틀 속에 갇혀 있었다면 그녀의 인지력은 계속 나빠졌을 것이다. 수면 습관을 개선함으로써 캐서리나는 증상의 역전을 이뤄 낼 수 있었고 지금은 행복한 삶을 살고 있다.

수면무호흡증,
위급 상황

중년의 엔지니어 짐이 기억력과 집중력 문제로 우리를 찾아왔다. 그는 차를 어디에 주차했는지 계속 잊어버린다고 말했다. 한번은 주차한 차를 찾아 1시간이나 헤맸다고 했다. 젊었을 때는 기억력이 아주 좋았지만 지금은 점점 더 나빠지는 것 같다고 했다. 자기 할머니가 60대에 치매에 걸렸기 때문에 그는 겁을 내고 있었다. 할머니와 같은 길을 가고 있는 것이 아닌지 불안해했다.

　짐은 밤에 잠을 못 이루는 것은 아니지만 아침에 깨어나면 진이 빠진 느낌이고 하루 종일 피곤하다고 말했다. 로스앤젤레스의 계곡과 산길을 드라이브하는 것을 즐겼지만 몇 년 전부터는 30분 이상만 운전하면 졸음이 온다고 했다. 몇 번은 정말로 사고가 날 뻔했다. 주말에 늦잠을 자도 쉬고 난 느낌이 들지 않았다. 우리는 그에게 코를 고는지 물었다. 짐은 혼자 살았다. 6년 전 이혼한 뒤로는 진지한 이성 관계가 없었다. 그래서 매번 코를 고는지는 잘 모르지만 코를 골다가 깬 적은 몇 번 있다고 했다.

　혈액 검사와 MRI에서는 특별한 이상이 없었다. 하지만 신경심리학 검사에서 주의력과 회상 능력에 문제가 있는 것으로 나타났다. 일련의 숫자들을 앞뒤로 세지 못했고, 두세 단계의 복합 명령을 이행하지 못했다. 이런 패턴은 우울증 같은 심리적인 문제가 있을 때도 발생하지만 짐은 우울증의 징후가 전혀 없었다.

　수면다원검사polysomnography를 실시하자 문제가 확연히 드러났다. 우리는 그에게 병원에서 하룻밤을 자도록 하고, 여러 검사 장비들을 동원해 수면 상태를 모니터했다. 두피, 눈꺼풀, 이마에 전극을 연결해 뇌파를 측정했고, 턱과 다리에도 전극을 연결해 몸의 움직임을 기록했다. 동시에 심전도 기기로 심장 리듬을 모니터했다. 코와 입으로 통하는 공기의 흐름을 측정해 짐이 숨을 쉬는 데 들이는 힘을 기록했고 더불어 산소포화도를 측정했다. 검사 결과 짐은 그날 밤 무려 43번이나 숨을 멈추었음이 드러났다. 짐은 수면무호흡증이었다.

수면무호흡증은 가장 흔한 수면장애다. 전문가들은 미국 인구 15명 중 1명이 수면무호흡증일 것으로 추정한다. 그럼에도 수면무호흡증은 잘 진단되지 않고 있으며 아는 사람도 많지 않다. 수면무호흡증이 뇌에 입히는 심각한 피해를 고려하면 숨어 있는 수면무호흡증은 실로 국가적 위급 상황이다.

많은 사람들이 수면무호흡증을 비만과 연결 짓는다. 수면무호흡증이 과체중인 사람들에게 많은 것은 사실이지만 과체중이 아닌 사람들에게서도 흔하다. 그중에서도 폐쇄수면무호흡증이 가장 흔한 형태인데 이것은 인두와 입 뒤쪽의 연조직이 공기의 흐름을 막아서 발생한다. 누웠을 때 잘 발생하며 체중과 관계없이 혀와 편도가 크거나 목이 짧거나 구강 뒤쪽이 좁은 사람들에게서 일어나기 쉽다.

수면무호흡증이 있는 사람들은 기도가 10초 이상 막히는 경우가 흔하며, 이런 기도 막힘이 많게는 시간당 20~30회씩 발생할 수 있다. 수면무호흡증이 있으면 수면 사이클이 교란되며, 뇌에 공급되는 산소가 부족해져서 뉴런이 손상된다.[24] 만성 피로, 두통, 주의력

결핍이 생기고, 뇌로 향하는 산소 부족으로 인해 인지력 감퇴가 발생한다. 기억력과 깊게 관련된 중앙 측두엽은 특히 산소 부족에 민감하다. 2015년 우리 부부는 만성폐쇄성폐질환(수면무호흡증과 마찬가지로 뇌에 산소 공급이 부족해지는 질환)이 있는 환자들이 알츠하이머에 많이 걸린다는 것을 발견해 학계에 보고했다.[25] 우리가 살펴본 바에 따르면 수면무호흡증으로 진단된 사람들은 치매 유병률이 높았다. 추가 연구가 필요하긴 하지만 수면무호흡증을 치료하면 치매 위험이 감소했다. 2015년 사우스플로리다대학교 연구진이 발표한 메타분석에서도 수면무호흡증은 알츠하이머 위험을 70퍼센트 증가시킨다고 보고했다.[26] 수면무호흡증을 조기 발견하고 치료하는 국가적 캠페인이 필요하다.

우리는 짐에게 수면무호흡증 진단 사실과 함께 이것이 짐이 겪고 있는 인지력 문제의 원인일 수 있음을 알렸다. 우리는 짐에게 양압기를 사용하도록 권했다. 양압기는 잘 때 얼굴에 쓰는 일종의 마스크로 산소 공급이 원활하도록 해 준다. 솔직히 말해 양압기는 불편하다. 하지만 생활습관을 바꾸어서 수면무호흡증을 치료하는 방법은 아직 없다. 시간이 걸리긴 하지만 이것을 쓰고 잠드는 것이 그리 불가능하지는 않다. 그리고 일단 사용하면 인지력이 크게 개선된다.

3개월 후 짐이 재검을 위해 클리닉을 찾았다. 짐도 양압기 때문에 어려움을 겪었다. 하지만 계속 노력했고 결국 양압기를 쓰고 아침까지 잘 수 있었다고 한다. 검사 결과 짐의 기억력과 주의력이 크게 개선되었음이 확인되었다. 게다가 기분이 좋아지고 활력이 다시 생기고 있었다. 직장에서 자신감도 커졌다. 이후로 우리는 짐을 여러 차례 다시 만났고 그의 인지력은 만날 때마다 계속 좋아지고 있었다.

만성적인 수면 부족은 인지력 감퇴의 주요 원인이다. 수면제, 수면장애, 수면 전 습관은 수면의 질에 영향을 미친다. 기억력 및 주의력 문제, 이유를 알 수 없는 만성 피로를 겪고 있다면 수면무호흡증 검사를 해 봐야 한다. 수면제에 의존해 잠들고 있다면 당신은 뇌 건강에 필요한 깊은 잠을 자지 못하고 있는 것이다. 이럴 때 수면 위생 기법을 적용하면 수면 패턴을 복구하고 수면제 의존도를 줄일 수 있다. 간단한 행동 교정이 수면의 질과 인지 건강에 엄청난 효과를 가져올 수 있다. 최적의 뇌 기능을 원한다면 수면의 질을 주의 깊게 살펴보아야 한다.

개인맞춤형
수면 관리
프로그램

회복 수면은 인지 건강에서 필수 요소로 떠올랐다. 뇌 건강을 위한 라이프스타일 개선을 실시하려면 반드시 수면의 질을 고려해야 한다. 회복 수면을 취하기 위해서는 하루 7~8시간을 자는 것 이상의 많은 사항들이 필요하다. 다음에 제시하는 자가진단, 수면 일지, 수면 최적화 기법을 이용해 회복 수면 프로그램을 실천해 보자.

자가진단

회복 수면을 위한 비전을 분명히 하고 당신의 노력을 도와줄 강점과 방해 요인이 될 약점을 평가한다.

비전 ⋯ 당신의 이상적인 회복 수면 계획은 무엇인가? 하룻밤에 몇 시간을 자고자 하는가? 아침에 깨어났을 때 어떤 기분을 느끼기를 기대하는가? 회복 수면으로 어떤 인지력 문제를 개선하려 하는가?

강점 ⋯ 비전을 성취하는 데 도움이 될 당신의 강점은 무엇인가?

약점 ⋯ 비전에 걸림돌이 되는 약점은 무엇인가?

1. 건강한 수면 습관으로 어떤 혜택을 누릴 것인가?

예: 정신적 에너지를 향상시키겠다. 더 효과적으로 일하겠다. 불안과 우울증을 제거하겠다. 집중력을 높이겠다. 체중을 관리하겠다. 기억력을 향상시키겠다. 심장병과 치매의 위험을 낮추겠다.

2. 가장 중점적으로 추진할 것은 무엇인가?

예: 오후 2시 이후로는 커피를 마시지 않겠다. 매일 일정한 시각에 잠자리에 들겠다. 잠자리에 들기 몇 시간 전부터는 음식을 먹지 않겠다. 잠자리에 들기 30분 전에는 TV와 휴대폰을 끄겠다. 아침에 운동을 하겠다. 낮에 자연광을 충분히 쏘이겠다. 밤에는 침실 조명을 어둡게 하겠다. 잠자기 전 명상을 하겠다.

3. 회복 수면에 방해가 되는 걸림돌은 무엇인가?

예: 나는 긴장을 풀기가 어렵다. 카페인 중독이다. 남편이/아내가 코를 곤다. 밤에 일하고 낮에 자는 직업이다. 방이 너무 밝다. 걱정이 많다. 한밤중에 잠에서 깬다.

4. 회복 수면을 취하도록 도와줄 것들은 무엇인가? 당신에게는 어떤 자원이 있는가?

예: 침실에서 TV를 치울 수 있다. 저녁 식사를 일찍 마칠 수 있다. 낮에 백열전구를 켜 놓아 바이오리듬을 조절할 수 있다. 아침에 운동을 할 수 있다. 명상을 배울 수 있다. 인지행동치료에서 배운 기법을 사용할 수 있다.

5. 도움을 줄 수 있는 사람은 누구며 어떤 도움을 줄 수 있는가?

예: 수면 평가를 위해 전문의와 상담할 것이다. 정상적인 수면 습관을 위해 배우자의 도움을 받을 수 있다. 가족들이 집안일을 도와주면 스트레스를

낮출 수 있다.

6. 언제 시작할 것인가?

우리의 추천: 몇 가지 수면 위생 기법으로 시작하라. 예를 들면 일정한 시각에 잠들고 일어나기, 방 안의 온도, 조명, 소음 조절하기 등이다. 수면일지를 써 보면 가장 먼저 고쳐야 할 것이 무엇인지 알 수 있다.

좋은 수면을 위한 기법

1. 수면 스케줄을 정상화하라

일정한 시각에 취침하고 일정한 시각에 기상하라. 규칙적인 수면 습관을 지속하면 뇌가 언제 일하고 휴식할지 알게 된다. 수면 시간이 불규칙하면 잠을 잘 자도록 도와주는 호르몬 기능이 방해를 받는다.

2. 야식을 피하라

소화 기관이 일하고 있으면 깊게 잠들기 어렵다. 딘은 잠자기 직전에 아몬드밀크에 달콤한 시리얼을 넣어 먹는 습관이 있었다. 이것은 열심히 일한 스스로에 대한 보상이었다. 하지만 마흔을 넘기면서 잠이 드는 데 어려움을 겪기 시작했다. 처음엔 무엇 때문인지 몰랐다. 어느 날 밤 시리얼을 먹은 후 배에서 그르렁거리는 소리가 났다. 그의 위장은 시리얼을 소화시키느라 고생하고 있었다. 밤늦게 먹은 시리얼이 수면장애의 원인일 수 있다는 생각이 그때 들었다. 다음 날 딘은 잠자기 3시간 30분 전에 시리얼을 먹었다. 그러자 쉽게 잠이 들었다. 나중에는 시리얼과 아몬드밀크 대신 귀리와 베리를 먹음으로써 소화불량 문제까지 해결할 수 있었다. 당신도 스스로 실험을 해 보면서 자신의 수면을 방해하는 원인들을 알아내 보라.

수면에 방해가 되는 음식
- 설탕이 많은 음식
- 지방이 많은 음식
- 매운 음식
- 초콜릿

3. 잠자기 전에는 카페인 음료를 피하라

카페인은 8시간 이상 몸에 잔류할 수 있다. 오후 2시 이후에는 커피를 비롯해 카페인이 든 음료를 절대 마시지 말 것을 권한다. 아예샤는 커피를 좋아해서 오후 5시에도 커피를 마시곤 했지만 오후에 마시던 커피를 끊자 수면의 질이 크게 좋아졌다. 이런 작은 변화들이 큰 결과를 만든다.

카페인 이외에 조심해야 할 음료
- **한두 잔의 와인**은 긴장을 이완시켜 주지만 그 이상 마시면 수면 주기가 흐트러지고 밤중에 깨어나기도 한다.
- **감귤이나 오렌지 주스**는 위산 역류를 초래할 수 있고 방광을 자극할 수 있다.

4. 잠자기 전에는 운동하지 마라

아침에 하는 걷기 운동은 수면에 좋다. 밝은 햇빛을 받으면 바이오리듬이 맞추어지고 낮 동안 깨어 있게 한다. 모든 운동은 깊은 수면에 도움이 된다. 저녁 식사 후(제일 좋기는 석양 무렵)에 걷는 것도 좋다. 뇌는 주변이 서서히 어두워지는 것에 반응해 잠을 준비하게 된다. 하지만 모든 운동은 취침 3시간 전까지 끝내야 한다. 특히 취침 직전의 강렬한 유산소 운동은 수면에 방해가 된다.

5. 낮에는 밝게, 밤에는 어둡게 하라

뇌는 낮에는 밝은 자연광을 원하고 밤에는 부드러운 빛을 원한다. 적절한 자연광을 얻기 힘들다면 보통 전구보다 20배 더 밝은 라이트박스가 대안이다. 계절성 우울증을 치료하는 광선요법은 수면 주기의 조절에도 도움이 된다. 라이트박스는 오전에만 사용해야 한다. 침실에서는 약간 어두운 조명을 사용하고 밝은 빛을 발하는 전자 기기는 모두 끄도록 한다.

6. 취침 직전에는 게임, 자극적인 영화, 스마트폰 사용을 피하라

잠자리에 들기 직전에는 뇌를 자극하지 말아야 한다. 대신에 독서를 하는 것이 좋다. 독서는 재미있지만 지나치게 뇌를 사로잡지는 않는다. 이렇게 하면 뇌가 편안해지고 잠을 방해하는 전자 기기의 푸른빛을 피할 수 있다. 침실은 수면과 성생활을 위한 공간으로 남겨 두자.

7. 낮잠을 피하라

낮에 잠을 자면 밤에 잠드는 능력이 떨어진다. 낮잠을 자는 오랜 습관이 있는 경우가 아니라면 낮잠은 권하지 않는다. 낮잠을 자는 경우라도 30분 이상 자지 않도록 알람을 맞추어 놓아야 한다. 그 이상 자면 과도수면무력증이 오고 정상적인 활동에 지장을 준다. 졸음이 와서 위험할 정도가 아니라면 낮잠을 자지 않는 편이 정상 수면 패턴을 형성하는 데 유리하다.

8. 명상하라

취침 전에 명상을 하면 좋다. 명상은 심박동과 호흡을 늦추어 생리학적으로 몸을 이완시키고 스트레스를 줄여 준다.

9. 침실에 빛과 소음이 들어오지 못하게 하라

빛과 소음은 잠을 깨게 할 뿐 아니라 수면 주기를 교란해 깊은 잠을 빼앗는다. 침실에 외부 소음이 심한 경우에는 창문과 방문을 방음 처리하거나 방에 방음재를 사용할 것을 권한다. 차광 커튼으로 침실을 어둡게 하는 방법도 좋다.

10. 온도를 조절하라

당신은 두꺼운 이불과 가벼운 이불 중 어느 것을 좋아하는가? 여성과 남성은 좋아하는 잠자리 온도가 다르다. 여성들은 약간 높은 온도를 좋아하고 남성들은 약간 낮은 온도를 좋아하는 경향이 있다. 우리 부부 역시 마찬가지다. 그래서 우리는 2개의 이불을 사용한다. 두 가지 온도로 설정되는 침대도 있고 온도가 조절되는 배게도 판매되고 있다. 수면 주기에 따라 호르몬이 변하기 때문에 깊은 수면을 위해서는 잠자리 온도가 일정한 패턴으로 변하는 것이 좋다. 잠이 들 때는 체온보다 약간 높은 온도였다가 서서히 떨어지고 기상 전에 살짝 올라가는 패턴이다.

11. 약 의존도를 줄여라

의사의 감독 아래 여기서 설명하는 기법을 이용해 수면제의 사용을 서서히 줄여 간다.

12. 필요하면 인지행동치료를 받아라

과도한 불안과 기형적인 수면 패턴이 있는 경우에는 전문가로부터 인지행동치료를 받는 것이 좋다. 여기서 설명하는 수면 위생 기법과 5장에서 설명한 명상 기법을 실시해도 불안이 해결되지 않는 경우에는 반드시 전문가의 도움을 받아야 한다.

13. 수면무호흡증이 있는지 살펴라

수면무호흡증이 의심되면 수면다원검사를 받아 보아야 한다.

수면 일지

	예	월	화
취침 시각(전날)	밤 11시		
기상 시각	오전 7시		
총 수면 시간	8시간		
잠에서 깬 회수와 깨어 있었던 시간	3회 / 3시간		
잠들기까지 걸린 시간	45분		
잠들지 못하게 방해한 잡념의 강도 15분 = 1 / 30분 = 2 1시간 = 3 / 2시간 이상 = 4	3		
기상 시 각성 정도 완전히 깨어남 = 1 / 깨어났으나 피곤함 = 2 / 졸림 = 3	2		
카페인 음료를 마신 회수와 시각	1회 / 오후 6시		
마신 술의 양과 시각	3잔 / 밤 10시		
낮잠을 잔 시각과 시간	오후 2시 / 20분		
운동한 시각과 시간	밤 9시 / 20분		
햇빛을 쏘인 시간	45분		
낮에 졸음을 느낀 정도 온종일 많이 졸림 = 1 약간 피곤함 = 2 꽤 정신이 맑음 = 3 완전히 정신이 또렷함 = 4	2		

다음 표를 이용해 1~2주간의 수면 패턴, 생활습관, 몸이 느끼는 에너지를 기록해 보라. 더 나은 회복 수면을 위해 무엇을 고쳐야 할지 알 수 있다.

수	목	금	토	일

점진적 근육 이완
: 잠자리에서 할 수 있는 운동

잠들기 어려울 때는 다음 운동을 실시해 보자.

- 숨을 깊이 들이쉰다. 5초간 멈추었다가 내쉰다.

- 숨을 다시 깊이 들이쉰다. 발의 모든 근육을 긴장시키고 5초간 유지한다. 숨을 내쉬면서 몸의 모든 긴장을 이완시킨다. 긴장과 이완 사이의 차이를 느낀다.

- 천천히 위로 올라온다. 발가락을 긴장시켰다가 풀어 주고 이어서 발, 발목, 장딴지, 무릎, 허벅지, 엉덩이, 배, 등, 손가락, 팔, 어깨, 목, 턱, 입, 볼, 콧구멍, 눈꺼풀, 관자놀이, 이마 순으로 진행한다.

➕ 늘려 갈 것들
- **잠자리에 들기 전 긴장 이완**
- **TV, 컴퓨터, 휴대폰, 게임기 등 전자 기기 없이 보내는 시간**
- **규칙적인 일과**
- **명상**
- **낮에 쏘이는 햇빛**
- **오전 운동**

➖ 줄여 갈 것들
- **한밤중의 밝은 빛**
- **취침 전 간식**
- **밤에 마시는 커피**
- **밤에 들리는 소음**
- **저녁 늦게 하는 운동**

흔한 문제들

- **진단되지 않은 수면장애:** 이유를 알 수 없는 만성 피로가 있는 경우에는 수면다원검사를 받아 보자.

- **코를 고는 배우자:** 배우자가 수면무호흡증 같은 수면장애가 있는지 검사를 받도록 한다.

- **불규칙한 수면 시간:** 밤 시간을 보내는 일정한 패턴을 구축한다. 필요하면 알람을 이용해 일정한 시각에 잠들도록 한다. 늦게 자고 늦게 일어나기 쉬운 주말에도 정확한 수면 시간을 지키는 것이 특히 중요하다.

- **한밤중에 깨어나 다시 잠들기 어려움:** 점진적 근육 이완을 실시해 본다. 그래도 잠들기 어려우면 침실에서 나가서 가벼운 독서를 30분 정도 한 후 다시 잠을 청해 본다.

- **소음과 빛 공해:** 침실에 빛과 소음이 새어 들어오지 못하도록 한다. 차광 커튼과 백색소음기를 구입해 사용해 본다.

우리의 회복 수면

- 딘은 아무 때나 자곤 했다. 하지만 지금은 항상 일정한 시각에 잠자리에 든다.

- 잠들기 30분 전에는 컴퓨터를 끈다.

- 오후 2시 이전에만 커피와 홍차를 마신다. 아예샤는 오후에 마시던 카페인을 끊은 후 더 깊은 잠을 자게 되었다.

- 취침 3시간 전에는 아무것도 먹지 않는다. 이것은 특히 딘에게 도움이 되었다.

- 낮에 충분한 햇빛을 쏘이도록 노력하고 있다. 이것은 정상적인 바이오리듬에 중요하다. 점심시간에 하는 걷기 운동은 햇빛을 쏘이는 좋은 방법이다.

- 소리와 빛이 전혀 들어오지 않는 수면방을 만들었다.

두뇌 최적화

의식의 섬 연결하기

딘과 전공의들이 콜린스 부인의 병실로 들어섰다. 그녀는 침대에 기대앉아 멍한 눈으로 TV를 응시하고 있었다. 콜린스 부인을 담당하고 있던 레지던트가 앞으로 나서서 그녀의 상태를 브리핑했다. 그녀는 그날 아침 로마린다대학병원 신경과 병동 회진의 네 번째 환자였다.

콜린스 부인은 84세로 고혈압과 고지혈증 병력이 있었고 40년간 흡연 이력이 있었다. 8년 전 알츠하이머 진단을 받았으며 지난 6년간 양로원에서 지냈다. 최근까지 의식이 명확했으나 얼마 전 폐렴을 앓고 난 후 갑자기 인지력이 떨어져서 입원하게 되었다. 손톱 밑을 꼬집는 것 같은 유해성 자극에는 반응했지만 그 이외에는 전혀 소통이 되지 않는 실어증 상태였다. 간호사들에 따르면 지난 한 달간 그녀는 누구와도 눈을 마주치지 않았다. 가족들에 따르면 입원 전에는 어느 정도 대화가 가능한 상태였다고 했다. 상태가 너무 느닷없이 나빠져서 가족들은 걱정스러워하고 있었다.

담당 레지던트는 폐렴을 치료한 후 양로원으로 돌려보낼 계획이라고 말했다. 딘은 환자에 대해 더 자세히 알려달라고 했다.

"전해질은 정상이고 요추천자는 음성이었습니다. MRI에서도 새로운 뇌졸중 부위는 없습니다." 레지던트가 대답했다.

"검사 결과는 알겠고요, 콜린스 부인에 대해 얘기해 주세요." 딘이 말했다. 레지던트는 두서없이 대답하기 시작했다.

"이 지역에 살고요, 딸이 지난달에 모시고 와서 입원시켰습니다."

"그녀의 인생은 어땠나요?" 딘이 다시 물었다. 젊은 레지던트에게 이런 요구는 처음이었다. 하지만 그는 딘의 질문에 답하기 위해 다른 레지던트들과 함께 콜린스 부인의 차트를 빠르게 훑어 내려갔다. 딘은 차트에서 콜린스 부인의 개인사를 요약한 부분을 가리켰다. 그녀가 무려 60년간이나 피아노 교사로 일했다고 기록되어 있었다.

"음악이 콜린스 부인의 인생에서 아주 큰 부분을 차지하고 있었네요." 딘이 레지던트들에게 말했다. "음악이 이분의 정체성입니다." 환자가 무반응인 상태여도 개인의 정체성은 쉽게 사라지지 않는다. 평생을 두고 축적한 경험은 복잡한 네트워크의 형태로 환자의 머릿속에 남아 있다. 그리고 이 네트워크로 들어갈 수 있는 문은 많다. 인간의 정신은 여러 개의 전문화된 부분들로 구성된다. 브로카 영역과 베르니케 영역은 언어를 담당한다. 후두엽은 시각을 담당하고, 전두엽은 실행력, 측두엽은 단기 기억과 청각을 담당한다. 이들 전문화된 영역은 서로 다른 감각 정보들을 처리해 사고의 흐름과 감정을 발생시킨다. 이런 사고의 흐름과 감정이 머릿속에 저장되어 있던 중요한 생애 경험에 연결되면 의식의 섬, 즉 하나의 의미를 만들어 낸다. 경험이 복잡하고 의미가 깊을수록 의식의 섬은 더 크고 탄력이 있다. 콜린스 부인에게 음악은 그녀 자신과 세상을 이해하는 수단이었다.

딘은 콜린스 부인 앞에 섰다. 그리고 그녀의 눈을 응시하면서 그녀의 이름을 반복해서 수차례 불렀다. 콜린스 부인은 반응이 없었다. 레지던트들은 딘의 행동을 회의적으로 지켜보고 있었다. 몇몇은 시간이 지체되자 초조해하고 있었다.

"콜린스 부인!" 딘이 다시 불렀다. 여전히 반응이 없었다. "모차르트와 베토벤 중에 누가 더 훌륭한 작곡가죠?" 그녀는 눈동자도 움직이지 않았다. 하지만 그 순간 딘은 자기 말이 그녀 안으로 뚫고 들어갔다고 느꼈다. 딘은 몸을 숙이고 다시 물었다. "모차르트와 베토벤 중에 누가 더 훌륭한 작곡가죠?"

잠시 적막이 흐른 후 콜린스 부인이 나지막한 목소리로 말했다. "무슨 그런 멍청한 질문이 다 있어." 레지던트들의 입이 떡 벌어졌다.

"됐네요." 딘이 말했다. "이제 연결이 되었습니다."

콜린스 부인이 딘의 질문에 대답하려면 인지적으로 무슨 일이 필요한지 상상해 보자. 부인은 딘의 목소리를 받아들여 이해하고, 뇌 속의 방대한 음악 도서관에서 특정 작곡가를 찾아내고, 의견을 생성하고, 그것을 목소리로 표현해야 한다. 이것은 대단히 복잡한 과정이다. 콜린스 부인은 이것을 쉽게 해낸 것이다. 음악은 그녀가 가진 가장 큰 의식의 섬이었다. 그래서 지각과 주의력의 앵커로 작용했다. 알츠하이머로 인한 뇌 손상을 뚫고 음악은 그녀와 세상을 다시 이어 주었다.

딘과 담당 레지던트는 콜린스 부인의 딸에게 연락해서 어머니가 평소 좋아하던 음악을 병실에서 들려주도록 했다. 좋아하던 작곡가나 학생 등 음악과 관련된 것이라면 무엇이든 어머니에게 이야기하라고 했다. 콜린스 부인은 베토벤의 〈엘리제를 위하여〉를 좋아했다. 며칠 후 딸이 이 곡을 틀어 주자 부인은 곧바로 알아차렸다. "아, 〈엘리제를 위하여〉네"라고 말하면서 그녀는 눈을 감고 머리를 기댄 채 음악을 들었다. 몇 주가 지나자 부인은 폐렴으로 입원하기 이전의 상태로 돌아갔다. 알츠하이머는 여전히 진행 중이었지만 조리 있게 말할 수 있었고 가족들을 다시 알아보았다.

의식의 섬은 뇌 속의 인지 영역들과 복잡한 네트워크의 합작으로 만들어진다. 각각의 인지 영역은 특별한 유형의 사고를 지배한다. 각각의 네트워크는 정보를 처리해 이것에 이름과 의미를 부여하고 기존의 기억과 통합한다. 뇌의 주요 인지 영역과 네트워크를 소개하면 다음과 같다.

- **주의력과 집중력**: 감각 자극을 필터링해서 적절한 곳에 집중
- **감정과 감정 처리**: 동기, 기분, 일관된 흥미
- **실행 기능**: 문제 해결, 비판적 추론, 계획
- **언어 처리**: 의사소통, 언어 이해 및 반응 생성

- **행동 속도 및 협응력**: 복잡한 움직임, 공간에서 몸이 움직이는 상태를 파악하는 지각력
- **처리 속도**: 정보를 받아들여 해석하는 속도
- **언어 학습 및 기억**: 말과 글 이해
- **시지각 학습 및 기억**: 시각 인지, 명명, 기억
- **시각공간 처리**: 시각 정보를 정의하고 기존의 이야기와 의식의 섬에 통합

의식의 섬은 이런 각각의 인지 기능을 사용해 아이디어, 이야기, 자아 이미지 등에 대한 인식을 만들어 낸다. 음악을 예로 들어 보면, 실행 기능은 당신이 모차르트 협주곡의 복잡성을 이해할 수 있게 한다. 당신의 측두엽은 어린 시절 받았던 바이올린 레슨을 기억한다. 후두엽은 당신의 첫 연주에서 관객들이 박수 치던 이미지를 제공한다. 이 모든 기능들이 동시에 작용해 삼차원적이며 개인화된 이야기를 만들어 낸다.

이런 미묘한 의식의 경험을 창조하기 위해서는 여러 영역 간의 정보 소통이 필요하고, 이를 위해 특별한 종류의 연결을 아주 많이 필요로 한다. 우리는 이런 연결을 여러 개의 섬을 잇는 다리와 고속도로로 생각해 볼 수 있다. 뇌 속의 연결 인프라는 새로 생긴 뉴런이 뇌를 여행하며 네트워크를 구성하기 시작하는 생후 45일부터 건설되기 시작한다. 네트워크는 빠르게 증식해 유치원에 들어갈 무렵이면 뇌 크기는 4배나 커지게 된다. 회백질과 백질의 성장, 뉴런의 수초화 같은 구조적 변화도 생긴다. 네트워크의 증식과 함께 세포자멸사apoptosis(예정된 프로그램에 따라 세포가 스스로 죽는 것)를 통해 필요

한 부분만 남기는 네트워크 가지치기가 병행되어 뇌는 더 정밀하게 튜닝된다. 어린 시절에 형성된 네트워크 연결 용량은 '뇌 예비능brain reserve'으로 알려져 있다. 뇌 예비능이란 건축이 끝난 후에도 남겨 둔 공사장의 비계 같은 것으로 생각해 볼 수 있다.

반대로 '인지 예비능cognitive reserve'이란 생애 전체를 통해 축적한 연결성의 정도다.[1] 이 능력은 우리가 얼마나 두뇌를 단련했느냐, 얼마나 많은 정보를 흡수했느냐, 생애 전반을 통해 어떤 트라우마, 위험, 모험, 기쁨, 지식을 경험했느냐에 따라 달라진다. 인지 예비능은 세포 사이, 뇌 영역 사이, 의식의 섬들 사이를 연결하는 도로와 다리가 얼마나 많고 튼튼한가에 달려 있다. 이것은 우리가 살아가는 방식의 결과물이다. 뇌 예비능은 생애 초기에 결정되지만 인지 예비능은 노력에 따라 생애 후반에도 계속해서 확장될 수 있다.

인지 예비능은 알츠하이머와 깊은 관계가 있다. 중년을 넘기면 거의 모든 사람들이 알츠하이머와 관련된 병리학적 현상을 겪지만 인지력 감퇴로까지 이어지는 사람은 그중에서 일부다. 왜 그럴까? 뇌 예비능과 인지 예비능이 중복과 상호 연결의 형태로 보호 효과를 가져다주기 때문이다. 뇌 영역 간 네트워크가 수천, 수만 번 반복 연결되어 같은 기억과 아이디어에 서로 다른 경로로 접근할 수 있다. 이런 중복 인프라 덕분에 우리는 노화로 인한 병리학적 현상에 대처할 수 있다. 뇌가 충분한 예비능을 갖추고 있으면 노화로 인해 뇌에 심각한 피해가 오더라도 기억에 접근할 수 있으며 의식의 섬을 잃어버리지 않는다.

복잡성이 생명이다

어떻게 해야 인지 예비능을 쌓을 수 있을까? 어떻게 하면 정상적인 노화는 물론 신경퇴행성질환까지 견뎌 내는 두터운 중복 연결망을 구축할 수 있을까? 이것은 한마디로 뇌를 최적화하는 일이다. 이 질문에 대한 종래의 대답은 기억력 게임과 스도쿠 같은 퍼즐이었다. 이런 게임을 하면 머리가 좋아질 것 같은 느낌이 직감적으로 든다. 그리고 실제로 그렇다는 증거도 있다.[2]

그러나 문제는 기억력 게임이나 퍼즐은 단선적인 활동인 반면 뇌는 결코 단선적이지 않다는 데 있다. 기억력 강화 게임을 만드는 업체들은 이런 측면을 간과했다. 그래서 환자들로 하여금 제한된 효과밖에 주지 못하는 활동에 많은 시간과 노력을 할애하도록 조장한 측면이 없지 않다. 스도쿠를 예로 들면 이 게임은 뒤쪽 정수리 부분에 있는 수학 센터만을 주로 단련시킨다. 이 게임은 뇌의 여러 영역을 적극적으로 활성화시키지 못하며 영역 사이의 연결을 증가시키지도, 의식의 섬을 끌어들이지도 못한다. 십자말풀이, 칠교놀이 역시 마찬가지다. 이런 게임들은 모두 단순한 수준의 사고력만을 필요로 한다. 단순 사고 활동은 뇌 속의 작은 지역적 연결에 한정되어 단일 영역 내의 네트워크를 단련하는 데 그친다. 도움은 되지만 한계가 크다. 우리 부부가 인지 훈련과 경도인지장애 사이의 관계를 직접 조사 연구한 결과 또한 이와 일치한다. 이런 게임들이 기억 프로세스에 주는 효과는 미미하다.

하지만 좀 더 복잡한 두뇌 게임과 기억력 연습을 한다고 가정해 보자. 뇌의 여러 영역을 함께 활성화시키는 복합적인 활동을 지속적으로 하면 뇌에 복잡한 연결망이 만들어진다. 이런 네트워크도 대부분 제한적이고 비영구적이지만 단순 네트워크보다는 강력하며 뉴런의 성장을 촉발할 수 있다. 연상association 과 청킹chunking 은 뇌의 여러 영역을 함께 활성화시키는 복합적인 인지 과정이다.

연상은 새로운 정보를 이미 존재하는 중심적인 기억과 연결 짓는 것이다. 예를 들어 보자. 딘은 싱가포르에 갔을 때 두리안이라는 열대 과일을 처음 보았다. 그는 두리안의 둥근 형태를 야구공과 연결 지었고 뾰족한 가시 모양을 호저와 연결 지었다. 두 가지 연상이 만들어졌다. 이 연상은 딘의 의식에서 핵심적인 중요한 개인사와 아직 연결되지는 않았지만 퍼즐 게임에서 발생한 기억보다는 훨씬 강하다. 청킹은 긴 정보를 짧은 단위로 끊어서 기억하는 과정이다. 우리는 길게 연속된 정보를 잘 기억하지 못한다. 대량의 정보를 마주하게 되면 우리는 본능적으로 정보를 작은 부분으로 조직화하고 각각의 부분들을 하나의 이야기로 통합시킨다. 이것은 대단히 효율적인 기억 도구다.

연상과 청킹은 두뇌 훈련에 매우 유용하다. 연상과 청킹은 뇌의 연결망을 강화하므로 회복력에 기여한다. 이 강력한 기법이 기억력을 개선한다는 것을 보여 주는 몇 가지 연구 사례가 있다. 2017년 학술지 《뉴런Neuron》에 소개된 한 연구는 세계기억력대회 선수들과 일반인들의 기억 기술을 측정했다.[3] 처음에는 선수들이 일반인들에 비해 훨씬 높은 기억 기술을 보였으나, 일반인 참가자들이 '장소 기억법method of loci'을 습득하자 선수들과 거의 비슷한 수준이 되었다.

'장소 기억법'은 기억 대상인 긴 목록을 익숙한 장소에 놓인 대상들의 배열과 연합시키는 기억 기술이다.

우리는 뇌 훈련에 대한 메타분석을 통해 복잡하고 개인화된 활동은 퍼즐 같은 단순 활동에 비해 인지 예비능을 높이는 효과가 훨씬 뛰어나다는 것을 확인할 수 있었다. 복잡한 것일수록 더 강력한 효과가 있었다. 뇌의 여러 영역이 함께 사용되는 복잡한 활동은 의식의 섬들로 연결되는 다리들과 고속도로들을 직접 강화한다. 이런 인지 단계의 사고 과정들은 지극히 개인적이며 이렇게 구축된 자아의 섬으로 연결된 다리들은 수시로 보수될 뿐 아니라 뇌 영역 사이에 중복해서 건설되어 여간해서는 끊어지지 않는다.

음악은 다영역, 다기능 활동의 좋은 예다. 콜린스 부인의 경우처럼 피아노 연주는 뇌의 여러 기능을 동시에 조절하는 능력이 필요하다. 운동 기능(건반을 정확히 누르는 것), 시각공간 기능(공간에서 몸을 움직이는 것), 주의력(음악의 타이밍), 감정 기능(음악을 연주하는 느낌), 언어 기능(악보를 음악으로 변형하는 것) 등이 모두 필요하다. 미니어처 만들기는 또 다른 복잡한 다영역 활동이다. 미니어처를 조립하려면 설명서를 충실히 따르고, 주의력과 집중력을 잘 유지하고, 대상물의 공간적인 특성을 충분히 이해하고, 한 조각이 다른 조각과 어떻게 맞추어질지 정확히 예측해야 한다. 알츠하이머 위험이 있는 사람들은 이런 복잡한 다영역 활동을 통해 인지 예비능을 미리 확보하는 것이 좋다.

우리 뇌는 복잡한 활동을 위해 디자인되었으며 복잡한 활동에 의해 유지된다. 다음은 이와 같은 우리 인간의 인지 원리를 잘 보여 주는 중요한 연구들이다.

길 찾기

2006년 유니버시티칼리지런던의 연구진은 택시 기사들과 버스 기사들의 해마 크기를 비교했다.[4] 런던의 택시 기사들은 버스 기사들에 비해 한결같이 더 큰 해마를 가지고 있었다. 연구진은 버스 기사와 택시 기사 간 해마 크기 차이는 업무의 복잡성에서 기인한 것으로 결론 내렸다. 버스 기사들은 사전에 정해진 일정한 경로를 따라 운행하지만 택시 기사들은 매번 새로운 목적지로 가는 최적의 경로를 생각해 내야 한다. 복잡한 업무는 더 크고 회복력이 더 우수한 뇌를 만든다.

2개 국어

2개 국어 사용(또는 어린 시절 이중 언어 사용)이 똑같은 복잡성의 혜택을 가져다준다는 증거가 있다.[5] 2014년 벨기에 헨트대학교 연구진은 평생에 걸쳐 2개 국어를 사용한 사람들은 치매 발생이 4년 반 정도도 늦다는 것을 발견했다.[6] 1개 국어를 사용하는 사람들은 평균 72.5세에서 치매가 왔고 2개 국어를 사용하는 사람들은 평균 77.3세에서 치매가 왔다. 2016년 미국국립보건원 연구에서도 2개 국어를 사용하는 알츠하이머 환자들은 1개 국어를 사용하는 환자들에 비해 인지 예비능을 더 오래 유지했다.[7] 2016년 스페인에서 실시한 연구 역시 2개 국어 사용이 알츠하이머의 뇌척수액 지표(타우 단백질) 수준을 낮춘다는 것을 보여 주었다.[8]

음악

연구자들은 음악가들에게서 비슷한 현상을 발견했다.[9] 음악을 연주하는 복잡한 기능과 관련된 두뇌 영역들의 회백질 크기는 직업 연주자들에게서 가장 크고 비음악인들에게서 현저히 작게 나타났다.

댄스

2003년 《뉴잉글랜드의학저널New England Journal of Medicine》에 실린 한 연구는 치매 위험과 댄스 같은 신체 활동 사이의 관련성을 조사했다.[10] 댄스는 운동 제어, 기억, 감정 표현, 음악에 대한 이해 등이 필요한 복잡한 활동이다. 이 연구에 따르면 댄스가 취매 위험을 낮추는 것으로 드러났다.

학교 교육

학교 교육이 인지 예비능을 쌓고 치매를 피하는 데 도움이 된다는 방대한 데이터가 확보되어 있다. 2007년 영국에서 발표된 연구에 따르면 20대에 대학 교육을 받은 영국인들은 노년기 인지 기능이 더 높았다.[11] 최근의 많은 연구들이 같은 사실을 확인하고 있다. 교육을 일찍 받아야만 보호 효과가 있는 것은 아니다.[12] 2011년 브라질에서 수행된 연구를 보면 60세 이후에 정규 교육을 받은 사람들도 인지 능력이 개선되었다.

　남성에 비해 여성에게 알츠하이머가 많은 것은 여성의 교육 기회 부족이 한 원인일 수 있다. 현재 이 병을 앓고 있는 60~80대 여성 대부분은 정규 교육을 받도록 장려되지 않았다.

복잡한 직업

생애 전반을 통해 복잡하고 어려운 직업을 유지한 사람들은 인지 예비능이 높다. 2016년 위스콘신대학교 알츠하이머연구센터에서 수행한 연구를 보면 복잡한 직업은 치매를 예방하는 것으로 나타났다.[13] 연구진은 평균 연령이 60세고 알츠하이머 가족력을 가진 고위험군 284명의 참가자들을 조사했다. 연구진은 이들의 직업이 가진 복잡성을 사람을 대상으로 하는 일, 데이터를 대상으로 하는 일, 물건을 대상으로 하는 일 세 가지로 나누었다. 그중에서 사람들과 상담하는 직업(사회복지사, 의사, 상담 교사, 심리학자, 목사 등)이 특히 보호효과가 가장 높았다. 이런 직업을 가진 사람들은 계산원, 배달원, 중장비 기사보다 인지 예비능이 우수했다. 재미있는 것은 복잡한 직업을 가진 사람들은 혈관질환으로 인한 백질 병변이 있는 경우에도 더 우수한 인지력을 보였다는 것이다. 이것은 인지 예비능의 효과를 잘 보여 주는 예다.

불편한 도전

매사추세츠종합병원은 17명의 이른바 '슈퍼에이저superager'들을 연구했다.[14] 이들은 60~70대였음에도 인지력 감퇴가 없었을 뿐 아니라 기억력과 주의력이 25세 청년과 같은 수준이었다. 연구진은 '슈퍼에이저'들의 뇌에서 특별히 두꺼운 부위들을 발견했다. 기억, 언어, 스트레스 등과 관련된 부위였다. 일반 노인들은 이 부위가 얇게 나타났지만 '슈퍼에이저'들은 20대와 거의 차이가 없었다. 무엇이 이들의 뇌를 이렇게 대단하게 만들었을까? 도전이었다. 연구자들은 뇌를 단련시키는 활동은 불쾌함을 야기할 정도로 도전적이어야 한다고 결론 내렸다. 도전에 맞서 불편함을 이기며 해결해 나가는 행위, 평상시 능력 이상의 노력을 투입하는 정신 활동이 성공적인 노화로 이끌었던 것이다.

가상현실

중도인지장애와 치매 환자를 대상으로 실시한 가상현실 인지 훈련을 체계적으로 조사한 결과를 보면 이로 인해 상당한 증상 개선이 이루어졌음이 밝혀졌다.[15] 주의력, 수행력, 기억력(시각적·언어적)이 크게 좋아졌을 뿐 아니라 인지력 감퇴 위험을 높이는 우울과 불안 증상 또한 대폭 감소했다. 이 조사에 관한 몇몇 연구에 따르면 인지력에 미치는 이러한 이로움은 훈련이 끝난 후에도 유지되었다.

인지 예비능을 길러 주는 활동

1. 새로운 언어 배우기
2. 악기 배우기
3. 컴퓨터 프로그래밍
4. 책 쓰기
5. 노래방에서 노래 부르기
6. 코미디 공연하기
7. 댄스 배우기
8. 바둑, 장기, 카드 게임
9. 다른 사람에게 자신의 전공 분야 가르치기
10. 아이들 가르치기(수학, 영어 등 자신이 좋아하는 과목)
11. 공예, 미술
12. 대학 수업 듣기

음악이라는 명약

존의 별명은 '호른'이었다. 그는 깊은 목소리를 가진 작은 키의 남성으로 40년간 함께한 아내와 같이 내원했다. 내원 당시 그의 나이는 68세였다. 10년 전 출판업에서 은퇴한 후 거의 하는 일 없이 지내고 있었다. 그의 아내는 존의 기억력 감퇴에 대해 이야기했다. 기억력 문제 때문에 존은 일상생활에 어려움을 겪고 있었다. 일러 주지 않으면 제때 약을 챙겨 먹지 못했고 설거지나 개 산책시키기 같은 집 안일을 자주 잊었다. 한번은 싱크대 수돗물을 잠그지 않아서 집이 물바다가 되기도 했다.

우리는 혈액 검사와 뇌 MRI를 실시했다. 대사 문제나 뇌 구조 문제는 없었다. 존은 은퇴하기 전에는 일과 취미에 아주 열심이었다. 그의 취미는 지역 밴드에서 호른을 연주하는 것이었다. 그는 음악을 좋아했지만 은퇴와 함께 호른을 그만두었다.

호른 연주는 뇌 건강에 좋은 활동이다. 우리는 그에게 호른 연주를 다시 시작해 보지 않겠느냐고 물었다. 그는 별로 관심이 없어 보였다. 더 강하게 권유하자 "별로 내키지 않습니다. 그냥 연주하고 싶지 않아요"라고 말했다. 우리는 기억력 감퇴로 자신감을 잃은 환자들에게서 이런 심리적인 저항을 자주 본다. 음악 활동은 한때 가장 행복한 시간이었지만 지금은 그를 불편하게 만들고 있었다. 그가 좋아하던 음악을 회피하는 정확한 이유를 알아내어 꼬인 감정의 실타래를 잘 풀어 줄 필요가 있었다.

노인들이 자기 삶에서 갑자기 물러나는 가장 흔한 원인은 청력 손실이다. 청력이 약해지면 대화가 어려워진다. 의식적이든 무의식적이든 한발 물러나 대화에서 빠지게 된다. 청력 손실은 인지력 감퇴의 원인이며 특히 기억력과 실행력에 영향을 준다.[16] 시력 손실 역시 청력 손실과 마찬가지로 인지 기능에 부정적인 영향을 준다.[17] 우리는 존을 다시 검사했고 경미한 청력 손실이 있음을 확인했다. 우리는 존에게 보청기를 사용하도록 했다. 음악을 다시 선명하게 들을 수 있고 대화에서 자신감을 갖도록 해 줄 것이다. 간단한 해결책이었다.

경미한 통증도 좋아하던 활동을 중단하게 되는 원인이 된다. 환자들이 관절이 아프다고 하면 우리는 특별한 주의를 기울인다. 존은 관절염 때문에 손가락 움직임이 둔해졌다. 노화에 따른 어쩔 수 없는 현상이라고 볼 수 있지만 우리는 존의 관절염을 집중적으로 치료했다. 존의 인지 활동들은 그의 손가락 재간에 의존하고 있었다. 손가락을 치료하는 것은 그의 정신적 후퇴를 되돌릴 열쇠였다. 우리는 약을 선호하지 않지만 존에게는 관절염 치료제를 처방하기로 했다. 물리치료도 병행했다. 약과 물리치료의 결과로 존의 관절염은 상당히 호전되었다.

존은 다시 호른 연주를 시작했다. 하지만 물리적 제한이 있었으므로 기대 수준을 낮추어야 했다. 한동안 연주를 하지 않았기에 속도와 정확도가 떨어질 수밖에 없었다. 게다가 약간의 인지력 감퇴가 발생한 후였다. 그러므로 전보다 낮은 수준에서 시작해야 했다. 우리는 존이 음악 연주를 다시 하기에 앞서 이런 점을 충분히 납득시켰다. 20년 전과 같은 수준으로 연주하기를 기대한다면 크게 실망할 것이다. 우리는 그가 처음 호른을 배울 때 연습했던 쉬운 곡들부터 시작하라고 일렀다. 존은 그렇게 첫 곡을 연습했고 잘하게 되자 다음 곡으로 넘어갔다. 정신적으로나 신체적으로나 상당히 어려운 일이었다. 하지만 존의 연주 실력은 점점 개선되기 시작했다. 우리는 환자들에게 기대 수준을 잘 조절하는 것이 인생의 숨은 비밀이라고 말한다. 특히 중년 이후에 새로운 기술을 배울 때는 기대 수준을 낮추어야 한다.

몇 달이 지나자 존은 자신감을 회복했다. 직장에 전념했던 것처럼 이제는 음악에 전념했다. 점점 더 어려운 곡들을 연주할 수 있었고 이것이 동기로 작용해 날마다 연습을 했다. 다시 몇 달이 지나자 예전 친구들과 밴드를 결성하기로 했다. 악기를 연주할 수 있는 친구들의 자녀들, 심지어 손주들까지 불러 모았다. 처음엔 재미삼아 연습했지만 나중에는 지역의 한 레스토랑에 초대되어 연주하기에 이르렀다. 이것은 존뿐 아니라 참여한 모든 사람에게 훌륭한 사회 활동이었고, 식당에서 받은 돈을 자선 사업에 기부함으로서 다들 또 한 번 기쁨을 느꼈다.

존은 한계에 부딪쳤지만 신체적으로 정신적으로 이를 극복했고 동기를 부여잡는 법을 깨칠 수 있었다. 그는 인지적 복잡성과 긍정적 정서를 다시 회복했고, 적극적인 사회 활동으로 복귀했다. 그는 자신이 가장 좋아하는 것, 즉 가장 중요한 의식의 섬으로 돌아오는 길을 발견할 수 있었다.

당신을 구조할 방법은 당신의 인생 속에 있다. 신경과 의사로서 우리가 발견한 가장 아름다운 진실이 바로 이것이다. 당신의 인지 기능을 치료할 방법은 당신이 누구인가에 있다. 당신의 열정이 무엇이었는지 기억해 내기 쉽지 않을 수도 있다. 하지만 우리 모두는 그것을 가지고 있다. 그리고 우리 모두는 그것으로부터 큰 도움을 받을 수 있다.

6개월 후 존의 혈압과 콜레스테롤 수치는 크게 낮아져 있었다. 그는 훨씬 더 기민해 보였고 집중력도 좋아졌다. 그리고 무엇보다 기억력에 불만이 없었다. 그의 아내는 존이 보여 준 변화에 크게 놀라고 있었지만 우리는 놀라지 않았다. 2013년 네덜란드에서 수행한 연구를 보면 음악 활동은 운동과 유사한 생리적 효과가 있다.[18] 2015년 인도에서 발표한 연구에서도 음악 감상을 한 환자들은 운동과 식이요법을 한 환자들에 비해 혈압이 낮았고 스트레스가 적었다.

음악을 통해 존의 인지 기능을 최적화하는 것은 치료 계획의 초기 단계일 뿐이었다. 하지만 이처럼 자신감이 생기면 식습관 개선과 운동에 적극적으로 임하게 된다. 다음번 상담에서 존은 추가로 개선할 것들에 대해 일러 줄 것을 요청했고 우리는 그에게 개인맞춤형 생활 개선 계획을 제시해 주었다. 존의 상태는 지속적으로 좋아졌고 삶의 만족과 행복을 느끼게 되었다. 1년 후 실시한 MRI 검사에서 존은 중앙 측두엽 크기가 살짝 증가한 것으로 나타났다. 음악이 그의 은퇴 생활을 밝게 비추어 주고 있었다.

두뇌 최적화에 대한
잘못된 믿음

퍼즐은 머리를 훈련하는 가장 좋은 도구다

퍼즐도 어느 정도 효과가 있지만 사회적 요소를 가진 복잡한 활동들이 훨씬 더 효과가 크다.

기억력 감퇴를 겪고 있는 사람들은 새로운 것을 배우지 못한다

기대 수준을 낮추고 가족과 친구의 도움을 받아 천천히 진행한다면 얼마든지 새로운 것을 배울 수 있다.

나이가 들면 정신이 둔해지는 것은 당연하다

나이가 들어도 인지력 감퇴를 겪지 않는 사람들이 많다. 노년기의 인지력은 당신의 라이프스타일과 인지 예비능을 쌓는 노력에 달렸다.

40대는 인지 기능을 걱정하기엔 이른 나이다

인구 집단 내에서 중요한 변화가 시작되는 때가 바로 이 시점이다. 40대에 이르면 인지 건강을 유지하는 그룹과 하향 곡선을 그리는 그룹으로 나뉘게 된다. 40대와 50대에 어떤 선택을 하는가가 매우 중요하다.

사회 활동은 또 다른
복잡한 인지 활동

조앤은 의사와 눈을 마주치지 못했다. 아예샤가 질문할 때마다 고개를 돌려 딸을 쳐다보았다. 그녀는 다른 사람이 대변해 주는 데 익숙해져 있었다. 조앤은 교회 일을 열심히 했고 노인회 간부도 맡았다. 이런 활동들은 보람 있었지만 알츠하이머 초기로 진단받은 후 모두 포기했다고 했다.

조앤은 주의가 산만했다. 특히 식사 중에 그랬다. 오랫동안 식탁에 앉아 있긴 했지만 늘 음식을 남겼다. 가족들이 이것을 알아차리는 데는 상당한 시간이 걸려서 이미 30파운드(약 14킬로그램)나 체중이 준 이후였다. 식욕이 없어지는 것은 치매 환자들에게 흔한 일이다. 식욕 부진은 기억력과 관련된 증상이 나타나기 이전인 임상전 단계에서도 종종 나타난다. 그리고 조앤은 몸 여기저기에 통증이 있다고 호소했다. 하지만 정확히 어디가 아픈지는 특정하지 못했다.

아예샤가 보기에 조앤은 알츠하이머 진단 이후 인생에서 은퇴한 것 같았다. 그녀는 노쇠해 보였고, 반응이 거의 없었으며, 사회적 교류로부터 후퇴해 자신 속에 침잠해 있었다. 그녀가 이런 고립된 상태에서 하는 경험이라곤 신체적 고통뿐이었다. 불행한 일이지만 이 같은 현상은 알츠하이머 환자들에게 흔히 나타난다. 그들은 사람들의 말을 잘 이해하지 못하고 같은 말을 반복하는 자신이 창피하다. 그래서 스스로 고립을 선택한다. 조앤은 자신이 병마에서 헤어나오지 못할 것으로 확신했고 모든 희망을 포기한 상태였다.

인간은 사회적 존재여서 외로움은 그 자체로 독이 될 수 있다. 배우자와 막 사별한 사람들은 사망률이 매우 높은데 슬픔과 외로움 그리고 급작스러운 사회적 교류 상실의 결과다. 사회 활동을 하지 않는 사람들은 사회 활동을 활발히 하는 사람들에 비해 사망 위험이 50퍼센트 더 높다.[19] 사회 활동은 음식, 운동 같은 일반적인 라이프스타일 요인들과 동등한 중요성을 갖는다. 고립이 건강에 해롭다는 수많은 연구 결과가 존재한다.

- 모든 '블루 존'에는 장수에 도움이 되는 강한 사회적 특성들이 있다.[20] 대부분의 '블루 존'에는 로마린다의 경우처럼 신앙심 깊은 종교 공동체가 공통적으로 존재한다. 가족과의 강한 유대도 공통적으로 발견되는 특성이다. 한 배우자와 평생을 함께하고, 부모와 가까이 살며, 자녀들과 친밀한 관계를 유지하는 일은 모두 수명을 늘리고 질병을 예방하는 효과가 있다. 오키나와 사람들에게는 평생을 함께하며 서로 돕는 가까운 5명의 친구들 모임인 '모아이模合'가 있다.

- 하버드대학교 '그랜트 연구'는 사회적 관계의 질이 노년의 행복과 건강에 큰 영향을 미친다는 것을 일관되게 보여 주었다.[21] 어머니와 관계가 나빴던 사람들은 만년에 치매 위험이 높았다. 반면에 어머니와 관계가 좋았던 사람들은 연간 8만 7000달러를 더 벌었다. '사회 태도', 즉 사람들과의 관계를 개발하고 유지하는 능력은 더 나은 신체적·정신적 건강으로 직결되었다.

- 면역학자 에스터 스턴버그Esther Sternberg는 사회적 상호 작용과 면역 시스템의 관련성에 대해 연구한 책을 썼다.[22] 이 연구 결과에 따르면 대인관계가 좋은 사람들은 스트레스를 덜 받고 따라서 호르몬, 신경, 면역 기능이 더 좋다.

활발한 사회적 교류는 치매 위험도 낮춘다. 한 연구에 따르면

"외로운" 사람들은 알츠하이머 위험이 2배나 높았다.[23] 2013년 호주에서 발표된 한 연구에서는 결혼한 사람들은 인지력 감퇴 위험이 독신자들에 비해 낮았으며 사회적 네트워크가 넓은 사람들일수록 인지력 감퇴 위험이 낮았다.[24] 당신이 얼마나 사교적인가는 당신의 인지 건강을 예측하는 중요한 잣대가 된다.

사회 활동은 인지 활동과 마찬가지로 단순한 것부터 복잡한 것에 이르기까지 다양하다. 단순한 사회 활동은 공공장소에서 일반적인 기능을 수행하는 것이 대표적이다. 상점에서 점원과 대화하거나, 영화관에 가거나, 외식을 하는 것 등이다. 중간 정도의 사회 활동은 지인들과 함께하는 행위들이다. 오랜 친구들을 만나서 그동안 어떻게 지냈는지 이야기를 나누는 것이 좋은 예다. 이런 종류의 사회 활동은 단순한 사회 활동보다 인지 예비능을 더 많이 비축하게 하지만 뇌를 다 쓰는 것은 아니다. 친구들 모임에서는 말없이 듣고만 있어도 된다. 복잡한 사회 활동은 당신의 완전한 참여가 필요한 활동들이다. 밴드를 탈퇴한 멤버를 찾아가 다시 나오도록 설득하는 대화의 경우처럼 이런 활동은 반드시 목적이 있으며 능동적인 대화, 온전한 주의력, 복잡한 인지 활동이 수반된다. 이런 활동은 당신이 누구인가를 정의한다. 의식의 섬들을 창조하고 연결한다. 이런 활동은 환자들의 적극적인 노력이 요구되며 그 효과는 매우 크다. 사회적 행위, 특히 복잡한 사회적 행위는 다음과 같이 여러 측면에서 인지 예비능을 높인다.

- 사회적 교류는 뇌의 여러 기능을 사용하는 복잡한 커뮤니케이션 기술을 필

요로 한다. 표정 인식, 기억, 집중, 듣기, 언어 능력 등이다.

- 사회적 교류는 감정을 발생시킨다. 감정은 동기 부여와 의미를 느끼는 데 매우 중요하다.

- 사회적 교류는 우울증을 완화하고 기분을 좋게 한다. 우울증은 인지력 감퇴의 원인이다.

- 사회적 교류는 행동을 가능하게 한다. 예를 들어 친구는 내게 운동을 하도록 격려할 수 있다.

- 사회적 교류는 감정 표현을 가능하게 한다. 감정 표현은 인지 건강에 매우 중요하다.

어떤 활동이든 사회적 교류가 더해지면 더 복잡한 형태의 인지 활동이 된다. 예를 들어 친구와 함께 하는 식사는 혼자 하는 식사보다 인지적으로 더 복잡하며 축구는 조깅보다 더 복잡하다. 경도인지장애를 가진 여성이 혼자 퍼즐을 하는 것과 친구들과 카드 게임을 하는 경우를 비교해 보자. 카드 게임을 하는 여성은 뇌의 여러 영역을 동시에 사용한다. 카드 게임과 관련된 집중, 기억, 문제 해결뿐 아니라 친구들과 어울리기 위한 감정 처리도 필요하다. 함께 하는 카드 게임은 혼자 하는 퍼즐보다 난이도가 훨씬 더 높다. 그러므로 카드 게임을 하는 여성은 인지력 감퇴를 덜 겪게 된다.

아예샤가 해야 할 첫 번째 조치는 조앤의 사회적 후퇴에 대응해 그녀를 다시 바깥세상으로 나오게 하는 일이었다. 이를 위해 먼저 우울증 치료제를 처방했다. 아예샤는 조앤의 가족들에게 조앤이 지금 느끼는 신체적 고통 이외에 다른 것들에 주의를 돌릴 수 있도록 도와 달라고 요청했다. 가족들은 조앤이 좋아하던 이야기나 즐거웠던 경험들에 대해 자주 이야기해 주었다.

조앤에게는 청력 손실이 있었다. 이미 수년 전에 보청기를 한 번 구입해 사용한 적이 있었으나 잘 맞지 않았고 이후로 그녀는 보청기를 포기한 상태였다. 아예샤는 잘 디자인된 보청기는 효과가 있을 것이며 요즘은 달팽이관에 전극을 심어 신경을 자극하는 인공와우cochlear implant 같은 기술이 있어서 청력 손실은 거의 완벽하게 복구될 수 있다고 설명했다. 자신에게 잘 맞는 보청기를 사용하자 조앤은 훨씬 더 기민해졌고 적극적으로 대화에 참여하게 되었다.

몇 주가 지나자 조앤은 주변에서 일어나는 일에 조금씩 관심을 갖게 되었다. 이제 사회 활동을 다시 시작할 차례였다. 아예샤는 조앤과 함께 가능한 선택지들을 살펴보았다. 교회, 노인회, 지역 병원이 있었다. 조앤은 망설였다. 아예샤는 천천히 해도 된다고 말했다. 조앤은 딸과 함께 교회에서 예배를 보고 몇 시간 정도 봉사 활동을 하기로 했다. 아예샤는 조앤에게 짤막하게라도 사회 활동 일지를 쓰도록 했다. 잘한 점과 못한 점, 넘어야 할 장벽과 새로운 관심사 등을 일주일에 한 번씩 적도록 했다.

그로부터 한 달 후 아예샤는 조앤과 후속 상담을 가졌다. 조앤은 교회에서 사람들과 대화를 나누기 시작하면서 자신감을 갖게 되었다고 했다. 하지만 여전히 사회 활동에 어려움을 느꼈고 메모를 꼼꼼히 하는 방식으로 부족한 기억력을 메우고 있었다. 놀랍게도 조앤은 병원 봉사 활동도 계획하고 있었다. 몇 달 후 조앤은 병원 로비의 안내 데스크에서 내원객들에게 길을 알려 주는 일을 하게 되었다. 그녀는 여전히 기억력 문제로 고전하고 있었다. 하지만 병원 구조를 완전히 숙달하기로 결심하고는 하루에도 몇 시간씩 미로 같은 병원을 누비고 다니면서 지리를 익혔다. 진료 과목별로 층별로 한 번에 하나씩 익혀 나갔다. 데스크에서는 병원 지도를 놓고 공부했다. 어떤 때는 외운 것이 맞는지 확인하기 위해 층마다 다시 돌아보았다. 가능하면 계단을 이용해서 운동이 되도록 했다. 다섯 달 후 그녀는 병원 전체의 지리를 훤히 알게 되었다. 이 활동 하나만으로 그녀는 사회적 소통의 기회는 물론 인지적으로 도전적인 업무, 신체 운동, 목적의식을 갖게 되었다.

1년 후 조앤은 다시 검사를 받았다. 초기 알츠하이머로 진단받은 환자들 대부분은 첫 1년 동안 심각한 증상 악화를 겪는다. 아예샤는 조앤의 증상이 개선될 것으로 기대하지는 않았지만 적극적인 사회 활동 덕택으로 병세 악화 속도가 늦추어지기를 바랐다. 조앤은 MRI와 신경심리학 검사 모두에서 증상 악화가 전혀 없었다. 그녀는 봉사 활동을 계속했다. 2년 반이 지나서 다시 검사했을 때 조앤의 검사 결과는 이전과 같았다.

두뇌를 최적화하려면 복잡하고 어려운 정신 활동을 해야 한다. 이런 활동들은 뇌에 새로운 연결을 만들고 인지 예비능을 축적한다. 두뇌의 여러 영역을 모두 사용하는 활동들이 좋으며 사회 활동이 결합되면 더욱 좋다. 여기서 중요한 것은 당신의 열정이다. 당신이 좋아하고 사랑하는 활동들은 가장 효과적으로 당신의 두뇌를 최적화해 줄 것이며 삶의 의미를 잃지 않게 해 줄 것이다.

개인맞춤형 인지력 관리 프로그램

회복력이 큰 잘 연결된 뇌를 갖기 위해서는 퍼즐이나 기억력 훈련 이상의 것이 필요하다. 뇌는 난해한 일을 해낼 때 좋아진다. 환자들은 때때로 사회 활동이나 인지 활동이 위축되지만 누구나 선택 가능한 활동들이 있다.

자가진단

두뇌 최적화를 위한 비전을 분명히 하고 당신의 노력을 도와줄 강점과 방해 요인이 될 약점을 평가한다.

비전 ⋯ 당신이 생각하는 두뇌 최적화 라이프스타일은 무엇인가? 현재 당신이 뇌를 자극하기 위해 하는 활동은 무엇인가? 현재의 활동을 확장하거나 인지적으로 더 어려운 활동으로 대체할 기회가 있는가? 당신이 가장 큰 열정을 느끼는 활동은 무엇인가? 그 활동을 친구들 또는 지역 사회와 함께 할 수 있는가?

강점 ⋯ 비전을 성취하는 데 도움이 될 당신의 강점은 무엇인가?

약점 … 비전에 걸림돌이 되는 약점은 무엇인가?

1. 두뇌를 최적화해 무엇을 얻을 것인가?

예: 정신이 더 맑아질 것이다. 기억력이 좋아질 것이다. 집중하기가 쉬워지고 근무 효율이 좋아질 것이다. 일정을 계획하기가 한결 수월해질 것이다. 가족, 친지와 더 많은 시간을 보낼 것이다. 목적의식을 갖게 될 것이다.

2. 가장 중점적으로 추진할 것은 무엇인가?

예: 나에게는 새로운 취미가 필요하다. 나는 드럼을 배울 것이다. 부끄러움을 덜 타는 법을 배우겠다. 나 홀로 TV 보기는 이제 그만두겠다. 도전적이고 사회적인 활동을 편하게 하고 싶다. 규칙적으로 만날 수 있는 새로운 친구들을 찾아보겠다.

3. 두뇌 최적화에 방해가 되는 걸림돌은 무엇인가?

예: 나는 사회성이 없다. 악기를 연주해 본 적이 없다. 외국어를 따로 공부해 본 적이 없다. 나는 새로운 것을 좋아하는 사람이 아니다. 친구들이 없다. 일상에 변화를 주기가 어렵다. 이미 기억력 문제가 있으며 학습장애를 겪고 있다. 스트레스가 많은 직업을 가지고 있어서 다른 활동을 할 여유가 없다.

4. 두뇌 최적화를 도와줄 것들은 무엇인가? 당신에게는 어떤 자원이 있는가?

예: 노인 대학에 입학할 수 있다. 독서 클럽에 가입할 수 있다. 외국어 강좌, 댄스 교습 또는 악기 레슨을 받을 수 있다. 책을 쓰는 데 관심이 많다. 카드 게임을 같이 할 친구들이 있다.

5. 도움을 줄 수 있는 사람은 누구며 어떤 도움을 줄 수 있는가?

예: 배우자와 사회 활동을 함께 할 수 있다. 친구와 독서 토론을 함께 할 수 있다. 직장 동료가 일과 후에 사회 활동을 함께 해 줄 수 있다. 노인회에 가입할 수 있다. 교회 목사와 상담해 나를 도와줄 사람이 있는지 찾아보겠다. 딸과 함께 스페인어를 공부하겠다.

6. 언제 시작할 것인가?

우리의 추천: 시도해 볼 만한 활동에 대해 며칠 정도 생각해 보라. 창의적으로 생각하라. 가능한 모든 활동들의 목록을 만들어라. 최소한 15~20개 정도의 후보를 놓고 그중에서 접근 가능한 정도, 활용 가능한 자원, 나의 한계 등을 고려해 선택하라. 쉬운 활동부터 시작해 점차 어려운 활동으로 넓혀 가면 좋다. 사회적 요소가 포함된 복잡한 활동이 최종 목표다.

인지력 훈련

자신에게 맞는 가장 쉬운 인지력 훈련부터 시작하는 것이 성공의 열쇠다. 하루에 1~2시간, 일주일에 최소 5회 이상 실시하되 차츰 더 어려운 훈련으로 단계를 높여 간다. 머리를 자꾸만 쓰려고 애쓸 때 뇌가 단련된다는 것을 명심하자. 스트레스를 받지 않는 한 이것은 좋은 일이다.

다음 인지력 훈련들을 실시해 보자. 보호 효과가 더 뛰어난 복잡한 활동들을 병행하면 좋다. 우리가 추천하는 인지력 훈련은 기억력, 문제 해결 능력, 시각공간 기술, 주의력과 집중력이란 네 가지 주요 기능에 중점을 두고 있다.

1. 기억력

장기 기억

과거의 이야기들을 떠올려 봄으로써 장기 기억을 훈련할 수 있다. 과거 일을 장면이나 냄새 등 감각적 디테일을 살려서 회상해 보라. 당신의 기억을 최대한 생생하게 하자는 것이다. 이런 오랜 기억들은 다른 기억들과 연결되는 의식의 섬들이다.

> **사진 앨범**
>
> 옛날 사진들을 꺼내 본다. 사진이 찍혔던 맥락을 회상해 간단한 코멘트를 적어 보자. 이런 활동은 재미난 가족 역사책으로 재탄생하기도 한다.
>
> **개인적 사건**
>
> 가족이나 친구들과 함께 과거에 있었던 개인적인 사건에 대해 자세히 이야기해 보라. 생일, 휴가, 결혼식 등이 좋은 이야깃거리다. 누가 가장 자세히 기억하고 있는지 내기해도 좋다.

단기 기억

단기 기억 훈련에는 정서적 연결, 연상, 청킹, 반복 등이 사용된다. 기억력 훈련에 감각이 결합되면 더욱 좋다. 예를 들어 하와이에서 보낸 휴가를 자세히 회상하려 할 때 사진이 있다면 큰 도움이 될 것이다. 시각은 강력한 기억을 만든다. 스토리 역시 기억에 중요하다. 스토리는 정신의 화폐라고 할 만하다. 스토리를 연결하면 기억을 저장하는 강력한 도구가 된다.

단기 기억을 만들기 위해 사물들의 목록을 사용해 보자. 아래 열거한 물건들의 목록을 기억하기 위한 두 가지 전략을 소개한다.

과일
사과 포도 바나나 망고 배 오렌지

사무용품
테이프 포스트잇 연필 스테이플러

청소 도구
방향제 종이타월 빗자루 가루비누 물비누 세정제 표백제

부엌살림
도마 소금 올리브오일

- **방 그려 보기**
  이 방법은 목록을 기억하기 위해 친숙한 방의 특징을 사용하는 것이다. 침실이든 아이 방이든 익숙한 곳 하나를 선택한다. 침실을 선택했다고 가정하자. 문을 열고 들어서면 침대와 베개, 탁자, 스탠드, 커다란 창문이 보일 것이다. 침실의 사물과 목록의 사물을 연결해 기억해 본다. 예를 들어 보자. 침실에 들어서자 강한 '방향제' 냄새가 난다. 침대보가 유난히 하얗다. '표백제'를 사용했기 때문이다. 고개를 돌려 스탠드를 본다. 그런데 전등이 아니라 '빗자루'가 서 있다. 전등갓이 커다란 '바나나' 껍질로 만들어져 있다. 창문을 보니 '포스트잇'이 붙어 있다.

- **청킹**
  우리의 기억 용량에는 한계가 있으므로 개수가 많아지면 암기하기 어렵다. 사물들을 카테고리나 연상되는 것으로 묶어 주면 기억 용량을 증가시킬 수 있다.

  ① **카테고리로 묶기**: 목록의 20개 사물을 4개의 카테고리로 묶을 수 있다. 6개의 과일, 4개의 사무용품, 7개의 청소 도구, 3개의 부엌살림이다. 이런 방식으로 긴 목록을 정리할 수 있다.

  ② **연상으로 묶기**: 목록의 사물들을 친근한 이야기에 따라 연상해 볼 수 있다. 예

를 들어 사무용품들을 가지고 정리를 아주 잘하는 메리의 이야기로 만들어 볼수 있다.

- ···→ 테이프: 메리가 벽에 작업 목록을 테이프로 붙이고 있다.
- ···→ 연필: 메리가 연필을 집어 작업 목록에 1개를 더 추가하고 있다.
- ···→ 포스트잇: 메리가 포스트잇에 작업 목록을 더 적어서 벽에 가득 붙이고 있다.
- ···→ 스테이플러: 메리가 작업 목록에 종이 한 장을 덧대어 스테이플러로 이어 붙이고 목록을 계속 작성하고 있다.

기타 기억 전략

연상기호

이 방법은 기억 형성을 도와준다. 예를 들어 전화번호 '425-563-2359'를 외울 필요가 있다고 가정해 보자. 각각의 번호에 번호와 같은 개수의 알파벳을 가진 낱말들을 할당해 본다.

첫 번째 번호 4는 "John"
두 번째 번호 2는 "is"
세 번째 번호 5는 "happy"
이런 식으로 계속한다.

5=Jacky
6=jumped
3=out
2=of
3=the
5=plane
9=yesterday

이렇게 하면 전화번호 '425-563-2359'는 "John is happy Jacky jumped out of the plane yesterday"가 된다. 이야기가 우스꽝스러우면 외우기 더 쉽다. 이 방법은 처음엔 어려워 보이지만 연습하면 매우 유용하고 재미있다.

연상

뇌는 연상에 더 큰 연상을 더해 쌓는 방식으로 작동한다. 2개 이상의 개념이나 이미지를 하나로 묶는 게임을 하면 기억력을 증가시킬 수 있다. 카테고리로 묶을 수도 있고 모양이나 맛으로 묶을 수도 있다.

> 예: 딘은 의대에서 'gastrectomy'(위 절제 수술)라는 단어를 외울 필요가 있다. 딘은 가스 운반 트럭gas truck이 가스탱크 대신 거대한 위장stomach을 싣고 가는 바보 같은 상상을 한다. 이 우스운 이미지는 너무나 강력해 단어를 절대 잊을 수 없다.

ACES

이 훈련 방법은 기억력을 강화하기 위해 네 가지 사고 과정을 이용한다.

> A=Attention(주의): 기억하려는 정보에 주의를 기울인다.
> C=Connect(연결): 주어진 정보를 다른 정보와 연결 짓는다.
> E=Emotion(정서): 정보에 감정을 연결한다.
> S=Sense(감각): 정보에 이미지, 냄새, 맛과 같은 감각을 더한다.

긴 낱말들의 목록을 외워야 한다고 가정해 보자. 목록은 '사과' '공작새'로 시작하고 있다. ACES를 사용해 이것을 외워 본다.

사과

A: 사과의 이미지를 떠올린다.
C: 잠자는 숲속의 공주를 상상한다.
E: 공주가 독이 든 사과를 먹었을 때의 공포를 느껴 본다.
S: 사과의 색, 아삭 깨무는 소리, 달콤한 맛을 상상하며 사과라고 말한다.

공작새

A: 공작새의 이미지를 떠올린다.
C: 잠자는 숲속의 공주가 공작새들에 둘러싸여 있다고 생각한다.
E: 갑자기 공작새들이 공주 주변을 날아다니기 시작한다.
S: 공작새 깃털의 선명한 녹색, 꼬리의 촉감, 날개 퍼덕이는 소리를 상상하며 공작새라고 말한다.

이런 식으로 계속하면 된다. ACES는 외우려는 대상을 기억할 만한 하나의 장면으로 만들어 준다. 상상이 우스꽝스러울수록 더 기억하기 쉽다.

2. 문제 해결 능력

문제 해결에는 뇌의 여러 영역이 동원되며 특히 전두엽을 많이 사용한다. 십자말풀이, 블록 맞추기, 수학 문제 풀기, 오목, 글 읽기 등 거의 모든 과제들이 어느 정도의 문제 해결 능력을 필요로 한다. 나무 조각 맞추기를 좋아하는 환자가 있었다. 너무나 복잡해서 하나를 조립하는 데 몇 시간이나 걸리는 어려운 게임이었다. 또 다른 환자는 책 요약하는 것을 좋아했다. 이 환자는 자기가 요약한 글들을 웹사이트에 팔아 돈을 벌기도 했다. 이 두 가지는 아주 좋은 문제 해결 활동이다.

여기서 한 가지 주의해야 할 것은 처음에는 훌륭한 문제 해결 활동이었지만 차츰 효과를 잃는 경우가 많다는 점이다. 뜨개질을 생각해 보자. 많은 환자들이 뜨개질이 뇌에 좋은 취미냐고 묻는다. 뜨개질은 어느 정도 시간이 지나면 단순 반복 활동이 된다. 패턴이 결정되고 익숙해지면 문제 해결은 끝나 버리고 그 다음은 그저 기계적인 반복이다. 패턴을 계속 바꾸어 뜨개질을 하면 문제 해결 활동은 계속되겠지만 그럴 경우 입고 다니기 어려운 스웨터가 만들어질 것이다.

3. 시각공간 기능

위에 소개한 문제 해결 활동은 대부분 공간 지각과 관련된 측면이 있다. 이런 시각공간 기능 활동 몇 가지를 더 소개한다. 피아노 배우기(작고 불이 들어오는 건반이 달린 것), 번호 보고 색칠하기, 보석 공예, 직소 퍼즐 등이다. 레고 놀이도 공간 지각력을 높여 준다.

4. 주의력과 집중력

주의력과 집중력은 기억력과 실행력에 필수적이며 모든 인지 능력의 기반이다. 나이가 들면 주의력이 떨어지고 집중하는 데 어려움을 겪는다. 다음 훈련을 끈기 있게 실시해 보자. 처음엔 누구나 어렵다. 천천히 시작해 차츰 능력을 키워 가도록 하자.

- 단기 기억력 훈련에서 소개한 물건들 목록을 다시 한 번 읽어 본 뒤 최대한 많은 개수를 기억해 내는 연습을 해 본다. 처음부터 많은 개수를 기억하기는 어렵다. 계속 연습해 최대 20개까지 기억할 수 있도록 해 보자.

- 조용한 방(처음 들어가 보는 방이 좋다)에 들어가 눈을 감고 앉아서 그 방의 특징을 최대한 많이 기억해 본다. 녹음을 해도 좋다. 연습을 계속해 점점 더 많은 시각적 특징을 기억할 수 있도록 하자.

- 암산 연습을 해 보자. 암산하는 과정에서 집중력이 훈련된다. 1000에서부터 계속 3을 빼서 한 자리 수까지 내려오는 연습을 하고, 그 다음엔 1000에서부터 계속 7을 빼는 연습을 한다. 이것이 어려우면 100에서부터 시작해도 좋다.

- 독서 또한 주의력과 집중력을 강화한다. 긴 단락을 읽은 다음 그 단락에 '그리고'가 몇 번 나왔는지 기억해 내 보자. 글을 읽으면서 한편으로는 '그리고'의 개수를 헤아리기 때문에 이 활동을 하면 집중력이 훈련된다. '그리고' 수를 헤아리면서도 글의 의미를 이해할 수 있어야 한다.

두뇌 최적화를 위한 복잡한 활동

앞서 여러 번 설명했듯이 복잡한 활동은 인지 예비능을 크게 신장시킨다. 만약에 한 가지 활동밖에 할 수 없다면 다음 목록에 나오는 것과 같은, 뇌의 여러 영역을 자극하는 복잡한 활동을 선택할 것을 추천한다.

- 새로운 외국어 배우기
- 새로운 악기 배우기
- 컴퓨터 프로그래밍
- 글 또는 책 쓰기
- 노래방에서 노래 부르기
- 코미디 공연하기
- 댄스 배우기
- 카드 게임, 바둑, 장기
- 다른 사람에게 자신의 전공 분야 가르치기
- 사회봉사 활동
- 보석 공예, 미니어처 만들기
- 그림, 조각
- 대학 강의 듣기

모든 활동은 사회적 상호 작용이 더해지면 더 유익해진다. 책을 써보기로 했다면 그 작업을 손자나 손녀와 함께 할 수 있고, 기타 레슨을 받기로 했다면 친한 친구와 함께 할 수 있다. 가장 중요한 것은 당신이 진정 사랑하는 활동을 하는 것이다. 그래서 인생의 의미와 기쁨을 느낄 수 있어야 한다. 과거를 회상해 보면 자신이 진정 좋아했던 것들이 떠오를 것이다. 누구에게나 관심 영역이 있다.

- **친한 사람들과 이야기해 보라.** 당신이 좋아했거나 관심 가졌던 것들에 대해 알고 있을 것이다.
- **10대와 20대에 했던 활동들의 목록을 작성해 보라.**
- **당신이 꿈꾸었으나 하지 못했던 활동들의 목록을 작성해 보라.**
- **그래도 무엇을 할지 모르겠다면 아무것이나 일단 시작하라.** 선택한 활동이 적성에 잘 맞지 않는다고 판단되면 다른 것으로 바꾸어 다시 시작해 본다.

기대 수준을 조절하는 것이 중요하다. 복잡한 활동들을 배우는 데는 시간이 걸린다. 쉬운 단계에서 시작하되 마음을 느긋하게 먹고 꾸준히 하자.

➕ 늘려 갈 것들

- 가족, 친구들과 함께 보내는 시간
- 좋아하는 활동
- 새로운 것 배우기
- 동호회, 친목회 가입

➖ 줄여 갈 것들

- TV 시청 시간
- 고독한 시간
- 사회 활동을 회피하는 라이프스타일
- 즐길 수 있는 복잡한 활동이 있음에도 앉아서 퍼즐만 하려는 태도

흔한 문제들

기억력 손상

새로운 활동을 차근차근 단계적으로 실시한다. 같은 활동이라도 과거보다 더 강도 높은 정신적 노력을 기울여야 할 것이다. 하지만 점차 개선되는 것을 느낄 수 있다.

낯가림

사회 활동을 나갈 때 배우자나 자녀를 데리고 가면 수월하다. 친한 친구들과 함께 해도 좋다. 편하게 참가할 수 있는 활동들을 찾아보자.

사교 활동 결여

독서 클럽, 노인회, 종교 모임 등에서 관심사가 같은 사람들을 찾아보자.

관심사 부족

누구에게나 좋아하던 일은 있었다. 다만 지금 기억이 잘 나지 않을 뿐이다. 젊은 시절의 열정을 다시 떠올려 본다. 옛날 사진들을 찾아보거나 가족, 친구들에게 물어보자. 아주 오래전에 어쩔 수 없이 그만둔 당신의 관심사가 하나 이상은 있을 것이다.

신체적 제한

지팡이나 보행기를 창피하게 생각하지 말자. 사회 활동으로 얻는 효과가 훨씬 크다. 통증이 심해 사회 활동에 지장이 있다면 의사와 상의해 최대한 가능한 방도를 찾자. 시력이나 청력 문제는 적극적으로 치료해야 한다.

우리의 두뇌 최적화 생활

- 전화번호, 주소, 생일, 비밀번호 등을 암기할 때 청킹과 연상 기법을 적극 활용한다.

- 장을 볼 때 구입할 것들을 과일, 채소, 양념 등의 카테고리로 묶고 각각의 카테고리에 몇 개의 아이템이 들어 있는지 암기해 물건을 산다. 일상적으로 기억력을 단련하는 방법이다.

- **음악은 우리 생활의 중심이다.** 딘은 기타를 치고, 아예샤는 키보드를 연주한다. 아이들도 악기를 배우고 있다. 가족이 함께 모여서 음악을 즐기려고 애쓴다.

- **친구들을 자주 저녁 식사에 초대해 최근의 이슈, 책, 다큐멘터리 등에 대해 대화를 나눈다.** 우리 아이들 역시 이런 자리를 좋아한다. 가끔은 다 함께 요리를 하거나 음악을 연주한다. 평소 수줍음을 많이 타는 사람들이 편안한 분위기에 취해 노래를 부른다거나 하는 모습을 보는 것은 큰 즐거움이다. 새로운 레시피를 선보이는 기회이기도 하다.

치매 없는 세상

의학은 진보한다. 우리는 알츠하이머에 대해 매일 새로운 사실들을 발견하고 있다. 그리고 언젠가는 알츠하이머를 치료할 수 있는 약물이 나올 것이다. 하지만 그때를 기다리며 현재의 라이프스타일을 그대로 유지하는 것은 어리석은 일이다. 라이프스타일 개선은 지금 당장 적용이 가능하다. 당신이 이 책을 통해 확인했듯이 우리 병원의 환자들은 효과적인 방식으로 그들의 라이프스타일을 바꾸고 삶을 변모시킬 수 있었다. 당신도 충분히 이와 같은 변화를 이룰 수 있다.

환자의 유전적·환경적 차이에 근거해 개별적인 치료법을 제공하는 개인맞춤형 의료는 만성 질환을 치료하는 새로운 패러다임으로 떠오르고 있다. 대규모 연구 자금이 개인맞춤형 의료에 속속 지원되고 있다. 거의 모든 분야의 의학 전문가들이 어떤 방식으로든 개인맞춤형 의료의 틀 속에 자신의 연구를 끼워 맞추고 있다. 개인맞춤형 의료의 기본 정신은 우리 인간은 전체적으로는 매우 유사하지만 분자 단위에서는 개인마다 매우 다르다는 것이다. 우리 각각은 서로 다른 유전자 조합을 지니고 있고 이들 유전자는 서로 다른 때에 켜지고 꺼진다. 우리는 효소도 서로 다르며 환경적 자극, 약, 영양 물질에 반응하는 양상도 서로 다르다.

주류 의학은 사람들이 특정 약과 치료법에 모두 같은 방식으로 반응한다는 전제 아래 환자들을 치료해 왔다. 한 연구에서 어떤 비타민이 몸에 좋다는 결과가 나오면 모두 그 비타민을 사 먹었다. 어떤 약이 혈압을 낮춘다는 것이 발견되면 모든 고혈압 환자가 그 약을 처방받았다. 하지만 개인마다 차이는 거의 무한하며, 같은 치료법도 그 효과와 영향이 개인마다 현저히 다르다는 사실을 이제 우리는 알게 되었다. 개인맞춤형 의료는 당뇨, 비만, 심장병 등에 성공적으로 적용되기 시작했다. 이 분야의 의사들은 개인의 독특한 유전적·화학적 차이를 간과하지 않으며, 특히 개인의 이력, 자원, 한계, 성향 등을 모두 고려해 라이프스타일 개선을 시행한다. 이런 종합적인 접근법은 우리가 이미 오래전에 발견한 것들이 옳았음을 확인해 주고 있다. 치매와 알츠하이머 같은 신경퇴행성질환은 매우 복잡하고 개인적이며, 정확한 방법만 주어지면 환자의 인생이 바뀔 수 있다는 사실 말이다.

이 책을 통해 우리가 공유한 프로토콜은 뇌 건강을 위한 개인맞춤형 의료다. 우리는 알츠하이머가 아밀로이드나 타우 문제 이상의 질병임을 알고 있으며, 한 가지 치료법을 모든 환자에게 적용할 수 있는 질병은 더더욱 아니라는 것을 잘 알고 있다. 알츠하이머는 포도당대사장애와 지질대사장애, 염증, 산화라는 핵심 요인을 중심으로 환자 개인마다 영양 결핍, 독성 문제, 면역 문제, 호르몬 문제

등으로 인한 퇴행 요소가 결합되어 나타나는 다면적인 질환이다. 또한 알츠하이머는 개인이 평생 쌓아 온 여러 위험 인자들에 크게 영향받는다. 그러므로 라이프스타일을 개선해 이런 위험 인자들을 최소화하고자 하는 모든 프로토콜은 개인의 특수한 상황을 고려해야만 한다. 알츠하이머는 모든 단계마다 개인화된 치료법이 필요한 질환이다.

사람들의 삶에 지속적인 변화를 주는 일 역시 개인화된 접근이 필요하다. 약물치료에 대한 순응이 사람마다 다르게 나타나듯이 라이프스타일 변화에 대한 순응 역시 개인의 장단점과 습관에 따라 다르게 나타난다. 알츠하이머와 같은 복합적인 질병과 싸우는 유일한 길은 이런 모든 요소를 고려하는 것이다. 그리고 그렇게 할 때 우리 자신의 건강은 물론 사회 구성원 모두의 건강을 크게 개선할 수 있을 것이다.

이 책은 신경학의 미래다. 우리는 이 책에서 알츠하이머를 이해하고, 예방하고, 치료하는 혁신적인 모델에 대해 기술했다. 우리가 수행할 다음 단계의 일은 이 강력한 접근법을 가정과 사회에 적용하는 것이다. 우리는 이 책에서 설명한 메시지를 널리 퍼뜨려 알츠하이머에 대한 고정관념을 파타하고, 한층 더 종합적인 치료법이 출현할 수 있도록 길을 닦는 일에 날마다 최선을 다하고 있다.

나는 이 책을 단숨에 읽었다. 2017년 추석 즈음, 아마존을 통해 주문한 책은 고맙게도 연휴 시작 하루 전에 도착해 주었다. 책의 내용은 놀라웠다. 무엇보다 알츠하이머가 비만이나 당뇨와 같은 생활습관 병이라는 사실, 뇌와 몸은 별개가 아니며 몸에 쌓인 문제가 뇌에서 발현되는 것이 치매와 알츠하이머라는 사실이 놀라웠다. 그리고 이 책은 생활습관을 개선해 기억력 감퇴는 물론 초기 알츠하이머까지 되돌릴 수 있는 개인맞춤형 프로토콜을 계획하고 실천하는 방법을 세세하게 알려 주고 있었다.

내가 이 책을 애타게 기다리고 단숨에 읽은 데는 그럴 만한 이유가 있었다. 나이가 50을 넘기면서부터 나는 기억력 문제로 속앓이를 하고 있었다. 팀원들 이름이 갑자기 기억이 나지 않는 것부터 시작해 전날 들었던 업무 이야기들도 까마득하게 잊어버리는 일이 흔하게 일어나고 있었다. 한 팀원에게 어떤 일에 대해 질문하면 그 팀원은 "어제 말씀 드렸는데요……"라며 뚱한 표정으로 쳐다보곤 했다. 기억력이 무디어지고 있음을 새삼 확인하게 되는 이런 상황이 소스라치게 싫어서 팀원들에게 내가 무엇을 반복 질문하든 처음인 듯 자연스럽게 대답해 달라고 부탁하기에 이르렀다.

내가 이렇게 기억력 문제에 민감했던 것은 날카로운 기억력이 나의 자아상을 구성하는 중요한 부분이었기 때문이다. 나는 친구들로부터 늘 기억력이 매우 좋다는 평판을 들었다. 다큐멘터리 PD로 일하면서도 현장에서 취재 노트를 적지 않았다. 취재 노트는 현장이 아닌 호텔 방에서 노트북 컴퓨터를 열고 정리했다. 그렇게 정리한 취재 노트는 그때마다 한 권의 책이 되어 세상에 나오곤 했다. 그런 나에게 기억력 감퇴는 참기 어려운 시련이었다. 나는 20대의 기억력으로 돌아갈 수 있다면 영혼까지 팔 준비가 되어 있었다.

　이 책을 읽기 시작하자 왜 기억력이 그토록 급속도로 나빠졌는지 그 이유를 하나씩 알게 되었다. 나는 매일 스스로 뇌 건강을 해치고 있었다. 가장 큰 충격을 받았던 부분은 운동을 다룬 4장이었다. 제작에서 편성으로 근무 부서가 바뀐 이후 야외 촬영 현장에서 사무실로 들어오게 되었다. 그러면서 앉아 있는 시간이 크게 증가했다. 아랫배가 나오기 시작한 것이 이즈음부터였다. 단지 아랫배만의 문제가 아니었다. 이 책 저자들은 장시간 앉아서 생활하면 뇌에 혈류가 제대로 공급되지 않아 뇌 건강에 치명적이라고 설명하고 있었다. 의사 부부인 저자들 역시 진료를 보는 틈틈이 일어나 팔굽혀펴기 같은 것을 한다고 했다. 나는 화장실 가는 때를 제외하면 결코 자리에서 일어나지 않는 생활을 8년째 이어 가고 있었다. 집중력은 나의 또 다른 자랑이었고 담배를 피우거나 커피를 마시러 자주 자리를 비우는 동료들을 못마땅하게 여겼다. 그런데 이것이 뇌에 치명적이라는 것이었다. 당장 태도를 바꾸어 1시간에 1번씩 일어나 10분 정도 산책을 했다. 그리고 하루에 2번씩 로비에서 사무실이 있는 10층까지 계단 오르기를 했다.

　책에서 시키는 대로 식생활 패턴도 꼼꼼하게 되짚어 보았다. 나의 식생활에는 큰 문제가 없어 보였다. 오래전부터 설탕과 밀가루는 피하고 통곡물과 채소 위주로 먹으려 애쓰고 있었으므로 저자들이 추천하는 식단과 나의 일상 식단은 큰 차이가 없었다. 다만 저자들이 동물성 지방은 최대한 멀리하라고 권했으므로 삼겹살과 돼지갈비는 되도록 피해 보기로 했다. 그리고 한 가지 마음에 걸리는 것이 있었다. 매일 밤 조금씩 마시던 맥주였다. 당장 맥주를 끊기로 했다. 그리고 히비스커스 차, 레몬밤처럼 항산화제를 보충해 주는 식품을 조금씩 더 먹어 보기로 했다.

이 책을 처음 접하고 역자 후기를 쓰는 현재까지 약 1년 6개월이 지났다. 이 기간 동안 사무실에서 틈틈이 운동하기와 맥주 끊기 두 가지만은 흔들림 없이 잘 지킬 수 있었다. 효과가 있었다. 생활 습관에 변화를 준 지 1년 정도가 지난 시점부터였다. 기억력이 다시 회복되는 느낌이 오기 시작했다. 지금은 더 이상 기억력 때문에 당황하지 않는다. 보고받은 것을 잊고 다시 물어보는 일이 요즘은 거의 없다. 더 놀라운 점은 새로운 프로그램의 기획 아이디어가 떠오르기 시작한 것이다. 매일 몇 개씩 새 아이디어가 떠오르고 그것을 수첩에 메모하는 즐거움을 맛보게 되었다. 요즘 트렌드에는 미치지 못하는 한물간 PD의 재미없는 아이디어라도 괘념할 필요가 없었다. 나의 뇌가 예전처럼 작동하기 시작했다는 증거였기 때문이다.

치매처럼 불행한 질병은 없다. 내가 누군지도 모르고, 평생을 함께한 배우자와 자식들의 얼굴도 알아보지 못하는 미몽 속에서 세상을 마감하는 것은 얼마나 참담한 일인가. 치매와 알츠하이머까지는 아니더라도 노화에 동반되는 인지력 감퇴 역시 감내하기 힘들다.

판단력이 흐려졌다는 비웃음, 붓끝이 예전만 못하다는 주변의 평가 모두 서글픈 일이 될 것이다. 그러나 나는 노화와 인지력 감퇴가 반드시 동반할 필요는 없다는 반가운 메시지를 이 책에서 보았다. 알츠하이머와 치매는 중년기의 생활습관 개선으로 예방할 수 있다. 거기에서 한 발 더 나아가 아무리 나이를 먹더라도 20대의 젊은 뇌를 유지할 수 있다.

이 책에서 제시한 많은 연구 사례 가운데 가장 인상적이었던 것은 매사추세츠종합병원에서 연구한 17명의 이른바 '슈퍼에이저'들 이야기였다. 이들은 70대에도 인지력 감퇴가 없었고 기억력은 25세 청년과 같은 수준이었다. 연구진은 이들의 성공적인 노화의 배경에는 고도의 정신노동이 있었다고 결론 내렸다. 날마다 새로운 일에 도전해 결과를 성취해 내는 끊임없는 정신 활동이 이들의 뇌를 늙지 않게 했던 것이다.

편하면 늙는다. 편안함만 추구하면 뇌세포도 근육처럼 힘없이 처지게 된다. 고통스러울 정도로 머리를 써서 일해야만 뇌가 늙지 않는다는 사실은 많은 것을 깨닫게 해 주었다. 그리고 동시에 가슴 벅찬 희망을 주었다. 이 책에서 시키는 대로, 건강한 식생활을 유지하며 끊임없이 몸을 움직이는 한편, 작가로서 그리고 방송 PD로서 새로운 일에 도전하며 살다 보면 나 또한 매사추세츠의 슈퍼에이저들처럼 되어 있지 않을까 하는 희망이다. 죽는 날까지 날카로운 지성을 유지한다는 것은 얼마나 아름다운 일인가? 이 책을 읽고 실천하는 모든 분들이 건강한 뇌와 함께하는 노년의 기쁨을 성취하기를 바란다.

주

서론_ 알츠하이머라는 유행병

1. Alzheimer's Association. (2017). 2017 Alzheimer's disease facts and figures. *Alzheimer's & Dementia*, 13(4), 325–373.
2. Wol, J.L., Spillman, B.C., Freedman, V.A., and Kasper, J.D. A national profile of family and unpaid caregivers who assist older adults with health care activities. (2016). *JAMA Internal Medicine*, 176(3), 372–379.

1장_ 잘못된 믿음과 오해

1. Cipriani, G., Dolciotti, C., Picchi, L., and Bonuccelli, U. (2011). Alzheimer and his disease: A brief history. *Neurological Sciences*, 32(2), 275–279.
2. Liu, C.C., Kanekiyo, T., Xu, H., and Bu, G. (2013). Apolipoprotein E and Alzheimer disease: Risk, mechanisms and therapy. *Nature Reviews Neurology*, 9(2), 106–118.
3. Heneka, M.T., Carson, M.J., El Khoury, J., Landreth, G.E., Brosseron, F., Feinstein, D.L., Jacobs, A.H., Wyss-Coray, T., Vitorica, J., Ransohoff, R.M., and Herrup, K. (2015). Neuroinflammation in Alzheimer's disease. *The Lancet Neurology*, 14(4), 388–405; Ferreira, S.T., Clarke, J.R., Bomfim, T.R., and De Felice, F.G. (2014). Inflammation, defective insulin signaling, and neuronal dysfunction in Alzheimer's disease. *Alzheimer's & Dementia*, 10(1), S76–S83.
4. Raichle, M.E., and Gusnard, D.A. (2002). Appraising the brain's energy budget. *Proceedings of the National Academy of Sciences*, 99(16), 10237–10239.
5. Good, P.F., Werner, P., Hsu, A., Olanow, C.W., and Perl, D.P. (1996). Evidence of neuronal oxidative damage in Alzheimer's disease. *The American Journal of Pathology*, 149(1), 21–28; Scheff, S.W., Ansari, M.A., and Mufson, E.J. (2016). Oxidative stress and hippocampal synaptic protein levels in elderly cognitively intact individuals with Alzheimer's disease pathology. *Neurobiology of Aging*, 42, 1–12; Wang, X., Wang, W., Li, L., Perry, G., Lee, H.G., and Zhu, X. (2014). Oxidative stress and mitochondrial dysfunction in Alzheimer's disease. *Biochimica et Biophysica Acta (BBA)-Molecular Basis of Disease*, 1842(8), 1240–1247.
6. Talbot, K., Wang, H.Y., Kazi, H., Han, L.Y., Bakshi, K.P., Stucky, A., Fuino, R.L., Kawaguchi, K.R., Samoyedny, A.J., Wilson, R.S., and Arvanitakis, Z. (2012). Demonstrated brain insulin resistance in Alzheimer's disease patients is associated with IGF-1 resistance, IRS-1 dysregulation, and cognitive decline. *The Journal of*

Clinical Investigation, 122(4), 1316–1338; Willette, A.A., Bendlin, B.B., Starks, E.J., Birdsill, A.C., Johnson, S.C., Christian, B.T., Okonkwo, O.C., La Rue, A., Hermann, B.P., Koscik, R.L., and Jonaitis, E.M. (2015). Association of insulin resistance with cerebral glucose uptake in late middle–aged adults at risk for Alzheimer disease. *JAMA Neurology,* 72(9), 1013–1020; Mosconi, L. (2005). Brain glucose metabolism in the early and specific diagnosis of Alzheimer's disease. *European Journal of Nuclear Medicine and Molecular Imaging,* 32(4), 486–510.

7.   Barbagallo, M., and Dominguez, L.J. (2014). Type 2 diabetes mellitus and Alzheimer's disease. *World Journal of Diabetes,* 5(6), 889–893.

8.   Sato, N., and Morishita, R. (2015). The roles of lipid and glucose metabolism in modulation of β-amyloid, tau, and neurodegeneration in the pathogenesis of Alzheimer disease. *Frontiers in Aging Neuroscience,* 7, 199.

9.   Huang, Y., and Mahley, R.W. (2014). Apolipoprotein E: structure and function in lipid metabolism, neurobiology, and Alzheimer's diseases. *Neurobiology of Disease,* 72, 3–12; Cutler, R.G., Kelly, J., Storie, K., Pedersen, W.A., Tammara, A., Hatanpaa, K., Troncoso, J.C. and Mattson, M.P. (2004). Involvement of oxidative stress-induced abnormalities in ceramide and cholesterol metabolism in brain aging and Alzheimer's disease. *Proceedings of the National Academy of Sciences,* 101(7), 2070–2075.

10.   Karch, C.M., and Goate, A.M. (2015). Alzheimer's disease risk genes and mechanisms of disease pathogenesis. *Biological Psychiatry,* 77(1), 43–51.

11.   Michaelson, D.M. (2014). APOE ε4: The most prevalent yet understudied risk factor for Alzheimer's disease. *Alzheimer's & Dementia,* 10(6), 861–868.

12.   Bertram, L., Lill, C.M., and Tanzi, R.E. (2010). The genetics of Alzheimer disease: back to the future. *Neuron,* 68(2), 270–281; Robinson, M., Lee, B.Y., and Hane, F.T. (2017). Recent progress in Alzheimer's disease research, Part 2: Genetics and epidemiology. *Journal of Alzheimer's Disease* 57(2), 317–330.

13.   Head, E., Powell, D., Gold, B.T., and Schmitt, F.A. (2012). Alzheimer's disease in Down syndrome. *European Journal of Neurodegenerative Disease,* 1(3), 353–364; Thiel, R., and Fowkes, S.W. (2005). Can cognitive deterioration associated with Down syndrome be reduced? *Medical Hypotheses,* 64(3), 524–532; Zana, M., Janka, Z., and Kalman, J. (2007). Oxidative stress: A bridge between Down's syndrome and Alzheimer's disease. *Neurobiology of Aging,* 28(5), 648–676.

14.   Steves, C.J., Mehta, M.M., Jackson, S.H., and Spector, T.D. (2016). Kicking back cognitive ageing: Leg power predicts cognitive ageing after ten years in older female twins. *Gerontology,* 62(2), 138–149.

15.   Mielke, M.M., Vemuri, P., and Rocca, W.A. (2014). Clinical epidemiology of Alzheimer's disease: assessing sex and gender differences. *Journal of Clinical Epidemiology,* 6, 37–48.

16.   Chouliaras, L., Rutten, B.P., Kenis, G., Peerbooms, O., Visser, P.J., Verhey, F., van Os,

J., Steinbusch, H.W., and van den Hove, D.L. (2010). Epigenetic regulation in the pathophysiology of Alzheimer's disease. *Progress in Neurobiology*, 90(4), 498–510.

17. Nicolia, V., Lucarelli, M., and Fuso, A. (2015). Environment, epigenetics and neurodegeneration: Focus on nutrition in Alzheimer's disease. *Experimental Gerontology*, 68, 8–12; Maloney, B., Sambamurti, K., Zawia, N., and Lahiri, D.K. (2012). Applying epigenetics to Alzheimer's disease via the Latent Early–life Associated Regulation(LEARn) Model. *Current Alzheimer Research*, 9(5), 589–599; Migliore, L., and Coppede, F. (2009). Genetics, environmental factors and the emerging role of epigenetics in neurodegenerative diseases. *Mutation Research/ Fundamental and Molecular Mechanisms of Mutagenesis*, 667(1), 82–97.

18. White, L., Petrovitch, H., Ross, G.W., Masaki, K.H., Abbott, R.D., Teng, E.L., Rodriguez, B.L., Blanchette, P.L., Havlik, R.J., Wergowske, G., and Chiu, D. (1996). Prevalence of dementia in older Japanese-American men in Hawaii: The Honolulu-Asia aging study. *JAMA*, 276(12), 955–960.

19. Grant, W.B. (2014). Trends in diet and Alzheimer's disease during the nutrition transition in Japan and developing countries. *Journal of Alzheimer's Disease*, 38(3), 611–620.

20. Chan, K.Y., Wang, W., Wu, J.J., Liu, L., Theodoratou, E., Car, J., Middleton, L., Russ, T.C., Deary, I.J., Campbell, H., and Rudan, I. (2013). Epidemiology of Alzheimer's disease and other forms of dementia in China, 1990–2010: A systematic review and analysis. *The Lancet*, 381(9882), 2016–2023.

21. Mathuranath, P.S., George, A., Ranjith, N., Justus, S., Kumar, M.S., Menon, R., Sarma, P.S., and Verghese, J. (2012). Incidence of Alzheimer's disease in India: A 10 years follow-up study. *Neurology India*, 60(6), 625–630.

22. Robine, J.M., and Allard, M. (1999). Jeanne Calment: Validation of the duration of her life. In B. Jeune and J.W. Vaupel (Eds.), *Validation of Exceptional Longevity* (Vol. 6, pp. 145–172). Odense, Denmark: Odense University Press.

23. Lupien, S.J., McEwen, B.S., Gunnar, M.R., and Heim, C. (2009). Effects of stress throughout the life span on the brain, behaviour and cognition. *Nature Reviews Neuroscience*, 10(6), 434–445; Tyrka, A.R., Price, L.H., Kao, H.T., Porton, B., Marsella, S.A., and Carpenter, L.L. (2010). Childhood maltreatment and telomere shortening: Preliminary support for an effect of early stress on cellular aging. *Biological Psychiatry*, 67(6), 531–534.

24. Beauloye, V., Zech, F., Mong, H.T.T. Clapuyt, P., Maes, M., and Brichard, S.M. (2007). Determinants of early atherosclerosis in obese children and adolescents. *The Journal of Clinical Endocrinology & Metabolism*, 92(8), 3025–3032.

25. Lipton, M.L., Kim, N., Zimmerman, M.E., Kim, M., Stewart, W.F., Branch, C.A., and Lipton, R.B. (2013). Soccer heading is associated with white matter microstructural and cognitive abnormalities. *Radiology*, 268(3), 850–857.

26. Barnes, D.E., Kaup, A., Kirby, K.A., Byers, A.L., Diaz-Arrastia, R., and Yaffe, K. (2014).

Traumatic brain injury and risk of dementia in older veterans. *Neurology*, 83(4), 312–319; Gardner, R.C., and Yaffe, K. (2014). Traumatic brain injury may increase risk of young onset dementia. *Annals of Neurology*, 75(3), 339; LoBue, C., Denney, D., Hynan, L.S., Rossetti, H.C., Lacritz, L.H., Hart Jr., J., Womack, K.B., Woon, F.L., and Cullum, C.M. (2016). Self-reported traumatic brain injury and mild cognitive impairment: Increased risk and earlier age of diagnosis. *Journal of Alzheimer's Disease*, 51(3), 727–736.

27.   Bateman, R.J., Xiong, C., Benzinger, T.L., Fagan, A.M., Goate, A., Fox, N.C., Marcus, D.S., Cairns, N.J., Xie, X., Blazey, T.M., and Holtzman, D.M. (2012). Clinical and biomarker changes in dominantly inherited Alzheimer's disease. *New England Journal of Medicine*, 367(9), 795–804.

28.   Cummings, J.L., Morstorf, T., and Zhong, K. (2014). Alzheimer's disease drug-development pipeline: few candidates, frequent failures. *Alzheimer's Research & Therapy*, 6(4), 37.

29.   Tanzi, R.E., and Bertram, L. (2005). Twenty years of the Alzheimer's disease amyloid hypothesis: A genetic perspective. *Cell*, 120(4), 545–555; Drachman, D.A. (2014). The amyloid hypothesis, time to move on: Amyloid is the downstream result, not cause, of Alzheimer's disease. *Alzheimer's & Dementia*, 10(3), 372–380; de la Torre, J.C. (2012). A turning point for Alzheimer's disease? *Biofactors*, 38(2), 78–83.

30.   Laurijssens, B., Aujard, F., and Rahman, A. (2013). Animal models of Alzheimer's disease and drug development. *Drug Discovery Today: Technologies*, 10(3), e319–e327.

31.   Zhang, S., Lv, Z., Zhang, S., Liu, L., Li, Q., Gong, W., Sha, H., and Wu, H. (2017). Characterization of human induced pluripotent stem cell (iPSC) line from a 72-year-old male patient with later onset Alzheimer's disease. *Stem Cell Research*, 19, 34–36; Zhang, W., Jiao, B., Zhou, M., Zhou, T., and Shen, L. (2016). Modeling Alzheimer's disease with induced pluripotent stem cells: Current challenges and future concerns. *Stem Cells International*. doi:10.1155/2016:7828049.

32.   de la Torre, J.C. (2010). Alzheimer's disease is incurable but preventable. *Journal of Alzheimer's Disease*, 20(3), 861–870.

33.   Ornish, D., Brown, S.E., Billings, J.H., Scherwitz, L.W., Armstrong, W.T., Ports, T.A., McLanahan, S.M., Kirkeeide, R.L., Gould, K.L., and Brand, R.J. (1990). Can lifestyle changes reverse coronary heart disease?: The Lifestyle Heart Trial. *The Lancet*, 336(8708), 129–133; Ornish, D., Scherwitz, L.W., Billings, J.H., Gould, K.L., Merritt, T.A., Sparler, S., Armstrong, W.T., Ports, T.A., Kirkeeide, R.L., Hogeboom, C., and Brand, R.J. (1998). Intensive lifestyle changes for reversal of coronary heart disease. *JAMA*, 280(23), 2001–2007.

34.   Diabetes Prevention Program Research Group. (2002). Reduction in the incidence of type 2 diabetes with lifestyle intervention or metformin. *New England Journal of Medicine*, 2002(346), 393–403.

35.   Ratner, R.E., and Diabetes Prevention Program Research Group, D. (2006). An update on the diabetes prevention program. *Endocrine Practice,* 12(Suppl. 1), 20–24.

2장_ 생활습관의학의 힘

1.   Butler, T.L., Fraser, G.E., Beeson, W.L., Knutsen, S.F., Herring, R.P., Chan, J., Sabate, J., Montgomery, S., Haddad, E., Preston-Martin, S., and Bennett, H. (2008). Cohort profile: The Adventist Health Study-2 (AHS-2). *International Journal of Epidemiology,* 37(2), 260–265.
2.   Fraser, G.E., and Shavlik, D.J. (2001). Ten years of life: Is it a matter of choice? *Archives of Internal Medicine,* 161(13), 1645–1652.
3.   Tonstad, S., Butler, T., Yan, R., and Fraser, G.E. (2009). Type of vegetarian diet, body weight, and prevalence of type 2 diabetes. *Diabetes Care,* 32(5), 791–796.
4.   Tantamango-Bartley, Y., Jaceldo-Siegl, K., Jing, F.A.N., and Fraser, G. (2012). Vegetarian diets and the incidence of cancer in a low-risk population. *Cancer Epidemiology, Biomarkers and Prevention,* 22(2), 286-294.
5.   Singh, P.N., Sabate, J., and Fraser, G.E. (2003). Does low meat consumption increase life expectancy in humans? *The American Journal of Clinical Nutrition,* 78(3), 526S–532S.
6.   Giem, P., Beeson, W.L., and Fraser, G.E. (1993). The incidence of dementia and intake of animal products: Preliminary findings from the Adventist Health Study. *Neuroepidemiology,* 12(1), 28–36.
7.   Fraser, G.E., Sabate, J., Beeson, W.L., and Strahan, T.M. (1992). A possible protective effect of nut consumption on risk of coronary heart disease: The Adventist Health Study. *Archives of Internal Medicine,* 152(7), 1416–1424; Fraser, G.E., Beeson, W.L., and Phillips, R.L. (1991). Diet and lung cancer in California Seventh-day Adventists. *American Journal of Epidemiology,* 133(7), 683–693; Mills, P.K., Beeson, W.L., Abbey, D.E., Fraser, G.E., and Phillips, R.L. (1988). Dietary habits and past medical history as related to fatal pancreas cancer risk among Adventists. *Cancer,* 61(12), 2578–2585.
8.   Buettner, D. (2012). *The Blue Zones: 9 Lessons for Living Longer from the People Who've Lived the Longest.* National Geographic Books.
9.   Barrett–Connor, E., and Kritz–Silverstein, D. (1999). Gender differences in cognitive function with age: the Rancho Bernardo study. *Journal of the American Geriatrics Society,* 47(2), 159–164; Edelstein, S. L., Kritz-Silverstein, D., and Barrett-Connor, E. (1998). Prospective association of smoking and alcohol use with cognitive function in an elderly cohort. *Journal of Women's Health,* 7(10), 1271–1281.
10.   Joshipura, K.J., Ascherio, A., Manson, J.E., Stampfer, M.J., Rimm, E.B., Speizer, F.E., Hennekens, C.H., Spiegelman, D., and Willett, W.C. (1999). Fruit and vegetable

intake in relation to risk of ischemic stroke. *JAMA*, 282(13), 1233–1239.

11. Fung, T.T., Rexrode, K.M., Mantzoros, C.S., Manson, J.E., Willett, W.C., and Hu, F.B. (2009). Mediterranean diet and incidence of and mortality from coronary heart disease and stroke in women. *Circulation*, 119(8), 1093–1100.

12. Fitzpatrick, A.L., Kuller, L.H., Lopez, O.L., Diehr, P., O'Meara, E.S., Longstreth, W.T., and Luchsinger, J.A. (2009). Midlife and late-life obesity and the risk of dementia: Cardiovascular health study. *Archives of Neurology*, 66(3), 336–342.

13. Luchsinger, J.A., Tang, M.X., Shea, S., and Mayeux, R. (2004). Hyperinsulinemia and risk of Alzheimer disease. *Neurology*, 63(7), 1187–1192.

14. Alzheimer's Association. (2017). 2017 Alzheimer's disease facts and figures. *Alzheimer's & Dementia*, 13(4), 325–373; Norton, M.C., Smith, K.R., Ostbye, T., Tschanz, J.T., Corcoran, C., Schwartz, S., Piercy, K.W., Rabins, P.V., Steffens, D.C., Skoog, I., and Breitner, J. (2010). Greater risk of dementia when spouse has dementia? The Cache County study. *Journal of the American Geriatrics Society*, 58(5), 895–900.

15. Sherzai, A., Heim, L.T., Boothby, C., and Sherzai, A.D. (2012). Stroke, food groups, and dietary patterns: A systematic review. *Nutrition Reviews*, 70(8), 423–435; Sherzai, A.Z., Tagliati, M., Park, K., Pezeshkian, S., and Sherzai, D. (2016). Micronutrients and risk of Parkinson's disease: A systematic review. *Gerontology and Geriatric Medicine*, 2, doi:10.1177/2333721416644286.

16. Scarmeas, N., Stern, Y., Tang, M.X., Mayeux, R., and Luchsinger, J.A. (2006). Mediterranean diet and risk for Alzheimer's disease. *Annals of Neurology*, 59(6), 912–921.

17. Scarmeas, N., Stern, Y., Mayeux, R., Manly, J.J., Schupf, N., and Luchsinger, J.A. (2009). Mediterranean diet and mild cognitive impairment. *Archives of Neurology*, 66(2), 216–225.

18. Alcalay, R.N., Gu, Y., Mejia–Santana, H., Cote, L., Marder, K.S., and Scarmeas, N. (2012). The association between Mediterranean diet adherence and Parkinson's disease. *Movement Disorders*, 27(6), 771–774.

19. Tan, Z.S., Beiser, A.S., Au, R., Kelly-Hayes, M., Vasan, R.S., Auerbach, S., Murabito, J., Pikula, A., Wolf, P.A., and Seshadri, S.S. (2010). Physical activity and the risk of dementia: The Framingham Study. *Alzheimer's & Dementia*, 6(4), S68.

20. Rothman, S.M., and Mattson, M.P. 2010. Adverse stress, hippocampal networks, and Alzheimer's disease. *Neuromolecular Medicine*, 12(1), 56–70.

21. Kang, J.E., Lim, M.M., Bateman, R.J., Lee, J.J., Smyth, L.P., Cirrito, J.R., Fujiki, N., Nishino, S., and Holtzman, D.M. (2009). Amyloid-β dynamics are regulated by orexin and the sleep-wake cycle. *Science*, 326(5955), 1005–1007.

22. Stern, Y., Gurland, B., Tatemichi, T.K., Tang, M.X., Wilder, D., and Mayeux, R. (1994). Influence of education and occupation on the incidence of Alzheimer's disease. *JAMA*, 271(13), 1004–1010; Stern, Y., Alexander, G.E., Prohovnik, I., and Mayeux,

R. (1992). Inverse relationship between education and parietotemporal perfusion deficit in Alzheimer's disease. *Annals of Neurology*, 32(3), 371–375; Ott, A., Breteler, M.M., Van Harskamp, F., Claus, J.J., Van Der Cammen, T.J., Grobbee, D.E., and Hofman, A. (1995). Prevalence of Alzheimer's disease and vascular dementia: association with education. The Rotterdam study. *British Medical Journal*, 310(6985), 970–973.

23. Morris, M.C., Tangney, C.C., Wang, Y., Sacks, F.M., Bennett, D.A., and Aggarwal, N.T. (2015). MIND diet associated with reduced incidence of Alzheimer's disease. *Alzheimer's & Dementia*, 11(9), 1007–1014.

24. Sherzai, A.Z., Ma, H., Horn-Ross, P., Canchola, A.J., Voutsinas, J., Willey, J.Z., Gu, Y., Scarmeas, N., Sherzai, D., Bernstein, L., and Elkind, M.S. (2015). Abstract MP85: Mediterranean Diet and Incidence of Stroke in the California Teachers Study. *Circulation*, 131(Suppl. 1), AMP85.

25. Norton, S., Matthews, F.E., Barnes, D.E., Yaffe, K., and Brayne, C. (2014). Potential for primary prevention of Alzheimer's disease: An analysis of population-based data. *The Lancet Neurology*, 13(8), 788–794.

3장_ 영양

1. Gardener, H., Dong, C., Rundek, T., McLaughlin, C., Cheung, K., Elkind, M., Sacco, R., and Wright, C. (2017). Diet Clusters in Relation to Cognitive Performance and Decline in the Northern Manhattan Study (S15. 003). *Neurology*, 88(16), S15–003.

2. Simons, M., Keller, P., Dichgans, J., and Schulz, J.B. (2001). Cholesterol and Alzheimer's disease Is there a link? *Neurology*, 57(6), 1089–1093.

3. Morris, M.C., Evans, D.A., Bienias, J.L., Tangney, C.C., Bennett, D.A., Aggarwal, N., Schneider, J., and Wilson, R.S. (2003). Dietary fats and the risk of incident Alzheimer's disease. *Archives of Neurology*, 60(2), 194–200.

4. Solomon, A., Kivipelto, M., Wolozin, B., Zhou, J., and Whitmer, R.A. (2009). Midlife serum cholesterol and increased risk of Alzheimer's and vascular dementia three decades later. *Dementia and Geriatric Cognitive Disorders*, 28(1), 75–80.

5. Okereke, O.I., Rosner, B.A., Kim, D.H., Kang, J.H., Cook, N.R., Manson, J.E., Buring, J.E., Willett, W.C., and Grodstein, F. (2012). Dietary fat types and 4-year cognitive change in community-dwelling older women. *Annals of Neurology*, 72(1), 124–134.

6. Song, M., Fung, T.T., Hu, F.B., Willett, W.C., Longo, V.D., Chan, A.T., and Giovannucci, E.L. (2016). Association of animal and plant protein intake with all-cause and cause-specific mortality. *JAMA Internal Medicine*, 176(10), 1453–1463.

7. Kelemen, L.E., Kushi, L.H., Jacobs, D.R., and Cerhan, J.R. (2005). Associations of dietary protein with disease and mortality in a prospective study of postmenopausal women. *American Journal of Epidemiology*, 161(3), 239–249.

8. Jenkins, D.J., Kendall, C.W., Marchie, A., Faulkner, D., Vidgen, E., Lapsley, K.G.,

Trautwein, E.A., Parker, T.L., Josse, R.G., Leiter, L.A., and Connelly, P.W. (2003). The effect of combining plant sterols, soy protein, viscous fibers, and almonds in treating hypercholesterolemia. *Metabolism*, 52(11), 1478–1483.

9. Bazinet, R.P., and Laye, S. (2014). Polyunsaturated fatty acids and their metabolites in brain function and disease. *Nature Reviews Neuroscience*, 15(12), 771–785.

10. Dyall, S.C. (2015). Long-chain omega-3 fatty acids and the brain: A review of the independent and shared effects of EPA, DPA and DHA. *Frontiers in Aging Neuroscience*, 7, 52.

11. Pottala, J.V., Yaffe, K., Robinson, J.G., Espeland, M.A., Wallace, R., and Harris, W.S. (2014). Higher RBC EPA+ DHA corresponds with larger total brain and hippocampal volumes WHIMS-MRI Study. *Neurology*, 82(5), 435–442.

12. Tan, Z.S., Harris, W.S., Beiser, A.S., Au, R., Himali, J.J., Debette, S., Pikula, A., DeCarli, C., Wolf, P.A., Vasan, R.S., and Robins, S.J. (2012). Red blood cell omega-3 fatty acid levels and markers of accelerated brain aging. *Neurology*, 78(9), 658–664.

13. Witte, A.V., Kerti, L., Hermannstadter, H.M., Fiebach, J.B., Schreiber, S.J., Schuchardt, J.P., Hahn, A., and Floel, A. (2013). Long-chain omega-3 fatty acids improve brain function and structure in older adults. *Cerebral Cortex*. doi:10.1093/cercor/bht163.

14. Hong, M.Y., Lumibao, J., Mistry, P., Saleh, R., and Hoh, E. (2015). Fish oil contaminated with persistent organic pollutants reduces antioxidant capacity and induces oxidative stress without affecting its capacity to lower lipid concentrations and systemic inflammation in rats. *The Journal of Nutrition*, 145(5), 939–944; Shaw, S.D., Brenner, D., Berger, M.L., Carpenter, D.O., and Kannan, K. (2007). PCBs, PCDD/Fs, and organochlorine pesticides in farmed Atlantic salmon from Maine, Eastern Canada, and Norway, and wild salmon from Alaska. *Environmental Science & Technology*, 41(11), 4180; Wenstrom, K.D. (2014). The FDA's new advice on fish: It's complicated. *American Journal of Obstetrics and Gynecology*, 211(5), 475–478; Gribble, M.O., Karimi, R., Feingold, B.J., Nyland, J.F., O'Hara, T.M., Gladyshev, M.I., and Chen, C.Y. (2016). Mercury, selenium and fish oils in marine food webs and implications for human health. *Journal of the Marine Biological Association of the United Kingdom*, 96(01), 43–59.

15. Turner, B.L., and Thompson, A.L. (2013). Beyond the Paleolithic prescription: Incorporating diversity and flexibility in the study of human diet evolution. *Nutrition Reviews*, 71(8), 501–510; Milton, K. (2000). Back to basics: Why foods of wild primates have relevance for modern human health. *Nutrition*, 16(7), 480–483; Konner, M., and Eaton, S.B. (2010). Paleolithic nutrition twenty-five years later. *Nutrition in Clinical Practice*, 25(6), 594–602.

16. Newport, M.T., VanItallie, T.B., Kashiwaya, Y., King, M.T., and Veech, R.L. (2015). A new way to produce hyperketonemia: Use of ketone ester in a case of Alzheimer's disease. *Alzheimer's & Dementia*, 11(1), 99–103.

17. Willett, W.C. (2011). Ask the Doctor. I have started noticing more coconut oil at the grocery store and have heard it is better for you that a lot of other oils. Is that true? *Harvard Health Letter*, 36(7), 7.

18. Dyerberg, J., Bang, H.O. and Hjorne, N. (1975). Fatty acid composition of the plasma lipids in Greenland Eskimos. *The American Journal of Clinical Nutrition*, 28(9), 958–966.

19. Fodor, J.G., Helis, E., Yazdekhasti, N., and Vohnout, B. (2014). "Fishing" for the origins of the "Eskimos and heart disease" story: facts or wishful thinking? *Canadian Journal of Cardiology*, 30(8), 864–868.

20. Keys, A., Menotti, A., Aravanis, C., Blackburn, H., Djordević, B.S., Buzina, R., Dontas, A.S., Fidanza, F., Karvonen, M.J., Kimura, N., and Mohaček, I. (1984). The seven countries study: 2,289 deaths in 15 years. *Preventive Medicine*, 13(2), 141–154.

21 Scarmeas, N., Luchsinger, J.A., Mayeux, R., and Stern, Y. (2007). Mediterranean diet and Alzheimer disease mortality. *Neurology*, 69(11), 1084–1093; Gu, Y., Luchsinger, J.A., Stern, Y., and Scarmeas, N. (2010). Mediterranean diet, inflammatory and metabolic biomarkers, and risk of Alzheimer's disease. *Journal of Alzheimer's Disease*, 22(2), 483–492.

22. Wengreen, H., Munger, R.G., Cutler, A., Quach, A., Bowles, A., Corcoran, C., Tschanz, J.T., Norton, M.C., and Welsh-Bohmer, K.A. (2013). Prospective study of dietary approaches to stop hypertension—and Mediterranean-style dietary patterns and age-related cognitive change: The Cache County Study on Memory, Health and Aging. *The American Journal of Clinical Nutrition*, 98(5), 1263–1271.

23. Morris, M.C., Tangney, C.C., Wang, Y., Sacks, F.M., Bennett, D.A., and Aggarwal, N.T. (2015). MIND diet associated with reduced incidence of Alzheimer's disease. *Alzheimer's & Dementia*, 11(9), 1007–1014; Morris, M.C., Tangney, C.C., Wang, Y., Sacks, F.M., Barnes, L.L., Bennett, D.A., and Aggarwal, N.T. (2015). MIND diet slows cognitive decline with aging. *Alzheimer's & Dementia*, 11(9), 1015–1022; Morris, M.C., Tangney, C.C., Wang, Y., Barnes, L.L., Bennett, D.A., and Aggarwal, N. (2014). MIND diet score more predictive than DASH or Mediterranean diet scores. *Alzheimer's & Dementia: The Journal of the Alzheimer's Association*, 10(4), P166.

24. Vergnaud, A.C., Norat, T., Romaguera, D., Mouw, T., May, A.M., Travier, N., Luan, J.A., Wareham, N., Slimani, N., Rinaldi, S., and Couto, E. (2010). Meat consumption and prospective weight change in participants of the EPICPANACEA study. *The American Journal of Clinical Nutrition*, 92(2), 398–407.

25. Maki, K.C., Van Elswyk, M.E., Alexander, D.D., Rains, T.M., Sohn, E.L., and McNeill, S. (2012). A meta-analysis of randomized controlled trials that compare the lipid effects of beef versus poultry and / or fish consumption. *Journal of Clinical Lipidology*, 6(4), 352–361.

26. Kokubo, Y., Iso, H., Ishihara, J., Okada, K., Inoue, M., and Tsugane, S. (2007).

Association of dietary intake of soy, beans, and isoflavones with risk of cerebral and myocardial infarctions in Japanese populations. *Circulation*, 116(22), 2553–2562.

27. Devore, E.E., Kang, J.H., Breteler, M., and Grodstein, F. (2012). Dietary intakes of berries and flavonoids in relation to cognitive decline. *Annals of Neurology*, 72(1), 135–143.

28. Kang, J.H., Ascherio, A., and Grodstein, F. (2005). Fruit and vegetable consumption and cognitive decline in aging women. *Annals of Neurology*, 57(5), 713–720.

29. Arendash, G.W., and Cao, C. (2010). Caffeine and coffee as therapeutics against Alzheimer's disease. *Journal of Alzheimer's Disease*, 20(S1), 117–126; Liu, Q.P., Wu, Y.F., Cheng, H.Y., Xia, T., Ding, H., Wang, H., Wang, Z.M., and Xu, Y. (2016). Habitual coffee consumption and risk of cognitive decline/dementia: A systematic review and metaanalysis of prospective cohort studies. *Nutrition*, 32(6), 628–636; Sugiyama, K., Tomata, Y., Kaiho, Y., Honkura, K., Sugawara, Y., and Tsuji, I. (2016). Association between coffee consumption and incident risk of disabling dementia in elderly Japanese: The Ohsaki Cohort 2006 Study. *Journal of Alzheimer's Disease*, 50(2), 491–500.

30. Berr, C., Portet, F., Carriere, I., Akbaraly, T.N., Feart, C., Gourlet, V., Combe, N., Barberger-Gateau, P. and Ritchie, K. (2009). Olive oil and cognition: results from the three-city study. *Dementia and Geriatric Cognitive Disorders*, 28(4), 357–364.

31. Muthaiyah, B., Essa, M.M., Chauhan, V., and Chauhan, A. (2011). Protective effects of walnut extract against amyloid beta peptide-induced cell death and oxidative stress in PC12 cells. *Neurochemical research*, 36(11), 2096–2103; Poulose, S.M., Miller, M.G., and Shukitt-Hale, B. (2014). Role of walnuts in maintaining brain health with age. *The Journal of Nutrition*, 144(4), 561S–566S. Shytle, R.D., Tan, J., Bickford, P.C., Rezai-Zadeh, K., Hou, L., Zeng, J., Sanberg, P.R., Sanberg, C.D., Alberte, R.S., Fink, R.C., and Roschek, B. Jr. (2012). Optimized turmeric extract reduces β-amyloid and phosphorylated tau protein burden in Alzheimer's transgenic mice. *Current Alzheimer Research*, 9(4), 500–506; Ringman, J.M., Frautschy, S.A., Cole, G.M., Masterman, D.L., and Cummings, J.L. (2005). A potential role of the curry spice curcumin in Alzheimer's disease. *Current Alzheimer Research*, 2(2), 131–136; Shytle, R.D., Bickford, P.C., Rezai-zadeh, K., Hou, L., Zeng, J., Tan, J., Sanberg, P.R., Sanberg, C.D., Roschek, J., Fink, R.C., and Alberte, R.S. (2009). Optimized turmeric extracts have potent anti-amyloidogenic effects. *Current Alzheimer Research*, 6(6), 564–571.

32. Eckert, G.P., Franke, C., Noldner, M., Rau, O., Wurglics, M., Schubert-Zsilavecz, M., and Muller, W.E. (2010). Plant derived omega-3-fatty acids protect mitochondrial function in the brain. *Pharmacological Research*, 61(3), 234–241; Bradbury, J. (2011). Docosahexaenoic acid (DHA): An ancient nutrient for the modern human brain. *Nutrients*, 3(5), 529–554; Valenzuela, R.W., Sanhueza, J., and Valenzuela, A. (2012). Docosahexaenoic acid (DHA), an important fatty acid in aging and the protection of

neurodegenerative diseases. *Journal of Nutritional Therapeutics*, 1(1), 63–72; Witte, A.V., Kerti, L., Hermannstadter, H.M., Fiebach, J.B., Schreiber, S.J., Schuchardt, J.P., Hahn, A., and Floel, A. (2013). Long-chain omega-3 fatty acids improve brain function and structure in older adults. *Cerebral Cortex*, 24(11), 3059–3068.

33. Tomata, Y., Sugiyama, K., Kaiho, Y., Honkura, K., Watanabe, T., Zhang, S., Sugawara, Y., and Tsuji, I., 2016. Green tea consumption and the risk of incident dementia in elderly Japanese: The Ohsaki Cohort 2006 Study. *The American Journal of Geriatric Psychiatry*, 24(10), 881–889.

34. Flight, I., and Clifton, P. (2006). Cereal grains and legumes in the prevention of coronary heart disease and stroke: A review of the literature. *European Journal of Clinical Nutrition*, 60(10), 1145–1159; McKeown, N.M., Meigs, J.B., Liu, S., Wilson, P.W., and Jacques, P.F. (2002). Whole-grain intake is favorably associated with metabolic risk factors for type 2 diabetes and cardiovascular disease in the Framingham Offspring Study. *The American Journal of Clinical Nutrition*, 76(2), 390–398; Mellen, P.B., Walsh, T.F., and Herrington, D.M. (2008). Whole grain intake and cardiovascular disease: A meta-analysis. *Nutrition, Metabolism and Cardiovascular Diseases*, 18(4), 283–290; Ross, A.B., Bruce, S.J., Blondel-Lubrano, A., Oguey-Araymon, S., Beaumont, M., Bourgeois, A., Nielsen-Moennoz, C., Vigo, M., Fay, L.B., Kochhar, S., and Bibiloni, R. (2011). A whole-grain cereal-rich diet increases plasma betaine, and tends to decrease total and LDL-cholesterol compared with a refined-grain diet in healthy subjects. *British Journal of Nutrition*, 105(10), 1492–1502; Ye, E.Q., Chacko, S.A., Chou, E.L., Kugizaki, M., and Liu, S. (2012). Greater wholegrain intake is associated with lower risk of type 2 diabetes, cardiovascular disease, and weight gain. *The Journal of Nutrition*, 142(7), 1304–1313; Montonen, J., Knekt, P., Jarvinen, R., Aromaa, A., and Reunanen, A. (2003). Whole-grain and fiber intake and the incidence of type 2 diabetes. *The American Journal of Clinical Nutrition*, 77(3), 622–629.

35. Johnson, R.K., Appel, L.J., Brands, M., Howard, B.V., Lefevre, M., Lustig, R.H., Sacks, F., Steffen, L.M., and Wylie-Rosett, J. (2009). Dietary sugars intake and cardiovascular health. *Circulation*, 120(11), 1011–1020; Francis, H.M., and Stevenson, R.J. (2011). Higher reported saturated fat and refined sugar intake is associated with reduced hippocampal-dependent memory and sensitivity to interoceptive signals. *Behavioral Neuroscience*, 125(6), 943; Kanoski, S.E., and Davidson, T.L. (2011). Western diet consumption and cognitive impairment: Links to hippocampal dysfunction and obesity. *Physiology & Behavior*, 103(1), 59–68; Moreira, P.I. (2013). High-sugar diets, type 2 diabetes and Alzheimer's disease. *Current Opinion in Clinical Nutrition & Metabolic Care*, 16(4), 440–445.

36. Pase, M.P., Himali, J.J., Jacques, P.F., DeCarli, C., Satizabal, C.L., Aparicio, H., Vasan, R.S., Beiser, A.S., and Seshadri, S. (2017). Sugary beverage intake and preclinical Alzheimer's disease in the community. *Alzheimer's & Dementia*. doi:10.1016/

j.jalz.2017.01.024.

37. Willette, A.A., Bendlin, B.B., Starks, E.J., Birdsill, A.C., Johnson, S.C., Christian, B.T., Okonkwo, O.C., La Rue, A., Hermann, B.P., Koscik, R.L., and Jonaitis, E.M. (2015). Association of insulin resistance with cerebral glucose uptake in late middle–aged adults at risk for Alzheimer disease. *JAMA Neurology*, 72(9), 1013–1020.

38. Sherzai, A., Yu, J., Talbot, K., Shaheen, M., and Sherzai, D. (2016). Abstract P167: Insulin Resistance and Cognitive Status Among Adults 50 Years and Older: Data from National Health and Nutrition Examination Survey (NHANES). *Circulation*, 133, AP167.

39. Ronan, L., Alexander-Bloch, A.F., Wagstyl, K., Farooqi, S., Brayne, C., Tyler, L.K., and Fletcher, P.C. (2016). Obesity associated with increased brain age from midlife. *Neurobiology of Aging*, 47, 63–70; Luchsinger, J.A., Tang, M.X., Shea, S., and Mayeux, R. (2002). Caloric intake and the risk of Alzheimer disease. *Archives of Neurology*, 59(8), 1258–1263.

40 Gomm, W., von Holt, K., Thome, F., Broich, K., Maier, W., Fink, A., Doblhammer, G., and Haenisch, B. (2016). Association of proton pump inhibitors with risk of dementia: a pharmacoepidemiological claims data analysis. *JAMA Neurology*, 73(4), 410–416.

41. Daneschvar, H.L., Aronson, M.D., and Smetana, G.W. (2015). Do statins prevent Alzheimer's disease? A narrative review. *European Journal of Internal Medicine*, 26(9), 666–669; Rockwood, K., Kirkland, S., Hogan, D.B., MacKnight, C., Merry, H., Verreault, R., Wolfson, C., and McDowell, I. (2002). Use of lipid-lowering agents, indication bias, and the risk of dementia in community-dwelling elderly people. *Archives of Neurology*, 59(2), 223–227; Liang, T., Li, R., and Cheng, O. (2015). Statins for treating Alzheimer's disease: truly ineffective? *European Neurology*, 73(5-6), 360–366; Zissimopoulos, J.M., Barthold, D., Brinton, R.D., and Joyce, G. (2017). Sex and race differences in the association between statin use and the incidence of Alzheimer disease. *JAMA Neurology*, 74(2), 225–232.

42. Khosrow-Khavar, F., Rej, S., Yin, H., Aprikian, A., and Azoulay, L. (2016). Androgen deprivation therapy and the risk of dementia in patients with prostate cancer. *Journal of Clinical Oncology*, 35(2), 201–207.

43. Islam, M.M., Iqbal, U., Walther, B., Atique, S., Dubey, N.K., Nguyen, P.A., Poly, T.N., Masud, J.H.B., Li, Y.C. and Shabbir, S.A. (2016). Benzodiazepine Use and Risk of Dementia in the Elderly Population: A Systematic Review and Meta-Analysis. *Neuroepidemiology*, 47(3–4), 181–191.

44. Akbari, E., Asemi, Z., Kakhaki, R.D., Bahmani, F., Kouchaki, E., Tamtaji, O.R., Hamidi, G.A., and Salami, M. (2016). Effect of probiotic supplementation on cognitive function and metabolic status in Alzheimer's disease: a randomized, double-blind and controlled trial. *Frontiers in Aging Neuroscience*, 10(8), 256.

45. Cepeda, M.S., Katz, E.G., and Blacketer, C. (2016). Microbiome-gut-brain axis:

Probiotics and their association with depression. *The Journal of Neuropsychiatry and Clinical Neurosciences*, 29(1), 39–44.

4장_ 운동

1. Querido, J.S., and Sheel, A.W. (2007). Regulation of cerebral blood flow during exercise. *Sports Medicine*, 37(9), 765–782.
2. Thompson, P.D., Buchner, D., Pina, I.L., Balady, G.J., Williams, M.A., Marcus, B.H., Berra, K., Blair, S.N., Costa, F., Franklin, B., and Fletcher, G.F. (2003). Exercise and physical activity in the prevention and treatment of atherosclerotic cardiovascular disease. *Arteriosclerosis, Thrombosis, and Vascular Biology*, 23(8), e42–e49; Palmefors, H., DuttaRoy, S., Rundqvist, B., and Borjesson, M. (2014). The effect of physical activity or exercise on key biomarkers in atherosclerosis—a systematic review. *Atherosclerosis*, 235(1), 150–161; Chomistek, A.K., Manson, J.E., Stefanick, M.L., Lu, B., Sands-Lincoln, M., Going, S.B., Garcia, L., Allison, M.A., Sims, S.T., LaMonte, M.J., and Johnson, K.C. (2013). Relationship of sedentary behavior and physical activity to incident cardiovascular disease: Results from the Women's Health Initiative. *Journal of the American College of Cardiology*, 61(23), 2346–2354.
3. Sofi, F., Valecchi, D., Bacci, D., Abbate, R., Gensini, G.F., Casini, A., and Macchi, C. (2011). Physical activity and risk of cognitive decline: A meta-analysis of prospective studies. *Journal of Internal Medicine*, 269(1), 107–117.
4. Frederiksen, K.S., Verdelho, A., Madureira, S., Bazner, H., O'Brien, J.T., Fazekas, F., Scheltens, P., Schmidt, R., Wallin, A., Wahlund, L.O., and Erkinjunttii, T. (2015). Physical activity in the elderly is associated with improved executive function and processing speed: the LADIS Study. *International Journal of Geriatric Psychiatry*, 30(7), 744–750.
5. Tan, Z.S., Beiser, A.S., Au, R., Kelly-Hayes, M., Vasan, R.S., Auerbach, S., Murabito, J., Pikula, A., Wolf, P.A., and Seshadri, S.S. (2010). Physical activity and the risk of dementia: The Framingham Study. *Alzheimer's & Dementia*, 6(4), S68.
6. Weuve, J., Kang, J.H., Manson, J.E., Breteler, M.M., Ware, J.H. and Grodstein, F., 2004. Physical activity, including walking, and cognitive function in older women. *JAMA*, 292(12), 1454–1461.
7. Erickson, K.I., Voss, M.W., Prakash, R.S., Basak, C., Szabo, A., Chaddock, L., Kim, J.S., Heo, S., Alves, H., White, S.M., and Wojcicki, T.R. (2011). Exercise training increases size of hippocampus and improves memory. *Proceedings of the National Academy of Sciences*, 108(7), 3017–3022.
8. Baker, L.D. (2016). Exercise and memory decline. *Alzheimer's & Dementia*, 12(7), P220–P221.
9. Gottesman, R.F., Schneider, A.L., Albert, M., Alonso, A., Bandeen-Roche, K., Coker, L., Coresh, J., Knopman, D., Power, M.C., Rawlings, A. and Sharrett, A.R. (2014).

Midlife hypertension and 20-year cognitive change: the atherosclerosis risk in communities neurocognitive study. *JAMA Neurology*, 71(10), 1218–1227; Kivipelto, M., Helkala, E.L., Laakso, M.P., Hanninen, T., Hallikainen, M., Alhainen, K., Iivonen, S., Mannermaa, A., Tuomilehto, J., Nissinen, A., and Soininen, H. (2002). Apolipoprotein E ε4 allele, elevated midlife total cholesterol level, and high midlife systolic blood pressure are independent risk factors for late-life Alzheimer disease. *Annals of Internal Medicine*, 137(3), 149–155.

10. Torres, E.R., Merluzzi, A.P., Zetterberg, H., Blennow, K., Carlsson, C.M., Okonkwo, O.C., Asthana, S., Johnson, S.C., and Bendlin, B.B. (2016). Lifetime recreational physical activity is associated with CSF amyloid in cognitively asymptomatic adults. *Alzheimer's & Dementia*, 12(7), 591–592.

11. Rajab, A.S., Crane, D.E., Middleton, L.E., Robertson, A.D., Hampson, M., and MacIntosh, B.J. (2014). A single session of exercise increases connectivity in sensorimotor-related brain networks: a resting-state fMRI study in young healthy adults. *Frontiers in Human Neuroscience*, 8, 625.

12. Gomez-Pinilla, F., Ying, Z., Roy, R.R., Molteni, R., and Edgerton, V.R. (2002). Voluntary exercise induces a BDNF-mediated mechanism that promotes neuroplasticity. *Journal of Neurophysiology*, 88(5), 2187–2195; Cotman, C.W., Berchtold, N.C., and Christie, L.A. (2007). Exercise builds brain health: Key roles of growth factor cascades and inflammation. *Trends in Neurosciences*, 30(9), 464–472; Huang, T., Larsen, K.T., Ried–Larsen, M., Moller, N.C., and Andersen, L.B. (2014). The effects of physical activity and exercise on brain–derived neurotrophic factor in healthy humans: A review. *Scandinavian Journal of Medicine & Science in Sports*, 24(1), 1–10; de Melo Coelho, F.G., Gobbi, S., Andreatto, C.A.A., Corazza, D.I., Pedroso, R.V., and Santos-Galduroz, R.F. (2013). Physical exercise modulates peripheral levels of brainderived neurotrophic factor (BDNF): A systematic review of experimental studies in the elderly. *Archives of Gerontology and Geriatrics*, 56(1), 10–15.

13. Maass, A., Duzel, S., Brigadski, T., Goerke, M., Becke, A., Sobieray, U., Neumann, K., Lovden, M., Lindenberger, U., Backman, L., and Braun-Dullaeus, R. (2016). Relationships of peripheral IGF-1, VEGF and BDNF levels to exercise-related changes in memory, hippocampal perfusion and volumes in older adults. *Neuroimage*, 131, 142–154.

14. Hammonds, T.L., Gathright, E.C., Goldstein, C.M., Penn, M.S., and Hughes, J.W. (2016). Effects of exercise on c-reactive protein in healthy patients and in patients with heart disease: A meta-analysis. *Heart & Lung: The Journal of Acute and Critical Care*, 45(3), 273–282.

15. Yokoyama, J., Sturm, V., Bonham, L., Klein, E., Arfanakis, K., Yu, L., Coppola, G., Kramer, J., Bennett, D., Miller, B., and Dubal, D.B. (2015). Variation in longevity gene KLOTHO is associated with greater cortical volumes in aging. *Annals of*

Clinical and Translational Neurology, 2(3), 215–230.

16. Matsubara, T., Miyaki, A., Akazawa, N., Choi, Y., Ra, S.G., Tanahashi, K., Kumagai, H., Oikawa, S., and Maeda, S. (2013). Aerobic exercise training increases plasma Klotho levels and reduces arterial stiffness in postmenopausal women. *American Journal of Physiology-Heart and Circulatory Physiology,* 306(3), H348–H355.

17. Bolandzadeh, N., Tam, R., Handy, T.C., Nagamatsu, L.S., Hsu, C.L., Davis, J.C., Dao, E., Beattie, B.L., and Liu–Ambrose, T. (2015). Resistance Training and White Matter Lesion Progression in Older Women: Exploratory Analysis of a 12–Month Randomized Controlled Trial. *Journal of the American Geriatrics Society,* 63(10), 2052–2060; Nagamatsu, L.S., Handy, T.C., Hsu, C.L., Voss, M., and Liu-Ambrose, T. (2012). Resistance training promotes cognitive and functional brain plasticity in seniors with probable mild cognitive impairment. *Archives of Internal Medicine,* 172(8), 666–668.

18. Yarrow, J.F., White, L.J., McCoy, S.C., and Borst, S.E. (2010). Training augments resistance exercise induced elevation of circulating brain derived neurotrophic factor (BDNF). *Neuroscience Letters,* 479(2), 161–165.

19. Liu-Ambrose, T., Nagamatsu, L.S., Voss, M.W., Khan, K.M., and Handy, T.C. (2012). Resistance training and functional plasticity of the aging brain: A 12-month randomized controlled trial. *Neurobiology of Aging,* 33(8), 1690–1698.

20. Vincent, K.R., Braith, R.W., Bottiglieri, T., Vincent, H.K., and Lowenthal, D.T. (2003). Homocysteine and lipoprotein levels following resistance training in older adults. *Preventive Cardiology,* 6(4), 197–203.

21. Mavros, Y., Gates, N., Wilson, G.C., Jain, N., Meiklejohn, J., Brodaty, H., Wen, W., Singh, N., Baune, B.T., Suo, C., and Baker, M.K. (2016). Mediation of Cognitive Function Improvements by Strength Gains After Resistance Training in Older Adults with Mild Cognitive Impairment: Outcomes of the Study of Mental and Resistance Training. *Journal of the American Geriatrics Society,* 65(3), 550–559.

22. Bossers, W.J., van der Woude, L.H., Boersma, F., Hortobagyi, T., Scherder, E.J., and van Heuvelen, M.J. (2015). A 9-week aerobic and strength training program improves cognitive and motor function in patients with dementia: a randomized, controlled trial. *The American Journal of Geriatric Psychiatry,* 23(11), 1106–1116.

23. Sungkarat, S., Boripuntakul, S., Chattipakorn, N., Watcharasaksilp, K., and Lord, S.R. (2016). Effects of tai chi on cognition and fall risk in older adults with mild cognitive impairment: a randomized controlled trial. *Journal of the American Geriatrics Society,* 65(4), 721–727.

24. Mortimer, J.A., Ding, D., Borenstein, A.R., DeCarli, C., Guo, Q., Wu, Y., Zhao, Q., and Chu, S. (2012). Changes in brain volume and cognition in a randomized trial of exercise and social interaction in a community-based sample of non-demented Chinese elders. *Journal of Alzheimer's Disease,* 30(4), 757–766.

25. Del Moral, M.C.O., Dominguez, J.C., and Natividad, B.P. (2016). An observational

study on the cognitive effects of ballroom dancing among Filipino elderly with MCI. *Alzheimer's & Dementia*, 12(7), P791.

26. Hoang, T.D., Reis, J., Zhu, N., Jacobs, D.R., Launer, L.J., Whitmer, R.A., Sidney, S. and Yaffe, K. (2016). Effect of early adult patterns of physical activity and television viewing on midlife cognitive function. *JAMA Psychiatry*, 73(1), 73–79.

27. Klaren, R.E., Hubbard, E.A., Wetter, N.C., Sutton, B.P., and Motl, R.W. (2017). Objectively measured sedentary behavior and brain volumetric measurements in multiple sclerosis. *Neurodegenerative Disease Management*, 7(1), 31–37.

5장_긴장 이완

1. McLaughlin, K.J., Gomez, J.L., Baran, S.E., and Conrad, C.D. (2007). The effects of chronic stress on hippocampal morphology and function: an evaluation of chronic restraint paradigms. *Brain Research*, 1161, 56–64; Tynan, R.J., Naicker, S., Hinwood, M., Nalivaiko, E., Buller, K.M., Pow, D.V., Day, T.A., and Walker, F.R. (2010). Chronic stress alters the density and morphology of microglia in a subset of stress-responsive brain regions. *Brain, Behavior, and Immunity*, 24(7), 1058–1068.

2. Heim, C., and Binder, E.B. (2012). Current research trends in early life stress and depression: Review of human studies on sensitive periods, gene–environment interactions, and epigenetics. *Experimental Neurology*, 233(1), 102–111.

3. Slavich, G.M., and Irwin, M.R. (2014). From stress to inflammation and major depressive disorder: A social signal transduction theory of depression. *Psychological Bulletin*, 140(3), 774–815.

4. Lupien, S.J., de Leon, M., De Santi, S., Convit, A., Tarshish, C., Nair, N.P.V., Thakur, M., McEwen, B.S., Hauger, R.L., and Meaney, M.J. (1998). Cortisol levels during human aging predict hippocampal atrophy and memory deficits. *Nature Neuroscience*, 1(1), 69–73.

5. Torres, S.J., and Nowson, C.A. (2007). Relationship between stress, eating behavior, and obesity. *Nutrition*, 23(11), 887–894.

6. Clapp, W.C., Rubens, M.T., Sabharwal, J., and Gazzaley, A. (2011). Deficit in switching between functional brain networks underlies the impact of multitasking on working memory in older adults. *Proceedings of the National Academy of Sciences*, 108(17), 7212–7217.

7. Goyal, M., Singh, S., Sibinga, E.M., Gould, N.F., Rowland-Seymour, A., Sharma, R., Berger, Z., Sleicher, D., Maron, D.D., Shihab, H.M. and Ranasinghe, P.D. (2014). Meditation programs for psychological stress and well-being: a systematic review and meta-analysis. *JAMA Internal Medicine*, 174(3), 357–368.

8. Lazar, S.W., Kerr, C.E., Wasserman, R.H., Gray, J.R., Greve, D.N., Treadway, M.T., McGarvey, M., Quinn, B.T., Dusek, J.A., Benson, H., and Rauch, S.L. (2005). Meditation experience is associated with increased cortical thickness. *Neuroreport*,

16(17), 1893–1897.

9. Pagnoni, G., and Cekic, M. (2007). Age effects on gray matter volume and attentional performance in Zen meditation. *Neurobiology of Aging*, 28(10), 1623–1627.

10. Kurth, F., Cherbuin, N., and Luders, E. (2015). Reduced age-related degeneration of the hippocampal subiculum in long-term meditators. *Psychiatry Research: Neuroimaging*, 232(3), 214–218.

11. Taren, A.A., Creswell, J.D., and Gianaros, P.J. (2013). Dispositional mindfulness co-varies with smaller amygdala and caudate volumes in community adults. *PLoS One*, 8(5), e64574; Taren, A.A., Gianaros, P.J., Greco, C.M., Lindsay, E.K., Fairgrieve, A., Brown, K.W., Rosen, R.K., Ferris, J.L., Julson, E., Marsland, A.L., and Bursley, J.K. (2015). Mindfulness meditation training alters stress-related amygdala resting state functional connectivity: A randomized controlled trial. *Social Cognitive and Affective Neuroscience*, 10(12), 1758–1768.

12. Mathersul, D.C., and Rosenbaum, S. (2016). The Roles of Exercise and Yoga in Ameliorating Depression as a Risk Factor for Cognitive Decline. *Evidence-Based Complementary and Alternative Medicine*, 2016, 4612953; Oken, B.S., Zajdel, D., Kishiyama, S., Flegal, K., Dehen, C., Haas, M., Kraemer, D.F., Lawrence, J., and Leyva, J. (2006). Randomized, controlled, six-month trial of yoga in healthy seniors: Effects on cognition and quality of life. *Alternative Therapies in Health and Medicine*, 12(1), 40–47.

13. Koelsch, S., Fuermetz, J., Sack, U., Bauer, K., Hohenadel, M., Wiegel, M., Kaisers, U., and Heinke, W. (2011). Effects of music listening on cortisol levels and propofol consumption during spinal anesthesia. *Frontiers in Psychology*, 2, 58.

14. Waldinger, R.J., and Schulz, M.S. (2010). What's love got to do with it? Social functioning, perceived health, and daily happiness in married octogenarians. *Psychology and Aging*, 25(2), 422–431.

15. Boyle, P.A., Buchman, A.S., Barnes, L.L., and Bennett, D.A. (2010). Effect of a purpose in life on risk of incident Alzheimer disease and mild cognitive impairment in community-dwelling older persons. *Archives of General Psychiatry*, 67(3), 304–310; Kaplin, A., and Anzaldi, L. (2015, May). New movement in neuroscience: A purpose-driven life. *Cerebrum*, 7.

6장_ 회복 수면

1. Landrigan, C.P., Rothschild, J.M., Cronin, J.W., Kaushal, R., Burdick, E., Katz, J.T., Lilly, C.M., Stone, P.H., Lockley, S.W., Bates, D.W., and Czeisler, C.A. (2004). Effect of reducing interns' work hours on serious medical errors in intensive care units. *New England Journal of Medicine*, 351(18), 1838–1848.

2. Diekelmann, S., and Born, J. (2010). The memory function of sleep. *Nature Reviews*

Neuroscience, 11(2), 114–126; Smith, C. (1995). Sleep states and memory processes. *Behavioural Brain Research*, 69(1), 137–145.

3. Rouch, I., Wild, P., Ansiau, D., and Marquie, J.C. (2005). Shiftwork experience, age and cognitive performance. *Ergonomics*, 48(10), 1282–1293.

4. Cho, K. (2001). Chronic "jet lag" produces temporal lobe atrophy and spatial cognitive deficits. *Nature Neuroscience*, 4(6), 567–568; Drummond, S.P., Brown, G.G., Gillin, J.C., Stricker, J.L., Wong, E.C., and Buxton, R.B. (2000). Altered brain response to verbal learning following sleep deprivation. *Nature*, 403(6770), 655–657.

5. Mullington, J.M., Haack, M., Toth, M., Serrador, J.M., and Meier-Ewert, H.K. (2009). Cardiovascular, inflammatory, and metabolic consequences of sleep deprivation. *Progress in Cardiovascular Diseases*, 51(4), 294–302; Haack, M., Sanchez, E., and Mullington, J.M. (2007). Elevated inflammatory markers in response to prolonged sleep restriction are associated with increased pain experience in healthy volunteers. Sleep, 30(9), 1145–1152; Clark, I.A., and Vissel, B. (2014). Inflammation-sleep interface in brain disease: TNF, insulin, orexin. *Journal of Neuroinflammation*, 11(1), 51.

6. Ferrie, J.E., Shipley, M.J., Akbaraly, T.N., Marmot, M.G., Kivimaki, M., and Singh-Manoux, A. (2011). Change in sleep duration and cognitive function: findings from the Whitehall II Study. *Sleep*, 34(5), 565–573.

7. Kang, J.E., Lim, M.M., Bateman, R.J., Lee, J.J., Smyth, L.P., Cirrito, J.R., Fujiki, N., Nishino, S., and Holtzman, D.M. (2009). Amyloid-β dynamics are regulated by orexin and the sleep-wake cycle. *Science*, 326(5955), 1005–1007.

8. Xie, L., Kang, H., Xu, Q., Chen, M. J., Liao, Y., Thiyagarajan, M., O'Donnell, J., Christensen, D.J., Nicholson, C., Iliff, J.J., and Takano, T. (2013). Sleep drives metabolite clearance from the adult brain. *Science*, 342(6156), 373–377; Ooms, S., Overeem, S., Besse, K., Rikkert, M.O., Verbeek, M., and Claassen, J.A. (2014). Effect of 1 night of total sleep deprivation on cerebrospinal fluid β-amyloid 42 in healthy middle-aged men: A randomized clinical trial. *JAMA Neurology*, 71(8), 971–977.

9. Kapur, V.K., Redline, S., Nieto, F.J., Young, T.B., Newman, A.B., and Henderson, J.A. (2002). The relationship between chronically disrupted sleep and healthcare use. *Sleep*, 25(3), 289–296.

10. Gamaldo, C.E., Shaikh, A.K., and McArthur, J.C. (2012). The sleep-immunity relationship. *Neurologic Clinics*, 30(4), 1313–1343; Bollinger, T., Bollinger, A., Oster, H., and Solbach, W. (2010). Sleep, immunity, and circadian clocks: A mechanistic model. *Gerontology*, 56(6), 574–580.

11. Ford, D.E., and Cooper–Patrick, L. (2001). Sleep disturbances and mood disorders: An epidemiologic perspective. *Depression and Anxiety*, 14(1), 3–6.

12. Brown, F.C., Buboltz Jr., W.C., and Soper, B. (2002). Relationship of sleep hygiene awareness, sleep hygiene practices, and sleep quality in university students. *Behavioral Medicine*, 28(1), 33–38.

13. Mauss, I.B., Troy, A.S., and LeBourgeois, M.K. (2013). Poorer sleep quality is associated with lower emotion-regulation ability in a laboratory paradigm. *Cognition & Emotion*, 27(3), 567–576.

14. Durmer, J.S., and Dinges, D.F. (2005, March). Neurocognitive consequences of sleep deprivation. *Seminars in Neurology*, 25 (1), 117–129. Copyright © 2005 by Thieme Medical Publishers, Inc., 333 Seventh Avenue, New York, NY 10001, USA.

15. Maquet, P. (2001). The role of sleep in learning and memory. *Science*, 294(5544), 1048–1052; Curcio, G., Ferrara, M., and De Gennaro, L. (2006). Sleep loss, learning capacity and academic performance. *Sleep Medicine Reviews*, 10(5), 323–337; Yang, G., Lai, C.S.W., Cichon, J., Ma, L., Li, W., and Gan, W.B. (2014). Sleep promotes branch-specific formation of dendritic spines after learning. *Science*, 344(6188), 1173–1178.

16. Ayalon, R.D., and Friedman, F. (2008). The effect of sleep deprivation on fine motor coordination in obstetrics and gynecology residents. *American Journal of Obstetrics and Gynecology*, 199(5), 576, e1–5.

17. Wallen, G.R., Brooks, M.A.T., Whiting, M.B., Clark, R., Krumlauf, M.M.C., Yang, L., Schwandt, M.L., George, D.T., and Ramchandani, V.A. (2014). The prevalence of sleep disturbance in alcoholics admitted for treatment: A target for chronic disease management. *Family & Community Health*, 37(4), 288–297.

18. Green, M.J., Espie, C.A., Popham, F., Robertson, T., and Benzeval, M. (2017). Insomnia symptoms as a cause of type 2 diabetes Incidence: A 20 year cohort study. *BMC Psychiatry*, 17(1), 94; Bonnet, M.H., Burton, G.G., and Arand, D.L. (2014). Physiological and medical findings in insomnia: Implications for diagnosis and care. *Sleep Medicine Reviews*, 18(2), 111–122.

19. Wu, M.P., Lin, H.J., Weng, S.F., Ho, C.H., Wang, J.J., and Hsu, Y.W. (2014). Insomnia subtypes and the subsequent risks of stroke. *Stroke*, 45(5), 1349–1354.

20. Calhoun, A.H., and Ford, S. (2007). Behavioral sleep modification may revert transformed migraine to episodic migraine. *Headache: The Journal of Head and Face Pain*, 47(8), 1178–1183.

21. Hasler, G., Buysse, D.J., Klaghofer, R., Gamma, A., Ajdacic, V., Eich, D., Rossler, W., and Angst, J. (2004). The association between short sleep duration and obesity in young adults: a 13-year prospective study. *Sleep*, 27(4), 661–666.

22. Bellesi, M., de Vivo, L., Chini, M., Gilli, F., Tononi, G., and Cirelli, C. (2017). Sleep Loss Promotes Astrocytic Phagocytosis and Microglial Activation in Mouse Cerebral Cortex. *Journal of Neuroscience*, 37(21), 5263–5273.

23. de Gage, S.B., Begaud, B., Bazin, F., Verdoux, H., Dartigues, J.F., Peres, K., Kurth, T., and Pariente, A. (2012). Benzodiazepine use and risk of dementia: Prospective population based study. *British Medical Journal*, 345, e6231.

24. Osorio, R.S., Gumb, T., Pirraglia, E., Varga, A.W., Lu, S.E., Lim, J., Wohlleber, M.E., Ducca, E.L., Koushyk, V., Glodzik, L., and Mosconi, L. (2015). Sleep-disordered

breathing advances cognitive decline in the elderly. *Neurology*, 84(19), 1964–1971; Lutsey, P.L., Bengtson, L.G., Punjabi, N.M., Shahar, E., Mosley, T.H., Gottesman, R.F., Wruck, L.M., MacLehose, R.F., and Alonso, A. (2016). Obstructive sleep apnea and 15-year cognitive decline: The Atherosclerosis Risk in Communities (ARIC) study. *Sleep*, 39(2), 309–316; Gagnon, K., Baril, A.A., Gagnon, J.F., Fortin, M., Decary, A., Lafond, C., Desautels, A., Montplaisir, J., and Gosselin, N. (2014). Cognitive impairment in obstructive sleep apnea. *Pathologie Biologie*, 62(5), 233–240.

25. Sherzai, A.Z., Willey, J.Z., Vega, S., and Sherzai, D. (2015). The Association Between Chronic Obstructive Pulmonary Disease and Cognitive Status in an Elderly Sample Using the Third National Health and Nutrition Examination Survey. *Circulation*, 131(Suppl. 1), AP125.

26. Bubu, O.M., Utuama, O., Umasabor-Bubu, O.Q., and Schwartz, S. (2015). Obstructive sleep apnea and Alzheimer's disease: A systematic review and meta-analytic approach. *Alzheimer's & Dementia*, 11(7), P452.

7장_ 두뇌 최적화

1. Stern, Y. (2002). What is cognitive reserve? Theory and research application of the reserve concept. *Journal of the International Neuropsychological Society*, 8(03), 448–460; Alexander, G.E., Furey, M.L., Grady, C.L., Pietrini, P., Brady, D.R., Mentis, M.J., and Schapiro, M.B. (1997). Association of premorbid intellectual function with cerebral metabolism in Alzheimer's disease: Implications for the cognitive reserve hypothesis. *American Journal of Psychiatry*, 154(2), 165–172; Meng, X., and D'Arcy, C. (2012). Education and dementia in the context of the cognitive reserve hypothesis: A systematic review with meta-analyses and qualitative analyses. *PloS One*, 7(6), e38268; Scarmeas, N., and Stern, Y. (2003). Cognitive reserve and lifestyle. *Journal of Clinical and Experimental Neuropsychology*, 25(5), 625–633; Stern, Y., Albert, S., Tang, M.X., and Tsai, W.Y. (1999). Rate of memory decline in AD is related to education and occupation cognitive reserve? *Neurology*, 53(9), 1942–1942.

2. Edwards, J.D., Xu, H., Clark, D., Ross, L.A., and Unverzagt, F.W. (2016). The ACTIVE study: what we have learned and what is next? Cognitive training reduces incident dementia across ten years. *Alzheimer's & Dementia*, 12(7), 212.

3. Dresler, M., Shirer, W.R., Konrad, B.N., Muller, N.C., Wagner, I.C., Fernandez, G., Czisch, M., and Greicius, M.D. (2017). Mnemonic training reshapes brain networks to support superior memory. *Neuron*, 93(5), 1227–1235.

4. Maguire, E.A., Woollett, K., and Spiers, H.J. (2006). London taxi drivers and bus drivers: A structural MRI and neuropsychological analysis. *Hippocampus*, 16(12), 1091–1101; Woollett, K., Spiers, H.J., and Maguire, E.A. (2009). Talent in the taxi: A model system for exploring expertise. *Philosophical Transactions of the Royal Society B: Biological Sciences*, 364(1522), 1407–1416.

5. Craik, F.I., Bialystok, E., and Freedman, M. (2010). Delaying the onset of Alzheimer disease: Bilingualism as a form of cognitive reserve. *Neurology*, 75(19), 1726–1729.

6. Woumans, E., Santens, P., Sieben, A., Versijpt, J., Stevens, M., and Duyck, W. (2015). Bilingualism delays clinical manifestation of Alzheimer's disease. *Bilingualism: Language and Cognition*, 18(03), 568–574.

7. Perani, D., Farsad, M., Ballarini, T., Lubian, F., Malpetti, M., Fracchetti, A., Magnani, G., March, A., and Abutalebi, J. (2017). The impact of bilingualism on brain reserve and metabolic connectivity in Alzheimer's dementia. *Proceedings of the National Academy of Sciences*, 114(7), 1690–1695.

8. Estanga, A., Ecay-Torres, M., Ibanez, A., Izagirre, A., Villanua, J., Garcia-Sebastian, M., Gaspar, M.T.I., Otaegui-Arrazola, A., Iriondo, A., Clerigue, M., and Martinez-Lage, P. (2017). Beneficial effect of bilingualism on Alzheimer's disease CSF biomarkers and cognition. *Neurobiology of Aging*, 50, 144–151.

9. Sluming, V., Barrick, T., Howard, M., Cezayirli, E., Mayes, A., and Roberts, N. (2002). Voxel-based morphometry reveals increased gray matter density in Broca's area in male symphony orchestra musicians. *Neuroimage*, 17(3), 1613–1622; Gaser, C., and Schlaug, G. (2003). Gray matter differences between musicians and nonmusicians. *Annals of the New York Academy of Sciences*, 999(1), 514–517.

10. Verghese, J., Lipton, R.B., Katz, M.J., Hall, C.B., Derby, C.A., Kuslansky, G., Ambrose, A.F., Sliwinski, M., and Buschke, H. (2003). Leisure activities and the risk of dementia in the elderly. *New England Journal of Medicine*, 2003(348), 2508–2516.

11. Roe, C.M., Xiong, C., Miller, J.P., and Morris, J.C. (2007). Education and Alzheimer disease without dementia support for the cognitive reserve hypothesis. *Neurology*, 68(3), 223–228; Cobb, J.L., Wolf, P.A., Au, R., White, R., and D'Agostino, R.B. (1995). The effect of education on the incidence of dementia and Alzheimer's disease in the Framingham Study. *Neurology*, 45(9), 1707–1712; Amieva, H., Mokri, H., Le Goff, M., Meillon, C., Jacqmin-Gadda, H., Foubert-Samier, A., Orgogozo, J.M., Stern, Y., and Dartigues, J.F. (2014). Compensatory mechanisms in higher-educated subjects with Alzheimer's disease: A study of 20 years of cognitive decline. *Brain*, 137(4), 1167–1175.

12. da Silva, E.M., Farfel, J., Apolinario, D., Magaldi, R., Nitrini, R., and Jacob-Filho, W. (2011). Formal education after 60 years improves cognitive performance. *Alzheimer's & Dementia*, 7(4), S503.

13. Boots, E.A., Schultz, S.A., Oh, J.M., Racine, A.M., Koscik, R.L., Gallagher, C.L., Carlsson, C.M., Rowley, H.A., Bendlin, B.B., Asthana, S., and Sager, M.A. (2016). Occupational complexity, cognitive reserve, and white matter hyperintensities: Findings from the Wisconsin Registry for Alzheimer's Prevention. *Alzheimer's & Dementia*, 12(7), P130.

14. Sun, F.W., Stepanovic, M.R., Andreano, J., Barrett, L.F., Touroutoglou, A., and Dickerson, B.C. (2016). Youthful brains in older adults: Preserved neuroanatomy

in the default mode and salience networks contributes to youthful memory in superaging. *Journal of Neuroscience*, 36(37), 9659–9668.

15. Coyle, H., Traynor, V., and Solowij, N. (2015). Computerized and virtual reality cognitive training for individuals at high risk of cognitive decline: systematic review of the literature. *The American Journal of Geriatric Psychiatry*, 23(4), 335–359.

16. Lin, F.R., Metter, E.J., O'Brien, R.J., Resnick, S.M., Zonderman, A.B., and Ferrucci, L. (2011). Hearing loss and incident dementia. *Archives of Neurology*, 68(2), 214–220.

17. Valentijn, S.A., Van Boxtel, M.P., Van Hooren, S.A., Bosma, H., Beckers, H.J., Ponds, R.W., and Jolles, J. (2005). Change in sensory functioning predicts change in cognitive functioning: Results from a 6–year follow–up in the Maastricht Aging Study. *Journal of the American Geriatrics Society*, 53(3), 374–380.

18. Burggraaf, J.L.I., Elffers, T.W., Segeth, F.M., Austie, F.M.C., Plug, M.B., Gademan, M.G.J., Maan, A.C., Man, S., de Muynck, M., Soekkha, T., and Simonsz, A. (2013). Neurocardiological differences between musicians and control subjects. *Netherlands Heart Journal*, 21(4), 183–188; Kunikullaya, K.U., Goturu, J., Muradi, V., Hukkeri, P.A., Kunnavil, R., Doreswamy, V., Prakash, V.S., and Murthy, N.S. (2016). Combination of music with lifestyle modification versus lifestyle modification alone on blood pressure reduction—A randomized controlled trial. *Complementary Therapies in Clinical Practice*, 23, 102–109.

19. Holwerda, T.J., van Tilburg, T.G., Deeg, D.J., Schutter, N., Van, R., Dekker, J., Stek, M.L., Beekman, A.T., and Schoevers, R.A. (2016). Impact of loneliness and depression on mortality: results from the Longitudinal Aging Study Amsterdam. *The British Journal of Psychiatry*, 209(2), 127–34.

20. Poulain, M., Herm, A., and Pes, G. (2013). The Blue Zones: Areas of exceptional longevity around the world. *Vienna Yearbook of Population Research*, 11, 87–108.

21. Waldinger, R.J., and Schulz, M.S. (2010). What's love got to do with it? Social functioning, perceived health, and daily happiness in married octogenarians. *Psychology and Aging*, 25(2), 422–431.

22. Sternberg, E.M. (2001). *The Balance Within: The Science Connecting Health and Emotions*. New York: Macmillan.

23. Wilson, R.S., Krueger, K.R., Arnold, S.E., Schneider, J.A., Kelly, J.F., Barnes, L.L., Tang, Y., and Bennett, D.A. (2007). Loneliness and risk of Alzheimer disease. *Archives of General Psychiatry*, 64(2), 234–240.

24. Lipnicki, D.M., Sachdev, P.S., Crawford, J., Reppermund, S., Kochan, N.A., Trollor, J.N., Draper, B., Slavin, M.J., Kang, K., Lux, O., and Mather, K.A. (2013). Risk factors for late-life cognitive decline and variation with age and sex in the Sydney Memory and Ageing Study. *PloS One*, 8(6), e65841.